U0320424

医 道 还 元

（唐）纯阳吕祖师 著

沈道昌 整理

中医古籍出版社

玉皇大天尊序

天下大矣，民生众矣，在吾宇内者，无不可共登于仁寿。然而耆老康强者十无二三，夭折疾病者十居八九，二气乖错，五行悖乱，使之然也。二气五行，胡为乖且悖？内邪起而扰之，外物纷而诱之，夫岂赋予之有憾哉！亦斯人之自作自为耳。即作而致之，自不得不医其戾者使之和，偏者使之正。先天三阳，操百脉之根蒂。后天三阴，握七窍之枢机。分而言之，则身心性命，统而会之，则为道。不治身无以及心学，不治心何以入性命之微。且发理不精，无从引人入圣；吐词不亮，最易误人强猜。今吾内相吕真，大愿化作慈航，尽吐关玄奥窔，小心著成宝典，直括大道隐微，禀命重重，欲拯斯人陷溺，篇成累累，实本吾道推详，默慰吾衷，乐题数言于卷首，谓之序也可，谓之经亦宜。其词曰：大化玄宗归无极，无无参透极品莲。百脉归根涵动静，动是阳始静是阴。精津血液巡百体，百年一逝体何存。调和五行归安泰，安土敦仁泰祉临。转入紫微勤护守，护国安民守维均。水火二宫生万象，万物生化象归空。形固质刚传妙法，妙行归本法通圆。透出大千千万理，万重关隔理潜浮。卅六洞天无余蕴，余闲好把蕴推寻。大地山河堪遍布，遍行海内布恩波。

内相殷怀全吐露，吐血呕心露雨深。得法操持能变化，变老为童化丹砂。不世奇缘成奇遇，奇宝流传遇当珍。医道还元元即道，即仙即佛道同途。语语已尽篇中义，中正和平义靡幽。欲明至道求即是，即此短幅是弁言。

  时清光绪二十年岁（1894 年）在甲午季秋廿九戌亥降著

太上道祖序

妙哉妙哉，至道渊源，统三教而一以贯之，从未有发其微而抉其奥者。夫道之入也至微，究其合而切于人，不外身心性命。自宗旨不明于世，不知其几千载矣。谈道者不入于杂法，则趋于枯槁。其间明道之士，把道而立说著书，又皆指东画西，藉端罕譬。虽未尝不隐寓至理，而无不令人迷目，甚至强猜误解，贻累无穷。求其源流毕贯，缕晰无遗者，考前代以来，未有如吕真此书之详明赅括焉。浅而血脉关窍，周身之伏根起始，及病态之变迁，治法之委曲，罔不露于纸上；深而大化五行，运转生克，亦赅管于行间。举登真证佛之阶梯，直从调和血脉，徐徐引进，渐而入于深微。要之大道无形，方能造就。诸书皆言丹还则转老为少，百疾全消。自吾思之，尽美实未尽善。人虽由性命乖离，致心受其病，而后牵连于百脉。然百脉既受其病，又何暇讲龙虎之交、龟蛇之会？救死尚恐不赡，纵有三家相见之法无从施，两大缔交之妙莫可措。执此与语禅真，是犹使饿殍荷千钧之任也。剥肤之灾未去，奚暇治心完性命。今吕真之书，可谓无量度人，得其要领矣。调百脉使归安和，不异厥初，此身之还元也；修五德以达到无碍，不愧本来，此心之还元也；炼精归气，炼气归神，炼神化虚，反其当来，此性命之还元也。医中有道，道中亦要医，无非返本寻原之妙。得其会宗，谁非乘云之客，修到完固，可待出世之期。三教同源，于兹可见。万法归一，舍此安求？道不远人，在斯人之自证。法惟契我，实令我矢辞。后之学者，其无略焉可。

如来佛祖序

奥稽古来医家，始以治病发药名世，终则入道登真者，代有其人。何则？人身百脉，悉符天地奥玄，其精于治病发药时，已把先天后天，了然于心目，举人身上下关窍络绎，与百味之生克走守，无不贯而彻之，是疗疾已得大道之度数，及委心入玄宗，而先天之妙道，道源流毕达。今览吕真是书，可想见其学之所从入，亦由是焉。首透脉络关津，百端病态，药法千层，每归本于河洛。寻将人身真宰地上，搜剔乎盈虚剥复，直合两大玄机。再举性命，推究乎无始之始，无终之终，尽赅生天生地奥义。自首篇以迄终篇，实作仙作佛之门径，了凡入圣之阶梯。疾者读之而病愈，患者读之而慧生，智者读之而凡骨即换，真可谓天人毕贯，三教统宗矣。人生百岁光阴，自当早寻出世妙法，倘令家家熟读，人人会通，安见疾之缠身，道之或坠耶？我佛梵音，斯人罕达。今吕真著是书流传于世，靡特儒生得所益，即我佛道亦有助也。故特作此数言于篇端。

文昌帝君序

　　从来立天之道，曰阴与阳，立地之道，曰柔与刚，阴阳者造化之根，刚柔者制节之用，宏开万象，统辖五行，聚两大之英光，全赋予人身内景，作三元之蒂子，独灵于物类分承。是故道体玄微，斯人咸具，渊源探索，是谁靡遗。自往昔以迄当今，丹书未曾先治病，由今兹以开来学，玄籍创见号为医。如孚佑吕真者，愿宏救济，宇宙咸入襟怀，道合方圆，苍黎素闻遗迹，大凡有大愿者，必有大功施，今竟于是见之焉。是书自庚子初年，已有下传之于世，想无如世类纷纭，多是半疑半信，因之奇珍护异，不遽直吐真陈，今逢上帝矉眉，悲生民之陷溺，诸真拭目，望斯道之昭彰，会议上奏通明，乞恩降旨，幸获大开圣听，特敕垂书，此固后世可蒙其休，实上天不斩其惠也。细核是书秘旨，惟以先天大道为归，首传妙法治身，务使后人循途而入，剖众脉之根原，如犀分水，详百端之变态，如珠走盘，身病既已，心疾宜祛，合地符天，赅河图之生克，从流反本，见神妙之充周，达到元性回光，大地阳春可乐，先从元命固本，残年老叟复强，疾疾皆医，人实可登上界，篇篇是奥，世莫视为虚文，吐尽血心，成兹金玉，瘁了道貌，作为梯航。有心人果能把玩潜通，自醒大梦，乐善者倘为流传广布，不少奇功，斯则吕真无量渡人之愿可偿，亦即天帝忧道不明之怀堪释矣。是为序。

关圣帝君序

　　自古医家相授受，皆谓艺术一流，足以济人之窘急颠危，不足以语乎玄微大道，然此特未推究其源头耳。人受天地之气以生，内之阴阳五行，即太极对待生成之理也。脉络关窍，即天之黄道赤道，及星辰次舍，地之河岳津梁也。医道之通乎天地，已可概见。且推广言之，人生天地间，实无在非病，身病犹小也，心病更大，至于性命之病，则又微乎其微，深而不易测。此处一受其病，则心病起，身病亦为之牵缠。人只知病之中于身者为难堪，而不知病之中于心与性命者为根原。欲已人之病，自不得不把其病之根，拔而除之。然则医之一道，岂徒艺术云尔哉！历览诸书所言者，无非皮毛，且言身者不及心，言心又不复透到性命，即就其治身而论，亦不过外炼，究于身中先天本原，未曾道其一二，亦何怪以艺术目医学？今观吕真人之书，则有异焉。言治身即丹玄之表，讲治心实大道之里，说到修性复命，自是先天无极真源头，而病之浅深，无不洞达，医之玄妙，包括靡遗，溯其本来，性命克完，则心与身皆无病可治，直可造乎清虚。但究乎初学入手，则必由浅达深，所以先医身，继医心，终医性命，洵确乎不易之次序。吕真此书，实广矣微矣。作续命之宝典，渡世之金丹，可无遗憾矣。吾也生尽贞忠，未讲先天玄奥，化乃修习，始悟至道机缄，阅此云章，含尽苞苻之秘，藉兹风世，足慰宠博之怀，先得我心，愿斯人共尝至味，重感天德，历万世不易其衡，果能循此程途，何人不造无边法界，直到功成活泼，奚地不作大化妙行，自医又复医人，医医不已，达道堪传妙道，道道皆通，不几是书之嘉惠无穷期，后世之受益无限量耶！是以乐为之序。

吕祖自序

　　天地一道之所弥纶也。《易》曰："一阴一阳之谓道。"盈天地皆道，即盈天地皆阴阳。人处其中，得天地阴阳之气以成形，并得天地阴阳之理以成性。性即道之所见端，不有道而形为虚器，不有形而道将安付。合天地之道而寄予人，皆各禀其全。但人自有生以后，物欲锢蔽，声色货利，日斫丧其本真，奸巧贪残，渐流入于恶道。道之不明于天下，所以有待于医也。然欲医道之不明者使之明，必先医载道之躯，使之安和而自适。盖人因知诱物化，耗其元阳之真性，继而愈趋愈下。举百端蘗缘交集，日积月累，五气受制而不平，三元因是而破败，百病遂觉旋生。是人身之病，先由离道而致，故欲医道，不可不先医其身也。吾自晚唐下尘，得遇钟离老祖，授以心性之学，皈依至道，并授济世救人妙术，令我遍行救济，数十载足迹几遍寰区。一旦叨蒙天恩，遂辞尘而归罗洞，迄今厕身金阙，救世之本愿未酬，时驾青鸾，度人之素怀欲白。适逢文武二帝，同在座中，谈及至道不明，人心日流于秽浊，至本真丧而疾病夭伤，兴言及此，皆为太息。因协奏上皇降旨，敕吾垂书，俾迷昧者，得所信从而学习，统君臣上下老稚智愚而皆宜。故特择地于信宜焉，爰命法门弟子，秉木笔以待传，将吾所得医身医心医性命之道，毕达于世。上皇名是书为《医道还元》。夫物不究其本，则泛而涉于偏，不能使举世皆宜，必不能征后世之信，故作为是书，言身必究调理阴阳五行之源头，言心必推本合天符地之要旨，言性命必穷到无极真宗，使人得由浅入深，寻原反本。首从身集，参透自得调理之方；次从心集，究明可获入道之门；再将性命集体会以为印证，可造无上之境。古经云："无身不能成道。"故先治身，继治心，终治性命，而统括之曰医。人人共此知能，勿谓今古不相及，篇篇寓有奥义，要知神圣皆可为。人果不自满假，不甘下流，由身及心，由心及性命，一一会通，又何疾病之不可已，又何患至道之不造其极耶？统述是书本意于篇首，后之学者，其共谅予之苦心焉可耳。

目　录

脉理奥旨总论

　　洪蒙未判，一气混元。太极初分，五行列位。阴阳贯乎万象，水火运于两间。天气轻清，常充盈而流转。地气重浊，实凝固而安贞。人禀三才之末，身具百脉之关。上则符天，下则符地。天有暑度，人之脉窍同其源。地有山河，人之脉络合其妙。三百六十，无非脉之贯通。八万四千，尽是脉之穿透。同源异用，合一分三。内景和谐，诸灾不作。本真耗散，百病俱生。时手庸医，习古书而未化。强猜误认，视人命若无关。悉由脉源不分，脉理所以多错也。吾试言之：北坎命根，活五黄而通九紫。南离神室，宰白璧而守青松。其动也若换宿移星，其生也如长虹闪电。清清淑淑，洋洋悠悠。十二辰动数有常，上下关周行不滞。略言其概，大象如斯。至若究乎命之源本，必审乎脉之根苗。土釜润温，息息之来不暴。金钟鸣响，点点之报有神。火得水而不飙，象如燕飞下上。水得火而可治，形若鹅行往来。藏魂宫安，那有钝刀刮竹。载意垣稳，岂见劲弩张弦。其至如宾，知五脏之完固。其去似客，识六腑之平和。兴衰虽按四时，端的实凭三指。此乃以平等而论之，先知无病所流露也。来长去短，阴海泉涸何疑。去疾来迟，阳关气亏莫错。察来撒豆抛珠，知命基之不立。按去转绳扭索，有暴客之相侵。铁尺横空水土败，灯笼悬象火德非。纯阴自有本相，张举则难速生。纯阳宜守旧规，消沮而期将至。频频到手，辨实与虚。间间通音，问寒与热。江中竹筏，须按部位以究其端。池底莲藕，亦依方所以原其疾。猛虎下山，当知攻法。微羊宿草，间宜施威。葱里试问有否，石内那见空焉。滑等油车之转，男妇作用当分。涩如石路之行，阴阳损亏宜辨。络不流通，定是两端首鼠。关苟蔽塞，好比一个惊鸿。三阴贼劫，敲到密而且微。三阳敌攻，打来重亦兼疾。鱼戏波难逃十日，鸟啄木莫度三朝。暴然半刻不来，将作行尸之体。倏尔几声乱应，急求保命之丹。时假时真兼望问，欲前欲却有吉凶。得药加大知添病，服汤益频更违和。几呼方来点水，无常欲临。一吸已动七星，圣医难救。浮大则昼可卜，沉细则夜为期。其或暴脱根株，难窥源本。兼辨声色，可究情由。其音重急，应知内蕴非虚。其响缓微，多是中藏不实。欲言而舌结沉沉，失珠光于海底。无问而唇竟沓沓，起魇障于绛宫。听若铿铿，不坏关元气海。发之嗳嗳，定是败土破金。此乃声之原于经脉，实见脉之达于声音。脉随五气以发舒，色因五行而递见。黄气流形，中宫之恶。黑云发见，下隰之殃。青则震位之征，白则兑宫之验。病起南离为大赤，皆合八卦而同推。黄带青，木盛土瘦。黄而黑，土燥泉干。赤入黄中，火烧瓦釜。白侵黄里，土失金瓯。互相察著，自觉详分。脉合而一箭破的，脉殊而九窍当参。载籍备详，勤稽自得。窃窃皆统于三焦，滴滴咸归于六部。察其两旁，大小攸辨。究其三驿，强弱暗分。独盛一指，当问贼由谁唆。兼变两关，还寻恶从何起。左冲右突似败兵，细观何宫之异。忽来即去如狂鸟，详搜攸伏之缘。按部位以参求，凭灵苗为照燎。擒贼先擒王，正本清源之说。除恶如除草，救火避水之能。推本末之所流，合外内以互证。脉病坎宫，宜建金屋。脉伤离位，早灌木林。少女衰弱，黄庭打扫光明。长男忧愁，黑虎豢养周密。中堂敝陋须补葺，大法包罗要觅寻。此乃察脉之先征，即以防病于未发。口腹之资，按脉理而敬避。调理之妙，凭心法以为宗。制治于未艾，保邦于未宁。外寇所以不兴，内贼亦以不作。医未病之病，见在机先。逐既灾之灾，法在指下。推之四时八节，妙合天机。溯其分镇各司，理同地道。星辰次舍，尽在身中。山岳川流，悉归脏内。斯理至奥，其妙靡穷。得吾说以静观，久久无微不入。在斯人之灵悟，一一可会其源。大开方便之门，克受无疆之福。体天地而救济，作人卷以流传。世皆获益，身期得康。恍如桃李逢春，何须张子之辟谷。似此黄金不换，可冀彭祖之延年。吾道在此，特为传之。

脉理奥旨详解

洪蒙未判，一气混元。

吕真人曰：洪蒙未判者，何也？太荒以前，未有天地之先，所谓无极之主宰。在人则未生之初，无有而无不有，一点灵气而已。气者何？一点灵光，混混沌沌，无所作用，而冥然寂然。无天地之形，自有天地之理，所谓元也。无极生太极，基于元始。在人则未胎时一点灵，此灵万劫不改。所谓"有形有质皆有坏，无形无影才是真"，即此义也。

太极初分，五行列位。

吕真人曰：太极初分者，既有天地之后，则天主覆而地主载。在人则自婴儿团地一声而后，有形有质，内蕴无穷，亦居然一太极也。天地开而阴阳判，阴阳判则有五行，位镇八方，相生相克而成造化。所以万物之化生，无非五行之鼓铸。在人则内之五脏，自有五行，亦相生相克，分镇八方而成变化。此所以推原乎脉络之根本也。

阴阳贯乎万象，水火运于两间。

吕真人曰：阴阳者，天地二气。阳刚而阴柔，阳主动，阴主静，实统乎五行者也。统五行而鼓铸，凡在覆载内，无不为所主持。生生化化，自有万象之昭垂。在人则有身中之流动化生，谷道与水道不相紊乱。五脏中或主魂，或主神，或载意，种种迭运，亦是万象之垂也，而无不统于阴阳。水火者，乃天地间生化之妙用。无水不生，无火不化，水火交济而成治。两间即天地也。在人身中居然一天地，而水火亦为化生之枢机。水升火降，所谓运也。

天气轻清，常充盈而流转。地气重浊，实凝固而安贞。

吕真人曰：天气轻清者何？气即灵阳之活泼流动，无微不入，无时间断，谓之充盈流转。在人亦不过一点灵阳之气，充溢于周身耳。地气重浊者何？乃阴气也。柔气下凝，必得阳气之交而发育。所以孤阴不生，天地交而为泰。凝固安贞者，阴之气主乎静，而独凝于下，观水之润下便明。贞者正也，与邪杂之气不同也。在人则阴海主静，而发生亦与邪杂不同焉。

人禀三才之末，身具百脉之关。上则符天，下则符地。

吕真人曰：人禀三才之末者，浅言之，则天地人为三才，人居其末也，深言之，则人禀受乎精气神，末者至始至终之意，即作一全字解。身具百脉之关者，乃人身中内具三关，即三焦也，而百窍之脉推本乎此。上则符天者，浅言之，则头圆象天，深言之，则头有九宫，犹之乎九天。精气神三者发而上冲头顶，所以有百会一穴，犹之乎宗动之处于极高也。下则符地者，浅言之，则足方象地，深言之，则下部幽关命门尾闾等窍，皆下凝，阴气往来之所。天气原下降，地气则上升。阴中有真阳，阳发则带水上朝，所以津液灌于上部，而遂布散于四肢百骸。合天地之妙用，谓之符不亦宜乎！

天有晷度，人之脉窍同其源。地有山河，人之脉络合其妙。

吕真人曰：天之晷度者，乃周天度数，左旋而右转，日夜不息，缠度次舍，无所乖违。此动机，实妙机。人之脉亦合乎周天，旋转而不滞。窍者，即天之缠度次舍也。谓之同源，同乎不同。地有山河，则止蓄流通，高下起伏，此地之脉也。人之脉，亦有起于何处，止于何处，起伏根源，充周无碍，实契于地脉。谓之合妙，合乎不合。

三百六十，无非脉之贯通。八万四千，尽是脉之穿透。

吕真人曰：三百六十者，何也？此乃人周身之骨节，一人如是，人人皆如是，无多无少，而脉之周流不滞，脉动即气行，节节相通，初无隔碍，其贯通何如也。八万四千者，何也？乃人通身毛窍也。人之气脉，即有其发源，即有其布散。脉从气生，气随脉行，从肉理而透毛窍。试观人劳动则谷气生，谷气带津流布，从毛窍出而为汗，即此便可明。而八万四千，亦合天之小会次。所以人禀乎天，人人如此也。

同源异用，合一分三。

吕真人曰：同源异用者何？即上文所谓与天同暑度之迁移，与地同山河之起伏也。异用者何？人之气脉虽符天地，而天地冥然无情欲之干，常安贞而不病。人为七情所耗，百忧所扰，久之五气不和而生疾，有疾则用医，此一说也。深言之，天地不自生，人则生生不已，有生则有老，而疾与死亦因之，此又一说也。所谓同源异用也。合一分三者何？脉皆一气之流贯，从内三关，发而注于左右手，亦分上中下三部，即与天地之道，一分为二，二变为三，三即生万物，契其妙也。

内景和谐，诸灾不作。本真耗散，百病俱生。

吕真人曰：内景和谐者何？乃上膈中膈下膈之关津要会，谓之内景和谐者，察其上中下之脉，不迟不疾，无独大，无独小，无独弦，有底有面，不沉不浮，神圆气足，便知下膈之不枯，中膈之不碍，上膈之不焦。阴阳交济，灾从何作耶？本真者，乃人之元精元气元神也。三者亦相为倚伏，循环相生。气亏则精竭，精竭则气亦不生，而神与之俱衰。神怡而气自畅，气畅而精自足，精足而气与神日旺，所以本真为人生死关头，倘若耗散，则动而见于脉，必有如下文所论之弊端，不能毕述于此。三元坏而百病有不生乎？

时手庸医，习古书而未化。强猜误认，视人命若无关。悉由脉源不分，脉理所以多错也。

吕真人曰：吾自成道后，以所得之医术，云游天下，救济人间，见有善根，而或偶染奇症者，不辞辛苦，每体上天好生之德，广行救济。今奉上帝命，传之于世，以启来学。因时手粗读古人几句医书，不知变通，自以为是，执着古方。殊不知病有不齐，方亦不可尽泥。所以时手医术，终归于庸而不化也。惟其食古不化，所以胸无独见之明。遇着奇症，及脉之疑似，强不知以为知，遂至误人不浅，以人命为儿戏，深可惜也。然其中非无聪明之士，可以深造，但不肯虚心访学，又不肯细心参详。岂知脉之理奥，其道甚微，殊不易解。皆由自作聪明，所以终不能分别其疑似。差以毫厘，谬以千里。亦安得不错？医道岂易易哉？

吾试言之：北坎命根，活五黄而通九紫。南离神室，宰白璧而守青松。

吕真人曰：此推论脉之发源。脉皆发源于五脏之真气。北坎者何？在天则坎为水，居北。在人则至阴之所，肾是也。肾属水，故取象于北坎。何以谓之命根？盖先天阴孕乎阳，为发生之始。人之肾水，乃生身源头，两肾中间一穴，有真火在焉，所以作生化之本，故谓之命根。活五黄者何？五黄乃中宫之土，其色黄，土数五，故曰五黄，在人则脾土是也。曰活五黄者何？土无水则燥，而不生物，无火则土亦冷而不生。所以水中寓有真火，合而润暖乎脾胃，谓之活五黄。通九紫者何？九紫即南方离位属火，火本赤，但赤与北方之水相映，水色黑，赤黑成紫。在人则为心，故心属火。曰通九紫者，得水之上升以交济，则火不烈，而心不焦燥而宁。心下有小肠相附丽，特言心者省文耳。南离即心。心为神明之区，神不宁则谓之火烈，火烈则水烹而溢，水溢而涸，则不能活乎金，其金必至于燥。白者西方之金，其色白。璧字勿泥，在人则肺是也。肺金燥，多因心火盛，而逼肾水之漏。水漏不能上朝，而肺故燥。所以心为肺之源头，谓之宰白璧。举肺而大肠可推矣。守青松者何？东方属木，其色青，在人则肝是也。肝藏魂。若心火盛逼，肾水泄而至于干，水干则木无所灌溉，而木亦枯矣。松字勿泥，心神怡则水生，水生则木茂，谓之守青松。肝中有胆，特言肝者省文耳。

其动也若换宿移星，其生也如长虹闪电。清清淑淑，洋洋悠悠。

吕真人曰：动者脉之流动也。脉之动，气为之，不外一阴一阳摩荡而使之然。若换宿移星者，即上所谓晷度，人身脉窍同之，其转动若星辰之周行次舍，黄道赤道绝不紊乱，星宿随气为旋转，人之脉亦因气而周行，所谓若换宿移星也。生者乃脉动而透达。如长虹闪电者何也？此言脉之神气，自其来而论，试看虹之上透，神气奕奕，电之发施，神采烂然。脉之精神奕奕，神采烂然，实无异于此。其中意味，在人领会。清清淑淑者，乃脉之不刚不柔，好似春风之来一般。洋洋悠悠者，乃脉之无过迟，亦无过疾，如下文所譬是也。能知此者，其心领神会，而脉之意味晓矣。

十二辰动数有常，上下关周行不滞。略言其概，大象如斯。

吕真人曰：十二辰者，即昼夜之时辰，自子至亥也。天之度数，每按十二辰，其转动无过差。人之脉络，亦按十二辰，动发不悖。所谓数有常者，乃一日之间，息息相通，无止时也。即以一息而论，亦是四至为常。上下关者，即人之三关，举上下以括中间耳。气脉之周行于上中下三关，原无隔碍，一有碍则病生矣。碍即滞也。略言其概，即上文所谓度数运转之机也。象者天之垂象，其运旋可推，亦可见人之内象，如天地之化育，亦可推测。常人以为不可见，然既可以推测，则不见中，实不啻见之矣。所谓如斯，指人合乎天地而言也。

至若究乎命之源本，必审乎脉之根苗。土釜润温，息息之来不暴。金钟鸣响，点点之报有神。

吕真人曰：命者何？即三宝也。人无此三者，岂不立毙。然三者皆禀于天，而为人之命宝，所以谓之命。命何以有源本？精藏下宫，为生身之本。气藏中宫，为运行周身血脉之本。神藏上宫，为宰乎精气流行之本。三者互为其根。欲究其本之盈亏，何以知之？则有脉可测。所以必须审。审者悉心静气以察之也。脉何以有根苗？盖脉之寸关尺，皆伏根于内五脏。审乎脉苗者，审脉即以知其伏根之所，或美或恶，或盈或歉，无不恍然如见。苟能审脉而知根苗，则命之立与不立可知矣。土釜者，胃是也。人之胃如釜载物，下有真水以润之，真火以温之。既有真水以润，则釜不燥烈；有真火以温，则釜中之物可化，好似煮物一般，故其动而见于脉也，和缓悠长，而无刚急暴戾之气。不然，釜中之物不化矣。所以下部之水火，其关系于中宫之土釜不小也。金钟者，肺是也。肺属金，其形之悬于内，有如钟，故曰金钟。钟实则不鸣，钟破亦不鸣。即如人之肺金，为火逼津成痰蔽塞，谓之实，而人之声音重浊而不鸣矣。又如人之肺金破败，则发于声亦不能鸣，肺主气故也。古书所谓"金实不鸣，金破不响"。钟苟鸣响，则见脉也。点点报来，有轻清浏亮之神，以其下有土以生之也。

火得水而不飙，象如燕飞下上。水得火而可治，形若鹅行往来。

吕真人曰：火得水者，乃人阴海中之真火，得水以制其烈性也。假火则遇水而灭，真火则得水而不灭，但伏藏耳。不飚者，其火不上冲，安其位而暖周八方。故其发于脉，轻清流利，活泼异常，其

状则如燕之飞。试观燕之翔风，颉颃有度，或上或下，皆有自然之
概。人之脉何以谓之下上？非以寸关尺分下上也。此言下上，乃脉
之自下而来，时方来是下也，既到是上也，其神情实似于此。此中
神味，细参自能领会。水得火而可治者，浅言之，人身中之津液皆
水也，得火则水活动而不凝，乃无水停水泛之弊。世有土不能止水，
而至于泛溢，或蓄于关膈者，其原亦由于火之不能生土，所以火又
运化乎水。深言之，人之阴精是水也，若无真火则精冷，精冷则人
亦枯木朽株而已。苟得火以治其水，则其发于脉也，若鹅之行，疾
徐有节。人亦知脉之不可过疾与过徐，究竟疾徐之节，其情状不能
说出，何以使人领悟。往来者何？脉之去即往也，脉之至即来也。
其来去之神情，实如鹅之行耳。学者静参之。

藏魂宫安，那有钝刀刮竹。载意垣稳，岂见劲弩张弦。

吕真人曰：藏魂宫安者何？肝是也。肝乃藏魂之区，故曰藏魂
宫。五秘经所谓"七情打破林中鬼"，即言此宫也。曰安者，乃人之
魂安稳于肝经。然此宫何以能安？即肝木得所培植，犹之乎宫室之
不坏，而可住居也。盖人之肝木，多被七情所伤，伤之日久，一遇
灌溉不足，而木为之衰，魂从何而安耶？所以肝木无损，谓之藏魂
宫安。肝又主乎血，肝不耗则血无伤而流行，其发于脉也，来去顺
利，自无钝刀刮竹之弊。试观钝刀之刮竹，其跳跃神情，乃不顺利
之状。然又有一种似木盛而实非盛者，因情动肝，肝木郁结，或有
假火在其中，至木克乎土，不知者妄用伐木之功，急求捷效，不知
再加调理，厥弊维均，时人言木盛，非真盛也，大率类此耳。真盛
之木不动，岂有作弊之理。何谓载意垣？乃中宫之土是也。人之意
发于中宫，即古经所谓"土载意"。垣者，中空而四面有如墙垣。谓
之稳者，中垣之土不败也。人之意虽载于土，而意乱则摇动肝木以
克之，克之甚，则中垣亦不稳而破败。惟中宫稳固，不受大林之伤，
故其发于脉也，自无劲弩张弦之弊。劲弩者，强弓也。弦即弓绳也。
强弓之绳，其梗硬之概，不甚按指，所以如劲弩之张弦，弦张极而
知土垣之崩坏。但又当细究其因何而张弦，或起于坎宫，或始于震

宫，皆能致垣之坏，治者参详之。所以凡事有来因，不究来因是拙人，即此故也。

其至如宾，知五脏之完固。其去似客，识六腑之平和。

吕真人曰：其至如宾者，乃脉之从下而来，既无刮竹张弦，故其来也，俨若宾之进见，举步不能驻足，亦不敢趻行，神气有节有度。然辨其如处，须在至字玩其神情。若以迹象求之，则胶柱鼓瑟矣。知五脏之完固者，察其脉之节度雍容，乃知内五行之相生，不害不悖，镇八方而安固。察脉者察其来，又须察其去。若来有雍容之态，而去无舒缓之情，则内景犹有乖违。试看客之去也，去不遽去，去而尚有回顾之神，即此便见去之不疾。脉之去有如此气象，便可知六腑之平而不偏，和而不戾。六腑者，乃五脏所统之六腑，如阳腑阴腑之类是也。言六腑者对举耳。

兴衰虽按四时，端的实凭三指，此乃以平等而论之，先知无病所流露也。

吕真人曰：兴衰者强弱之概。何以谓之按四时？四时者春夏秋冬也。方书曰"春弦夏洪，秋毛冬蚀"，此四时之名号，不过藉而言之，即木火金水之义。春者，木也，肝也。弦者，非弦硬之弦，乃脉之清利明显，两旁不散也。夏者，火也，即心也。洪者，非燥暴之谓，乃神气旺盛，不流于弱小。秋者，金也，即肺也。毛者，非细也，乃凝结上浮，不横梗，不沉陷。冬者，水也，即肾也。蚀者，非如月缺之谓，乃其脉之沉静而不发扬，好似剥蚀一般。此所谓按四时，乃最要之论也。至于一岁之四时，脉亦各分兴衰，则其浅者耳。端的凭三指者，端即究其端倪之流露，的即得其内景之准的。然非三指之灵，与心相合，则脉之神情难测，而五行之盈虚莫辨。三指有轻重之别，所以究其底面之有无强弱，至于各指所按之位，自不待述。所以诊法在心领神会，首贵养心，然亦不可不养指也。以上皆言无病之脉。平等者，平和也。察其脉如上数节所云，便知其中藏之无病。谓之流露者，五气发而见于脉，所以古仙师云"欲学回春手，先向平地窥"，即此意也。

来长去短，阴海泉涸何疑。去疾来迟，阳关气亏莫错。

吕真人曰：此种脉人最易昧。来长去短者，乃因脾土假实，有荧惑之火挟入其中，而气未至于亏，所以其来也自下而上，神情亦似长。殊不知一察其去，而病根自见。去短者，乃脉之应指时，神情一到即伏，如蜻蜓点水。此中微妙，世人罕知。所以然者，皆因阴海中精损，故有去短之象。吾今发明于此，学者静参之。勿因其来之长，遂以为全无所歉也。去疾者，乃脉之一到，而即不见，绝无神情之可玩，较之去短更速。来迟者，乃脉之自下而来，其神情有欲来不遽来气象，非特减至数，乃谓迟也。减至数何人不晓，若减至数，则病大发矣。迟字之义，必究到其来之神情方尽。其神气似病鹤飞一般，皆由阳气亏损。学者既知部位之分，实不可不细究乎此也。吾篇内参伍错综，学者亦当参伍错综，以会其全体之妙，乃得源流贯通。世人有几，粗知一二，便以为天下莫敌矣，安肯虚心详究以尽其微耶？

察来撒豆抛珠，知命基之不立。按去转绳扭索，有暴客之相侵。

吕真人曰：撒豆抛珠者，一短促极而碎点之情状。试观珠豆之抛散，何其琐碎耶！人之脉如此，来之无踪，去之无迹，到手只见碎点，如抛珠散豆，有急者，有迟者。假火内动则急，邪气内攻亦急。若迟而抛散，则寒冱为之。总之此种脉出，不拘何症，其根本已等败荷。阴阳无通复之机，命基不立，可一按而知矣。未极者可治，已极者难救。治此者须按症，而亦不得徒治其症不顾本。所谓"贼未破将先摧"，与不治无以异也。他脉皆可以塞流取胜，此种脉不可徒塞其流，必兼清其源，方觉有济，一味贪胜，则贻误靡浅也。转绳扭索者，乃脉之动而左冲右突，不清不明，如绳索之转扭一般，其两旁最易辨。此种气象，或邪攻，或寒逼，或毒攻，症亦不一，不论虚与实，统名为暴客相侵。暴客者，即如盗贼之入室。室内不安，遂有不谐之声音达于外。脉之转扭，即不谐之音也。粗心者多有以转扭之脉，而只认为数，盖转扭必兼数故也。转扭最忌其甚，甚则易于误命。各方书亦辨之详矣，学者不可不留心。

铁尺横空水土败，灯笼悬象火德非。

吕真人曰：铁尺横空者何？乃人之脉如铁尺之硬。此种脉有数样，有五劳七伤，甚而脉成铁尺者；有因病而为时医所误，认虚为实，抑或假实真虚，妄投攻伐之药，不知根本，致研丧其元，而脉成铁尺者；有年迈而外体素无甚弱，一旦微恙而成铁尺，或身全无恙，而铁尺已著者，谓之真脏见。总之将成铁尺者或可治，已成铁尺者难。老年而突成铁尺，与上二类有别，以其一见而难以措手也。所谓枯木朽株，逢春不生，逢秋速坏。所以然者，皆由内之水干，而土受其病。土不安其位，而水益受制，其源以土不生金，金难受水故也。灯笼悬象者何？乃人之脉如灯笼，外之形质似甚强壮，其中实空虚之极，此种脉多属下关之亏。何以谓之火德非？试看灯笼内火炎光发，亦有张侈之象。其实虚中之火，且其火乃系暴然挟来的，非其本体之火也，故谓之火德非。曰火德者，真火为生生之火，其性至和而不害，所以有德。非若邪飙狂灾，乱冲乱突，扰害中原者也。火德而曰非，即邪飙狂炎。时人往往认假作真，妄加攻治，又或粗知其概，好治标而取捷效，殊不知效未见，而大患作矣。患者何？即有如上文之所云，可不慎哉！

纯阴自有本相，张举则难速生。纯阳宜守旧规，消沮而期将至。

吕真人曰：纯阴者何？乃脉之六部皆阴象之脉也。纯阴之脉，其平时之本相，细极微极，细按则有，粗看则无，所谓纯阴本相。按此等脉，须极静细，方可测其内景。如稍浮躁，则如入暗室耳。纯阴脉所以难测者，为此之故。然此特自其平时言之。张举者何？脉之发动也，真阴而变假阳也。张有张侈之象，举有发动之象，此是假阳与真阴相剥，至纯阴之本体驳杂，而有张举之气象流露出来。见纯阴之张举，则知病之起，所以谓之难速生。难者患也。然必按部位，乃知患在何所耳。纯阳者，六位皆阳脉也。凡人纯阴脉者少，多系阳脉。纯阳之脉，时时洪举，其小大强弱，则随各人之禀受，此中不无差异，然皆以纯阳统而名之。守旧规者，常安其纯阳之本体，纵或有疾中于内，而各经之脉失常变动，亦仍是纯阳体态，不守之守，亦谓之守旧规。消沮者何？乃脉之日减一日，以大小言，则自其本体而逐渐小去。以强弱言，则自其本体而继续弱去，须看本体二字方明其义。若突然于脉之本体再加强大，此又病之中，须服药以求其消沮矣。岂防之乎？读者辨之，未可同此论也。消沮即退脉，退非病退，乃神气之退也。曰期将至者，非佳期，乃不吉之期。因其内景三元如水之退，故其发于脉亦然，所以知其期之将至也。

频频到手，辨实与虚。间间通音，问寒与热。

吕真人曰：何谓频频到手？即至数之多，方书所谓"数"是也，亦有数端，有邪气侵者，有中毒者，有真阴不足者，有阳火逼者。但邪与毒一盛，则数而兼乎转绳。真阴不足者，数而多兼灯笼之悬象。阳火逼者，则数而多兼乎象油车，如下所云是也。然皆当辨其虚实，酌而治之。其中脉有浮沉之异，而无不统于虚实。间间通音者，乃脉之有所间歇，或间一至之时刻而始来，或间二三至之时刻而始应，谓之间间通音。然其中亦有别，有数而间者，有迟而间者。数而间，乃系假火蔽塞滞络，按其源由治之，可无虑也。迟而间者，乃根本之欲朽时也，多不可治，间有可治者未甚耳。所以必问寒与热。问者推测之谓，非徒口问之谓。按数迟而寒热可知，即虚实可悟。此节寒热虚实，互相发明，不过分以对举耳。《宝藏经》云"钟声频打人将睡，鼓响间停客起愁"，即此节之意也。

江中竹筏，须按部位以究其端。池底莲藕，亦依方所以原其疾。

吕真人曰：江中竹筏者，乃浮于水面，浮而兼乎中空，上则有张侈之气象，愈下而觉其无所依着。人之脉苟如竹筏之浮于江，稍按下而渐减，皆因根本有亏所致。然其中亦自有别，上部之脉，原不忌浮，惟中下则忌之，所以必需按部位。曰部位者，即寸关尺也。上部虽不忌浮，亦不可如竹之浮江。部位中亦有许多分别也，有同一浮，而或一处如竹筏，即知此处之无本。既知此处之无本，即知本上之本，如五行之祖宗来历是也。倘全体皆如竹筏，则亏之已极矣。其始终本末之来因谓之端。端者端绪也。端绪不究则不明，究而不按部位，亦懵然耳。池底莲藕者何？盖莲之藕不特在水底，且在水底之下，乃沉极也。沉极而更有不实之气象，人之脉苟如莲藕，在池底，其中亦各有别。有平素如是者，有误服破耗而致者。其气之损，不问而可知。然亦有实而等池底莲藕者，伏极也。但实者虽沉极，必有坚实而带数滑之神情，实觉不同，不过相近耳。虚者之沉极，必有迟涩不坚实之气象。然下部不忌沉，不过沉而非同池底莲藕耳。其中亦要依方所，始能原其疾之发自何乡，流到何地。倘见池底藕，更有月蚀之概，业医者当速行收手矣，学者记之。

猛虎下山，当知攻法。微羊宿草，间宜施威。

吕真人曰：何谓猛虎下山？虎之势素属强雄，虎而曰猛，则更加烈矣。猛虎当其下山，气象有莫当之概。人之脉洪滑沉实，其气象似之，乃下部无甚亏损，中部凝结，上部亦无所歉，何以竟成病生？此乃多因口腹之味重浊，积久生热，蕴聚于中，遂至谷水二道蔽塞，愈蔽而火愈盛，十二经皆为所炽，火烈而水不能济，此时必用大力以攻之，即《宝藏经》所谓"大贼必兴大兵"之谓也，亦即"打贼不破愈兴"之意。所以攻必有法。法者，量贼势而用兵也，医道何以异是？微羊宿草者何？羊而微，其气象屡弱，有气息奄奄之概。微羊而云宿草者，乃微弱中有若隐若见之情形。人脉如微羊之宿草，多属气血损亏。又曰间宜施威者，盖有一种阳极生阴之脉，甚而至于此，即上猛虎之再变，而成此脉也。然其中亦可细辨，究其坚实之气，与血气亏损者不同，所以必当用威，威而即上文攻字之义。曰问宜，非一概可用，须细测其底之神情，果有坚实之象，乃可施之，否则误人性命不浅也，学者慎之。

葱里试问有否，石内那见空焉。

吕真人曰：此节统言脉之虚实。葱者，即人间之秋葱，其质四旁皆有而内空，空则无有，即俗语烹字之去声是也。惟其中空而不有，故曰试问有否。人脉如葱，皆由真阴之不足，假阳之发见，往往似邪非邪，似火非火，以其阳为假阳，由真阴不能包孕乎阳，至阳不安其位，而乱行燥发，遂成为假阳，故发为此种脉。不论何症，皆似实非实之病，与上灯笼悬象相近，但彼则更甚耳。石内那见空者，石本无内，内亦犹之外。然不言内，则不见其实。人之脉底位如是，中位如是，面位如是，谓之实而不空。实何以有病？盖一宫有郁结则病生，或感四时之不正而病起，其发于脉，必有如上文所云"猛虎"、"转绳"等类之形状，所以辨虚实，为察脉之根本也。

滑等油车之转，男妇作用当分。涩如石路之行，阴阳损亏宜辨。

吕真人曰：何谓滑？乃人之脉来得有一种滑利气象，如轮之无窒碍一般，故直譬之油车之转。车者轮也，轮得脂膏之润，故其转动滑利而无碍。此等滑脉，有洪而滑者，有数而滑者，有不洪不数而滑者。洪而滑多系实证，然亦当按其下位以定轻重。如果按下去真实力量，则实证无疑。数滑者有虚有实，不洪不数而滑者，多系痰涎所致，总之须按虚实。何谓男女作用？盖男人脉滑，则如上所云之类。若女人脉滑，实有时而不同。以女人若有胎婴在腹，此际血敛藏于内，血足而其脉必滑，此又不可以不辨。倘不细辨，而误服损胎之药，则为患不浅，所以男女作用当分也。何谓涩？乃人之脉来得不流利便是涩，故取譬于石路之行。试看人行石路，欲踯足而有一种艰难，不敢放步气象，此脉又与上刮竹相似，皆前不遽前之象也。若由阴阳耗散，阴不能生，阳不能长，精血干竭，焉得不涩如石路乎？病多在水木二宫，然皆推原于阴阳，故曰阴阳损亏宜辨。此涩脉女人最忌，水木二宫，为孕育之本故也。

络不流通，定是两端首鼠。关苟蔽塞，好比一个惊鸿。

吕真人曰：络者，乃人周身气脉之驿舍，运行之度数也。不流通者，气脉运行之度，有所间隔，谓之不流通。有一不流通，则病见矣。或因七情之郁积，或由五行之积塞，而生痰涎，至流布于八方，而气脉运度，所以有窒碍。故其发于脉也，有首鼠两端之象。试观鼠之畏人，欲前欲却，便是两端，即此意概。故见有两端首鼠之脉，即知络之不流通也。关者何？即上中下三关膈是也。三关膈以中膈为要地，下升上降所必历之区，而上下之关膈与中膈，亦俱不可蔽塞。上膈一蔽塞，则水升上而蕴聚不散；下关蔽塞，则水不升而津液为之竭。气降于下而不散，必有瘕结之疾。若中膈蔽塞，则水不能升，火气不能下降，所以有土克水之患，亦即有土不生金之患。膏粱之家，大率患此。关若有一蔽塞，则其发于脉也，如鸿之惊，有一种凄楚不平顺气象。惊鸿之脉，亦带几分首鼠，但更有一种变态神情，走闪停留，无所不齐，谓之惊鸿也。学者静参之。

三阴贼劫，敲到密而且微。三阳敌攻，打来重亦兼疾。

吕真人曰：三阴者太少之统会，实阴腑之乡。贼者何？四时不正之气，触冒从毛窍入，如贼之攻城，破一关入一关，由浅而入深，遂入于阴腑之乡。然亦有一入而即至于三阴者，皆由体虚所致。犹之乎兵不胜贼，兵愈退而贼愈进，进而到此地，则势急矣。直抵三阴者，其本益虚，犹之乎城无兵守，贼一入而遂到尽头之地也。惟其本虚，虽有贼内攻，亦低头而受制，不能大声告急，所以脉有微之气象。微即其本虚之见端。然有贼在其中，虽不能大声告急，亦频频呼救，所以微中密，此外贼也。更有内贼焉，阴中或挟有邪火，犹之乎不归化之民，亦谓之贼。因真水不能制他，遂不归化而作乱。

特未抢掠于四方，犹在本宫作慝。故动于脉，亦依然密且微。若作乱四方，则非此等脉矣。三阳者，亦太少阳关之统会。此中有三驿。故攻者，即上所云贼也。四时不正之气，冒袭而入，初被他破关，犹之乎贼初入室，人见惊恐异常，必大声叫噉。因主人未受贼制伏，虽不能独力攻打，犹能大叫，故曰重。重者即大声之意也。重而疾，疾者急也。有贼安得不急叫噉，即脉之躁数是也。三阳症其本未甚亏，所以重疾。若到三阴，则贼盛兵衰，必无不微者也。攻贼之方，不载于此。

鱼戏波难逃十日，鸟啄木莫度三朝。

吕真人曰：鱼戏波者何？乃人之脉将至散时候，无起无止，如鱼之戏于波中，丿丿乁乁时，而有加之以跳跃。此乃五脏真气将散，水火金木土，不能相生而成治，颠倒乱行，即如兵败散走，故有鱼戏波之脉。按其节候，春则土先崩，夏则金先坏，秋则木先摧，冬则火先灭，一散而无不败，约其期，不能逃乎十日。十日者，天数五，地数五，合而为成数也。何谓鸟啄木？乃人之脉乱，或辍而不来，于不来中，突然又如鸟之啄木，刚极突极，无常期亦无定数。试观鸟之啄木，好则乱啄几嘴，即此意态也。此等脉较之鱼之戏波，更暴戾失常，其期更速矣。故云莫度三朝。言三朝者，上中下三关之气尽灭之数也。此皆不治之脉，业医者见此，敢恃其术乎？

暴然半刻不来，将作行尸之体。倏尔几声乱应，急求保命之丹。

吕真人曰：暴然半刻不来者，乃人之气脉欲绝，无生生之机，故内之经脉将息，致于络道不通，故或半刻不来。然其外体无恙，起居如故，饮食如常，此将作行尸也，尸者有形而无气脉。人之气脉绝，而病未见，行动如常，谓之行尸。曰将作者，脉未尽绝而将绝，将然未然之意也。此种行尸，最为人所不觉，以其病未见，及病一见而已无救矣。倏尔几声乱应者，乃人之内关躁乱，五气之生生不顺，故其发于脉，不循节度，譬如自然之音，本有常度，而忽然乱打几声重响。应者应于手也，在音则应于耳，在脉则应于手。此种脉乃重症，与上鸟啄相似而微异，鸟啄更暴戾，所以不治。此则犹有可治，但不可迟缓耳，故曰急求保命之丹。丹者药饵也。欲究其根源，则按其部位以推之。时手认此种为决不可治则差矣。此非啄木比也，须细辨之。

时假时真兼望问，欲前欲却有吉凶。

吕真人曰：何谓假？何谓真？假者客气之侵，非内景之原由所发。真者内脏病根所流。然时而假时而真，骤然看之，究未能遽辨其实。世仍有一种妖魔侵着之脉，亦时假时真，但千中无一耳。然其神色与症候，亦可以参求，故必兼乎此，方于仓卒间乃有把握，望问所以不可少也。望者，望气色。问者，问其原委，得病之由，再加参以脉，而其真情自出，此亦业医者之必要务也。欲前欲却者何？乃人之脉进不进退不退，言其进而有欲退之气象，言其退而实有进之势，与首鼠脉相似。然其中更有分别。有实者，其中关窍络度，或为痰涎壅塞，或为火郁隔障，亦有此脉，即上首鼠之类。有虚者，其精血亏损，内之气脉，无根本而不贯注，其发见而于指下，亦有此脉，此有别出一种。曰有吉者何？即上所云实者是也，一治即可愈。凶者即上所云虚者是也。凶亦非全凶、大凶，但治之不能速痊耳。倘辨之不明，误投通疏之剂，则必至于实凶，抑或因目前无甚病，而置之不治，日久到亏损甚，一发必有如下文所云，呼尽方来点水之脉，至此则无如之何矣，可不慎哉！

得药加大知添病，服汤益频更违和。

吕真人曰：此节欲业医者当急知变计也。得药加大者何？乃人之病不论何症，如果服药后，而脉再加大，实非可喜，乃病之进也，即药之不中其窍也。然此可言于暴症，不可以语于久远衰弱之症，又不可不知。若久远虚弱，脉之沉细，得药而大，是神气之来，岂得云添病乎？服汤益频者，乃人之脉，已有躁数之气，一投以汤药，而更加躁数，便知内竟之不治，不特不治，且更乖戾而失其和平之气，故曰更违和。此亦暴染之病，与实热者，及假火上攻者之类则然。盖虚寒脉迟弱，服药而频，只可言频，不可言益频。其频乃药气之发，亦不可以一律论，文义自当细玩。此节之义即方书所谓数则重、大则进之义也。知此者，便知投药之未中窍，而急为之变法以治。然亦当细意辨之，有一种药不能胜其病者，往往如是。医道岂可胶柱哉！

几呼方来点水，无常欲临。一吸已动七星，圣医难救。

吕真人曰：几呼方来点水者何？乃人之根源已尽，五气不生，故其脉之动也，若无源之水，不能继续。曰点水者，象人脉之点点相报。曰几呼方来者，呼即呼吸之呼，但言呼者对举耳。点水至于几呼方来，是将绝而未遽绝，即方书所谓屋漏半日一点是也。此与关蔽者不同。关蔽者究属来之有源，与行尸异而实同其凶。点水之脉必带刚暴，如水从高处滴落，或一点，或二三点，出于不意，间而琢声来，此其神情也。此脉出于年迈者居多，见之即知其不久矣，故曰无常欲临。无常者，地下冥司，勾人之使也。一吸动七星者何？吸亦呼吸之吸，皆对举耳。人将弱冠之后，其脉皆以呼吸四至为平，差亦无几。惟小子之脉，至数多耳。若壮者之脉，于一呼吸者有七，故谓之动七星。不拘邪与火，实与虚，皆主难救。若非有大德可以动天，纵有圣医，亦恐不能回春。倘以小子之脉例之，则梦中矣。所以《秘经》云："二七见，性命殄。"二即上点水之谓，七即七星之谓也。学者静究之。

浮大则昼可卜，沉细则夜为期。

吕真人曰：此节统言上文不治之脉。盖不治之脉，亦有浮沉大小之不同，而无不包管于阴阳。浮大者，阳脉也。人之真阳虽坏，而其阳之本体，犹存形迹，故不治之脉，倘见浮大，则知是阳脉，便可卜其毙于昼。昼者阳也。阳脉当阳亢极而尽之理也。有临期而变为浮大者，亦以此卜之。沉细者阴脉也。人之真阴虽绝，而其阴之影响尚在，故谓之沉细，为阴。阴遇阴晦极而穷，所以脱于夜。夜者阴也。此分别阴阳二脉之尽期，合乎天地一气之剥复。在天地则剥极而复，人之气脉则有时剥而不复，其不复者人自召之，非其气之不可复也。自古仙佛说长生，岂诳人哉？人自为之耳。

其或暴脱根株，难窥源本。兼辨声色，可究情由。

吕真人曰：根株者何？内之五脏，为发脉根株。至脉之发而见于六部之方所，是察病之根株。此根株二字，指所察之脉言。不过脉原于五脏，故推本言之耳。暴脱者，乃骤然之脱，非由渐而至者也。脱而曰暴，或痰蔽，或火蔽，或寒甚而不行，间亦有毒蔽者，皆谓之暴脱，非等虚甚而脱。脉既脱，病根何从测？病根既不可测，则病根之根更难测。病根之根所谓源本也，故曰难窥源本。然虽无脉可窥其源本，而内之气脉存，有存必有发见之处，声与色是也。声纵不有，亦有色之可辨。有色并有声，则兼辨之，故曰兼辨声色。盖声与色，皆发于五脏，而五脏之病，谓之情由。究者，因其所发见而推究之也。广此一节，以备无脉可察之症。若一概无脉则毙论之，失之远矣。但治法当速耳。

其音重急，应知内蕴非虚。其响缓微，多是中藏不实。

吕真人曰：此详言辨声，以佐察脉之不逮也。其音重急者何？乃病者之发声坚实有神力，且出之捷，有一种张侈气象，皆由内之根本无甚耗损，不过偶因脏气不平而生疾，或染不正之气而致灾耳。症亦多端，究其内蕴，非虚者可比。然亦有一种火逼金破者，音独反乎此，其内有系实。然火逼金破，其音虽不重急，而其气息，究属奕奕有神，亦与重急相表里。不同之同，在人细辨耳。其响缓微者，乃病之声音低伏，有一种欲吐欲茹之概，如无源之水，其流安得不弱，故因此便知此中之不实。然亦有一种中宫积塞而溃，引气下陷者，其音亦必缓微，究其中仍是实，故不实而特云多是。多者非尽如是之谓也。究之中宫积而溃，溃而引气下陷，亦有症可见。所以辨声为察脉之一助云尔。

欲言而舌结沉沉，失珠光于海底。无问而唇竟沓沓，起魔障于绛宫。

吕真人曰：欲言者，乃病者有意欲吐也。既有意欲吐，何以舌结沉沉？即言之难也。舌结者，舌之音不玲珑，有一种咿咿嘤嘤气象，即音之哑也。故曰舌结沉沉。何谓失珠光于海底？盖舌虽应于心，而实发源于肾。海底者，肾经阴海之地也。阴中挟有真阳，故曰珠光。失珠光者，即阴亏是也。然亦有一种，心火与肾火交攻，而舌亦结者。但其阴实不同，虽结而音带重急，又不可不辨。无问者，乃旁人未尝与病者说。然既无问，何以唇竟沓沓？乃其人之乱语。沓沓者，即乱语不已之意。所以然者，皆由其心之有所蔽。盖心窍一蔽，则神恍惚，而目为神明出入之牖，亦从而恍惚，所以至于乱言。或火蔽，或邪蔽，或痰蔽，或毒蔽，蔽种种不一，皆谓之魔障。魔者，鬼魅之流，特藉以明之。世亦间有一种被魔侵者，其语亦乱，特罕有耳。绛宫者即心耳，心有绛色，故曰绛宫。魔起障于绛宫，断无不沓沓其语。

听若铿铿，不坏关元气海。发之嗄嗄，定是败土破金。此乃声之原于经脉，实见脉之达于声音。

吕真人曰：听若铿铿者何？盖声之清亮坚实，如钟音之铿铿也。人虽有疾，而其声音悠长清实，便可知其关元气海之不坏。关元者，神之祖窍。气海者，气之宗室。关元气海，皆在黄庭之下，幽关之上，实气与神发源之乡，声音之根本，先基于此，所以闻声而知其不坏也。发之嗄嗄者，破散之声音也。试听雄鸭之声便明。人之声音如此，由土燥木克之不能生金，而金破也。金何以破？假火夹肝木之郁积而致其破。然亦有一种金实者，亦发源于土，土中火盛，生出痰涎，上壅入肺金内。然其脉之部位，亦有实处可辨。此言败土破金，即五劳七伤等类是也。从此参求，便知人之声音，本由内脉，可以为辨经脉之一助，故曰声之源于经脉。得其意者，即可以见内蕴之流露，故曰见脉之达于声音。所以自古医家，莫如越人。犹云以五声辨其死生，即此意也。

脉随五气以发舒，色因五行而递见。黄气流形，中宫之恶。黑云发见，下隰之殃。

吕真人曰：此别色以知内景也。盖人之色，无不由内而发，其发皆因乎五气，本乎五行。五气发为脉，实统贯于五行，色乃因此发著也，故曰脉随气舒，色因而递见。黄气流形者，黄是色，而色因乎气，乃曰黄气。何谓流形？即色之发著于面目体肤之间也。故睹黄气之发，便知由于中宫。盖中宫属土，土色黄，其发则为黄，内外相符也。中宫而曰恶者，土受病也。或实或虚，则按部份而分之。黑云发见者何？乃得疾之人，其面色有黑暗之象，不论深黑浅黑，皆从海底发来。盖坎宫属水，其色黑，水润下，故曰下隰，即人之肾是也。黑云一发，便知人之肾有损。病在肾，故曰下隰之殃。

青则震位之征，白则兑宫之验，病起南离为大赤，皆合八卦而同推。

吕真人曰：青者何？乃人之面色青也。人之色，何以青？盖东方之木，其色青。东方即震，在人则肝胆是也。人之肝木太过于盛，故其色必青。然盛实非真盛，乃七情摇动使之然耳。真木盛岂有作恶之理？白者何？乃得疾后，色化为槁白也。白属金，位居西方之兑，在人则肺是也。肺主气，气不调则血不生，血不生，故有槁白之色。所以察其色之白，便知由于兑宫也。此等白须要细认，非同润白之谓也。病起南离者何？离位乎南属火，在人则心是也。心主火，受病于此宫，其色则发而为赤，与火相符也。合而观之，色之所流，皆随五行之气，而无不统于八卦，即上所谓坎离震兑之类也。故云"合八卦同推"。此特辨其一宫之恶耳。有一宫而兼乎他宫者，则如下文所推焉。

黄带青，木盛土瘦。黄而黑，土燥泉干。赤入黄中，火烧瓦釜。白侵黄里，土失金瓯。互相察著，自觉详分。

吕真人曰：黄带青者何？乃病之色黄，而带有几分青色，虽则由中宫而发，实由肝木之郁积而成假盛。木盛则克土，故谓之木盛土瘦，所以发而为色，有黄带青之验也。黄而黑者何？其色本黄，但黄之中有黑气，谓之黄而黑。所以然者，皆由中宫之土焦燥，下失水之滋润，故曰土燥泉干也。赤入黄中者何？其色本黄而代赤之象。所以然者，由于真火不安其位，上飙而入于中宫作恶。瓦釜即中宫也。中宫之形如釜，不曰金釜，而曰瓦釜者，瓦乃土所成，为狂火所烁，乃曰火烧瓦釜。所以发于色，黄兼乎赤也。白侵黄里者何？即疾者之色，黄中带白是也。黄何以带白？皆由中土之冷而弱，不能上生乎金，谓之土失金瓯。所以人之脾胃冷弱，不生肺金而气日损，气损而胃愈不能化物。其发而为色，则黄而白也。互相察著者，乃色之发，本无一定，亦不能备述，特举数端以为式。苟于此而互为推求其内景，无不可得其详也。故曰详分。学者当举一而反三可也。

脉合而一箭破的，脉殊而九窍当参。载籍备详，勤稽自得。窍窍皆统于三焦，滴滴咸归于六部。

吕真人曰：脉合者何？盖声色之发，与所诊之脉，得其根源，两两相合也。何谓一箭破的？乃声色脉三者合而准的明，一投以妙药，遂中其病根，如射者之不失正鹄，故曰一箭破的。何谓脉殊？盖人往往有假脉，与所发之声色不同，故曰脉殊。脉又何以殊？此必络舍有蔽塞也。然则何以定之？又宜参以九窍，互为考证，于其同者从之。如三人占，则从二人之言之意也。此九窍之流露，载籍皆有，无容赘录。业医者所当稽考，而求得此互证之法也。所以当考求者，以人身中之窍，皆内景之门户，无非统贯于上中下三焦。

有分统者，有合统者。如耳则专统于肾，目则兼统各经，鼻则特统于肺，如此之类是也。合九窍与声色之发源，同推原于气脉。气脉又发见于左右两手，定为六部。曰滴滴咸归者，盖七十二之分散，书之则为十二，再统会之，则合而为六，即滴滴归源之意也。篇内只求握要，若泛而无纪，不几如入大海，莫知西东耶？

察其两旁，大小攸辨。究其三驿，强弱暗分。

吕真人曰：何谓两旁？乃脉左右也。察者，按而辨其界限也。不察两旁，安知大小？有一种虚而散漫之脉难察，又有一种邪气盛之脉，两旁亦难察，其余则无不可察，以其脉界清也。察之而或大或小，无不了然于指，即无不了然于心。倘大而如上文所云灯笼，便知其非实。小而如上文所云石路行，自知其阴阳之损，不能尽述，举此为端耳。曰辨者，非徒辨其大小也。然因大小而详辨，尤当按其上中下三部，以溯其神力，以定强弱。上强而中下弱，可知其下关之不足。如此类推，非徒以寸关尺分强弱也。若只以寸关尺分之，则谓之明分，安得谓暗分？种种妙理，在人领会圆通，不过举一二为式耳。

独盛一指，当问贼由谁唆。兼变两关，还寻恶从何起。

吕真人曰：独盛一指者，乃人之脉，部部无甚低昂，于无甚低昂中，独有一部亢，谓之独盛。不论其真盛与假盛，此宫便知有贼。然贼非无自而生，必有勾引，亦必有其起始，故谓之唆。所以攻贼必兼除其招贼之贼，即如人之病在某宫，而实起于某宫，此即唆贼之谓也。此言独脉之必究其源也。变两关者，乃人之脉，不止一宫受病，有他宫同受病也。受病则其脉必变。关字勿泥作寸关之关，亦非限定两关之变，不过举以为规耳。然其病亦有原本，或急则暂治其病，然后再兼治其所以生病，宽则一并治之，皆所以除后患也。所以生病，即恶从何起之区也。但不细寻，则不得其所自始耳。此见治病者，当知治其所以病，免病后之病也。

左冲右突似败兵，细观何宫之异。忽来即去如狂鸟，详搜攸伏之缘。按部位以参求，凭灵苗为照燎。

吕真人曰：何谓左冲右突？乃人之脉变动不常，乱标乱撞也。曰似败兵者，试观兵之败，其惊惶疾走，有一种失措气象，脉之冲突，何异于是？然冲突之脉，部部如是，又于何辨其生病之由？盖其中必有异处，但当细察在何宫，得其异乃可并拔其根株也。此乃补上文所论之未备。忽来即去者，乃脉甫到手，有一种不能住留气象。盖神完气足之脉，其来而去有雍容之气。此一来即去，有迫促之形，好比狂鸟遇人，一见即惊走，故曰如狂鸟。然亦必有其根缘，但当究其伏于何地，所以必贵详搜。此两种脉，亦已言之，但不推究所以然，则人恐不揣其本，凡脉皆然，不但此两种，学者所以在悟，不可执一也。然参求本源，实不能离乎部位，必按定以参之，乃得其本。既知部位，不得及一毫粗率，又须虚心以静听。心至灵故谓之灵苗。若不凭乎此以照燎，则如入暗室，势必强猜误认，害人靡浅，深可惜也。

擒贼先擒王，正本清源之说。除恶如除草，救火避水之能。

吕真人曰：此言治病之要。何谓擒贼先擒王？贼者即所中之病，指症候言。王者病之根本，指生病之由言。犹之乎攻贼，若不歼厥贼之罪魁，则其势必至日积，治病亦必如是。此乃正其本而末自从，所谓正本清源也。亦有急则治标之说，然不治其本源，难断后患也。何谓除恶如除草？恶者即病根也。病若不除尽其根，则病复生。譬之除草，根若不拔，日久又复萌芽，所以必称其力以施之。其功能又比之救火避水，有恐后之心，且有必欲永远其害之意。秘经云"贼去仍复修墙垣"，即此意也。

推本末之所流，合外内以互证。脉病坎宫，宜建金屋。脉伤离位，早灌木林。

吕真人曰：推本末者何？即上文究其所以病也。合外内者何？即上文所谓声色之发，与内之五气相符也。此二句，总结上文数节之意，以下又申言治本。脉病坎宫者何？坎为水，在人即肾。人若察得坎宫有缺，固当培其本宫，益其水。然益其水而不开通水源，则无源之水，涸立可待。何谓开水源？壮金以生水也。故曰宜建金屋。金即兑宫，在人则肺是也。屋字勿泥。脉伤离位者何？离居南属火，在人则心也。曰伤者，乃人心脉受病，欲安固其心，必于木林加以灌溉。木者震宫，在人则肝是也。盖肝则主乎血，血亏所以心不安。若徒顾其心，而不培其血，谓之无柴之火，不能久燃也。故云"早灌者，调理之谓也"。

少女衰弱，黄庭打扫光明。长男忧愁，黑虎豢养周密。

吕真人曰：何谓少女衰弱？兑金为少女，在人则肺。衰弱者，乃此宫之失陷，谓之衰弱。其本由于中土之不能生，黄庭即中土也。何谓打扫光明？盖土有亏则培之，有郁结则清除之，务使中宫光明朗润，即土上生乎金。中宫治而少女自安，安久则化衰弱，而为盛强矣。长男忧愁者何？震为长男，在人则肝是也。何谓忧愁？即木黄落之意。欲解其忧，非黑虎不能。黑虎者，坎中真源是也。益其真源，即木自无黄落之患。豢养黑虎，即益其水也。然不可不周密。开水源，塞水流，二者不可偏废，故曰周密。人只知求水之来，而不知防水之去，安得有周密之功？苟能密其功，亦何患乎青宫之多忧耶！

中堂敝陋须补葺，大法包罗要觅寻。此乃察脉之先征，即以防病于未发。

吕真人曰：何谓中堂？即上所谓黄庭也。敝陋者即补之，破散如破屋，所以必须补葺。然但补其中，人亦知之。有中宫为竹木所压，而至陋者，又将何以葺之？其法必须斩伐竹木，乃可完治其中宫，实人所易忽。以上皆正本清源之要也，统而谓之大法。其中参伍错综，包罗无限，业此道者，自当细为寻之。按察先征者，乃无病之时，而脉实先兆其机，即如上所谓病坎宫伤离位等类是也。察之宜见其先征，则防之贵早。防者治也。当未发之时，宜早治之，使之发而无可发，即《道德经》中"病病不病"之意也。

口腹之资，按脉理而敬避。调理之妙，凭心法以为宗。制治于未艾，保邦于未宁。外寇所以不兴，内贼亦以不作。

吕真人曰：何谓口腹之资？乃人于朝饔夕餐，所食之物味也。物味皆五行所生，然其所禀各有偏，或偏于水，或偏于火，或偏于土与木金。其禀既偏，其气实与类相从。如偏于火者，则助火。偏于木者，则佐木。在人之五脏，不外五行。五行要得其中。又如肝木盛，而食佐肝之物，则为害，其余可以类推。又如金衰，而食损气之物则为患，如此之类。所以必按乎脉理，或喜或忌，不可不明，明则知敬避矣。此中妙义，皆所以调养人之五气，以成化育之功。欲得其调养之妙，不本此心法，妙从何得？故曰凭心法以为宗。心法者，即上察脉观色，别声参窍之法也。法运于心，故云心法。宗者主也，以此为主。盖得此主脑，乃得调养之妙也。制治于未艾，保邦于未宁者，即思患预防之意。人之一身，犹一邦也。身贵康即治也。人身贵思患预防，所以必须调理。调养既周，则诸灾不起，犹之乎邦之安定，无所侵扰。外寇不兴者，人之调养密，而五气顺，肌肤固，外之风寒暑湿不能入。内贼不作者，人之五气平，而不生患也。此其妙用，与治国何殊焉。

医未病之病，见在机先。逐既灾之灾，法在指下。

吕真人曰：何谓未病之病？乃病之伏于五脏，有其根而未见其症也。然虽伏根而未见症，亦已流露于脉。既流露于脉，则不见而实不啻见之矣。既见之则当医。然医此未发之病，首在有先见之明。先见究何所凭？有机焉，机即脉之动也。能察脉之动，则见自在机之先兆焉。何谓既灾之灾？乃病之已发，有症可凭者也。既有症可凭，好比盗贼在宫，自当赶逐。然亦非徒凭乎症也，尤须按脉以推其原委谓之法。法者，察脉之心法也。心法运于虚，要必合乎指法，则虚而始归于实，故曰法在指下。此统言未病已病，而医之术始全也。

推之四时八节，妙合天机。溯其分镇各司，理同地道。

吕真人曰：此节总结上文脉理之妙，合天符地。四时上已分析，八节即运行于四时者也。脉之周流不息，如四时八节之推迁。四时八节，即天道之化机。脉之微妙，何以异是？曰分镇各司者何？在地则五岳四渎，东西南北，各镇一方，各守其职。在人则水火木金土五脏，及水道谷道，亦分镇而各有所司。此脉之源头，与地道无殊，其理同也。世之言脉者，只就脉言脉，而未知脉之合符天地。吾今分明说破，学者参之。

星辰次舍，尽在身中。山岳川流，悉归脏内。斯理至奥，其妙靡穷。得吾说以静观，久久无微不入。在斯人之灵悟，一一可会其源。大开方便之门，克受无疆之福。体天地而救济，作人卷以流传，世皆获益，身期得康。

吕真人曰：星辰次舍者，即上所谓天之暑度，人之脉窍同之。八万四千三百六十，亦谓之次舍，故曰尽在其中。山岳川流，即上所谓地有山河，人之脉络合之，其起伏之妙用，无不相符，故曰悉归脏内。惟其合天符地，故理非浅近。所谓奥也，奥极故谓之至。愈奥愈觉其妙，令人探索难尽，故曰靡穷。惟其奥之至妙难穷，所以有待于说。然说者非自吾始，吾不过再举其原本未曾说者，而详说之。所惜者，世之人或自以为莫己若，纵得吾说，视为简陋，妄生谤议，不肯虚心以静观，不免长夜漫漫耳。如果去其坚僻自是之心，穷究日久，脉之理虽微，亦何有不可入耶？不生谤议，不自为是，亦要一心之灵悟，始能触类旁通，乃可统会其奥妙之全体也。吾今不计人之谤议与否，实深悯医道之不明，故作为书以垂世，使人精益求精，普行救济，以大开方便。果能方便于世，自觉造福无穷，即人之获其救济者，亦受福无疆矣。然吾自思，亦实体天地好生之德，以行救济之功。但人人济之，日亦不足，不得已者为传书计也。此集名曰"人卷"，欲以流传于世间，使家喻户晓，共明医道。安在不获吾益，而共期身之康泰，同登仁寿哉！

恍如桃李逢春，何须张子之辟谷。似此黄金不换，可冀彭祖之延年。吾道在此，特为传之。

吕真人曰：此承上节而申言其效。盖苟身得其康，则诸灾不作，其身体荣茂，自不啻桃李当春，有生生不已之机，又何必如子房之习为僻谷，而始能长生？特患不得其秘耳。苟得其秘，虽有黄金万镒，肯与之换乎？所以然者，得其秘可以延年，欲学彭祖亦无难也。此编所言虽未足尽吾之道，而吾医疾之道，实不过乎此，特传之于世，以为后学之资。世之学者，慎毋视为陋焉。

症候源流总论

易象包罗天地，不外休征咎征。人身调理阴阳，当稽无病有病。俯察仰观，可识两间之变。寒来暑往，悉凭四序之迁。奇正相生，祥殃互异。风狂雷迅，自是天气不平。川竭山崩，孰非地灵失守。人禀其气以成形，脉络依然契合。身因乎气之作慝，症候自贵详分。万态千般，曷胜枚举。赅原括委，自获统宗。百脉推本乎五行，诸灾咸归于八卦。乾元浑统，察来识分镇之愆。首出高居，按去听诸关之报。中男构衅，欲耳不闻。少女蒙尘，掩鼻而过。双目阗辟，兼众职而辅至尊。一口吐茹，合庶司以归无上。界限分明，稽察何宫之异。脉源互证，归本攸属之行。一卦变则原其始终，数爻动亦推其本末。或虚或实，孰伪孰真？一以贯之，无不明也。兑位西方，会合庚辛之气。兑掌秋节，权衡子卯之功。白帝遇灾，望平林而赤龙莫托，盼智井则玄璃无光。山不生辉，每因白圭之玷。土难奠定，多是白石之崩。谷水二道，送往须待金车。驿舍千门，迎来亦凭金节。握枢则才堪调燮，失职则患自频仍。因其端绪，莫昧分毫。溯其根由，难移寸步。二七离火镇南藩，文明而天下治，扑灭则境土殃。君王坐位不端，鬼交夜里。神京刺客久寓，毒流寰中。少年似老叟，孰使腰曲背弯。朝啸至夕暝，多由液干火炽。以火引火，一发焚遍万山。积薪毁薪，重逢命悬一缕。恶流入宫危旦夕，毒气冲窍丧英灵。旨归当究，一合何疑。妙手随施，十全罔缺。震则位乎青宫，巽独为其淑配。阴前阳后，资益无方。阳唱阴随，贞恒有象。七情摇动，久久破散良金。四德悖违，常常划除净土。修竹引风嫌过茂，古松蔽日患终涸。怯怯如闺媛，林中失鹿。洸洸似武士，薮里鸣鸿。伐木只伐恶业，培材宜培嘉植。勿使枯柴兴烈焰，仍防冷炭遇寒冰。勘厥左关，须求符节。凭兹妙策，莫误针砭。真流入坎，独推生物之源。暴客问津，恐沉渡人之筏。大渊龙斗，巨浸浪翻。波无日照，深谷泽冷空停。水失金生，穷沟泉涸立待。昆冈火燃，欲救先须掘井。园林日灌，竞吸切勿罢梁。鸡鸣破谷道，耗泄首在此关。鸦宿燥天庭，崩残亦由斯阙。未寒先栗谁作祟，真饥假饱此为殃。神而明之，同条共贯。道则高矣，原始反终。艮为山，坤为地。少男随老姬而制治，进来赖化去以成能。长棹偶停，如此来，如此去。中原不乐，孰是饱？孰是饥？泥垣客水灌，湿流四方。地室狂火烧，燥止五位。运转百货，驾驭众司。山虞藉以厚生，反奸还当内省。水衡赖以壮志，退弱缘失扶持。万化原可兴，百恶亦可作，所以五行无土不生，千川得土以镇。因其变故，补不足而削有余。使之安平，致广生而昭大化。要之坤土率艮土以化成，权操生死。震木统巽木而藏纳，令掌荣枯。坎握润下之功，非火不治。离为温中之本，无水则炎。兑苟失位，声气安求。乾若招非，官司互变。或贻外来之劫夺，或由内发而牵连。无不包管于易象，即以著见于周身。触类旁通，察之明而见之定。潜心体认，理其本更治其标。语求统宗，不为泛涉。人思集益，可试静观。

症候源流详解

易象包罗天地，不外休征咎征。

吕真人曰：易象包罗天地者，盖自伏羲睹龙马一图画为卦，而易象初开。后圣互相推演，则易象益著。易者变易之义。何以谓之象？或象老阴老阳，或象太少之阴阳，互为其根，动变生克，五行自寓。举天道地道，无非易道所包。天地一阴一阳之交合运转，易卦尽括其秘藏，故谓之包罗天地。何谓休征咎征？易道之吉凶悔吝生乎动，动则有可征验。即如阳刚失位，动而见凶。阴柔得中，动而无悔。此易卦休咎之征也。举一自可类推其余。天地既包罗于易，故其象亦然。试观天地间气化之运行，其动变之休咎，亦可先征。即如秋冬阳气不潜，或草木吐芽，或虹见，或雷发，此人物疫疠之征也。当春夏而阴气不伏，或陨霜杀草，或虫蛰不振，便知物产之不滋，此皆阴阳变动之不顺，而咎先流露之一验。反此则为休也。又如观天象而知四时百物兴衰，辨地脉而知九土所宜所忌。何莫非休咎之征乎？总之不离二气刚柔之用，中则和，偏则戾。所以天地之象包于易卦，而易卦之奥妙靡穷也。惟其奥妙无不包，吾欲推病症之原委，亦取象于是焉。

人身调理阴阳，当稽无病有病。

吕真人曰：人之有身，即天地所生之身，官骸百体，亦居然象之昭著，而无统不于阴阳。阳刚阴柔，相摩相荡，交济而成化育之功，谓之调理。然阴阳虽本自调理，或有时偏胜，则本调者不调，本理者不理。如阳胜阴则阴衰，必至于燥而亢。阴胜阳则阳消，而气血之生生渐息。所以人身之阴阳，不可有所偏，一偏，则谓之不调理，而病从此生焉。故人欲调理其阴阳，固当于未病时加以养正之功，其或养正之功，偶有所间，内之真一气未固，外复为四时戾气侵袭而入。人之浅而病犹轻，倘不防御，必至愈入而愈深，则病进矣。究其病之轻重始终本末，实可按其症候之发见而稽察之。稽其起于何宫，注于何地，或当先治其本，或宜首治其标，不可以不详别。所以病之有无，贵时稽之，无宜虑其有，有宜必使反归于无乃止。其中可稽之处，亦居然一易象休咎之征也。学者可勿加之意乎？

俯察仰观，可识两间之变。寒来暑往，悉凭四序之迁。

吕真人曰：俯察仰观者，即易所谓仰以观于天文，俯以察于地理也。察观者，审其动。动则有所征，即上所谓休咎也。审其孰休孰咎，因已然以测未然，而两间之变故可默会。两间即天地也。天地不能有常而无变，犹之人不能无病，亦贵察而识之焉。寒来暑往者，时气之推迁。四时不能有寒而无暑，寒与暑实相为倚伏。其往来消息之机，每准乎节候，按序而进，功成而退，谓之凭四序之迁。盖四序之寒暑推迁，即阴阳之屈伸消长。在人亦然，阴极而生阳，阳极则生阴，居然一寒暑之迁也。阴衰则阳亢，阳灭则阴枯，其动出亦居然两间之变，观天地便可悟乎人身。此浑言天地变动之机，阴阳往复之度也。

奇正相生，祥殃互异。

吕真人曰：此承上文两间之动变而言。何谓奇正相生？乃天地间动变之所流，有耳目所罕见闻者，而见闻之谓之奇，有习见习闻者谓之正，或奇或正，总是动变之征。谓之相生者何？盖天地间怪怪奇奇，皆由阴阳之不顺，而生戾气。戾气发则有变态之流露，所以灾异生于二气之乖违，谓之相生。祥殃互异者何？盖天地间有似祥而实殃之兆者，有似殃而为祥之征者，自古不胜缕述。有识者按时按地，自得其准的。故谓之互异，非有一定也。人之病亦然，奇正亦生于二气之不和，祥殃实随之。不然，何以世之人，往往病则同，而其吉凶迥异耶？此可知其阴阳之动变，顺逆盈亏有不齐，故吉凶互异也。学者可不静究欤！

风狂雷迅，自是天气不平。

吕真人曰：此言天之变也。风何以狂？雷何以迅？皆由阴阳二气之相剥。风与雷，乃阳物也，为阴气之所锢蔽，郁而不泄，故一发而必疾。古语云"太平之世，雷不惊人，风不鸣条"，以其阴阳和故也。阴阳不和，则风雷为之不顺。故因风雷之狂迅，便知天气不平，不平即偏胜而相剥也。试观雷鸣于春夏，若当春而郁积不发，积久一发，则令人不及掩耳。风鸣于秋冬，倘当秋而郁积不泄，积久亦一泄，而有拔木之声，其余间发而暴疾者亦此理，悉由气不平所致也。占候之家，睹一岁中之风雷，常常多暴，便知戾气迭生，人物多厄。此乃不易之至理。冥漠中无非实理所充周，静观可以自得。观此可见天气之不平，实有所征也。

川竭山崩，孰非地灵失守。

吕真人曰：此言地之变也。川竭山崩者何故？盖川与山皆阴也。川之竭由于阳气之亢极，而阴失其位。山之崩由于孤阴凝蔽，阳气不下济。此察地利者，所以因地道之变，而识阴阳之憾，即以知人物之多愆。试看山阜倾颓揉烂之乡，其人物果有清淑隽秀否耶？又观泉涸土燥之地，其生灵果有安和纯固者乎？即此便可为地变之征。然地之变非无故而变，皆由地失其灵。地何以有灵？阴阳之气即其灵也。灵既失守，地因之而变，致有山崩川竭之异。此合上节，皆所以明两间之变，由于二气乖违，其中变异不能尽述，特举一二端以申言之。在善究阴阳之奥妙者，静观而默会，无不随触而皆通。天地之道既如是，人为天地所生，何独不然？言此以起下文，人之禀天地而生，自有其源本，其变态之见于身者，亦如天地之一一可稽也。

人禀其气以成形，脉络依然契合。身因乎气之作慝，症候自贵详分。

吕真人曰：此申言人合乎天地，亦不能无变也。盖人自有生之初，皆各禀乎天之阳气，地之阴气。阴阳合妙，迨十月胎完，一声落地，五官百骸，无非气之所流贯。所以自成形而后，其内之脉络，上则合乎天之度数，经纬驿舍，毫无差异；下则合乎地之山川起伏，而分流止蓄，无少悬殊，即脉论中首段推原之旨也。故曰脉络契合。然人自有身已后，四门打开，七情破耗，而气之本平顺者，有时而乖违，或阳亢而阴日消，或阴孤而阳不济，至于五气之分镇八方，亦互相戕贼，不安其交济生生之道，甚至内既不和，而外之四时疠气，招引直入，扰乱身中，此皆二气之迭运于身中者。先自作慝，而后外之戾气，乃得入而为灾也。气既作慝而为灾，身自不得安康。欲攻治其恶慝，岂同无稽？盖有症候之可验焉。症候因内之恶慝而发，故察症自可知其恶慝起自何宫。但症候之多，有一症而自为一症者，有一症而兼乎别症者，有自内生，有自外至者，有误于庸医投药之谬而成者，皆当因其所发何症，合脉理而推究其所以然，又当按其轻重而调治之。所以必须详分。如稍粗浮疏略，则知其一，而未知其二，必难一一奏效。医学之所以难者，诚为此耳。

万态千般，曷胜枚举。赅原括委，自获统宗。百脉推本乎五行，诸灾咸归于八卦。

吕真人曰：万态千般者，指人之病症而言也。盖人同此受天地之中以生，而其气一有所偏胜乖戾，则其发见于病症，自有千般之形，万态之变，不特世人耳目所不能尽经，即方书亦难尽为缕述。

欲枚而举之，则举不胜举。既不胜举，又将何以启来学？故必求其统宗，乃得执简以御繁。然统宗非易得也，惟当究明乎病之原委。何病起于何宫，即原也。流于何所，即委也。合原委而会通赅括其义，则千般万态之症，无不得其统会之宗旨焉。然症又恐有真伪之错出，必合脉理而参详之。脉亦有百端之异，皆归五行之妙用。按脉既可以测其五行盈虚消息，因而详辨乎症之原原本本，分途杂出，务求与脉相印证以为准的。今欲辨症者得其统宗，故特求其可以统括者而条示之。盖人之病虽多端，无不可以八卦赅其全，故曰诸灾咸归八卦。八卦者，阴阳五行之妙，生克顺逆之理，皆寓于其中。举此以括之，俾后之学者，知所归宿，不至泛而无纪。苟能融会贯通，则耳目所不经，方书所未及者，亦可自抒卓见，不至坠入于蒙昧。此作论之本意也。下将八卦而详申之。

乾元浑统，察来识分镇之愆。首出高居，按去听诸关之报。

吕真人曰：乾元者何？在易卦乾以阳刚，居至尊之体。在人则乾为首，实处于至尊。故人之首，独称元首，则取象于乾焉。曰浑统者，乾以老阳居于至尊，不特统乎老阴之坤，即八卦中无不为其统摄。人之元首亦然，统括乎内之五脏，五脏之气，皆上通于此，故谓之浑统。既曰浑统，则内之五脏分镇各司，皆可于元首察其所属。有专摄一官之职者，有兼管数官之事者，如耳目口鼻之司是也。五脏不能有常而无变，一有所变，则其愆自著见于该管之窍度，所以察元首，可以识内脏分镇之愆也。首出高居者，即元首之处于极高，百脉咸会。按其方位，关关皆有所应。随其所报，按定部位方所，自足以推测乎阴阳五行之变故。此乾元首出，所以为验内景之要区也。此一节但言人首之统会，下文特为详申其变，而依其部位，以分释之。

中男构衅，欲耳不闻。

吕真人曰：中男者何？坎为中男，于五行为水，在人则肾是也。

肾水为生身之源，而其脉络，则通于耳孔。从耳孔上下左右量出一寸，皆肾窍之所管。其寸非世俗之尺寸也，乃从各人食指取之，即食指尾回第二节也。曰构岅者，肾宫得病，或水亏而肾枯，或火盛而肾亢，或邪攻而肾气隔，常常有不聪之疾，谓之耳不闻。究之水亏者，其应于耳，或似金之响，或如蚊之鸣，其症如此。若论其脉，则左尺或如灯笼，或如铁尺，或微极似有似不有。火炽于肾者，其应诸耳，或如大风吹林树，或如潮水朔望朝，声音颇类之，此其症也。若脉则肾位沉实有力，势似猛虎之下山。邪气内蔽者，肾之气不能达于耳，故亦为之不聪，非邪之在肾，乃在少阳关蔽住，而下不能上达也。其脉必数而不甚浮矣。邪之传经者，往往到少阳而耳不聪，即此类也。凡此又当推其来因，即如水竭，有因金不生者，有因火逼而溢，溢至于竭者，是来因之义也。凡病皆当究其来因，举一自当类推其余。然又必自耳孔量出左右上下一寸者，往往有外科之病，属于此宫，便可知其发于坎宫也。学者静参之。

少女蒙尘，掩鼻而过。

吕真人曰：何谓少女？在易卦则兑为少女，属金，在人则肺金是也。肺主乎气，昼夜呼吸，即须臾不可离，其窍则通达于鼻。曰蒙尘者，乃人之肺金有所蔽塞。肺本至清至洁，一尘不可染。谓之蒙尘，则有所染矣。尘非尘氛之尘也。或肺金为火所塞，而真气为之蔽，其见之于鼻，则无所塞，而一若有物以塞之，又或肺为邪气所掩，则真气亦觉不能上达，而鼻有清涎壅之，抑或有非火非邪，而痰盛壅入于肺，则往往气亦不达，故谓之蒙尘，即谓之掩鼻。凡此皆非气亏者比。若气亏而症之见于上，则止有头之疼与眩晕等类耳。此言其症也。若论其脉，则火塞者其右之寸脉，必然坚实雄举。邪塞者必带有刚戾气象。痰塞者，必带有滑气。究之痰塞者亦或兼乎火，或兼乎邪，则在善察者细为辨之，所以肺金一物不可染者此也。试观人之食物，若气不调顺，偶然触入此宫，虽微末之极，亦必使人生咳嗽，即此便知肺之一物，不可染也。

双目阖辟，兼众职而辅至尊。

吕真人曰：此一节言目之统各经，而辅元首至尊也。双目阖辟者，即目之开合。谓之兼众职者，如目之白则肺所通，目之睛则肾所贯，目之上下胞，则脾之所达。若浑而言之，则肝之所注。细而按其灵光之透露，则心中神明出入之区。此第论其概，亦第言其常耳。若言其变，则亦多端。有一种开合叠叠无数，终日如是者，皆由肝木假盛，夹有郁积。木之假盛，至克乎中宫之土，此病在肝脾二经。然亦有色可辨，其面色黄而青，更有外事可稽，其人多好食土与炭，因其土衰所以食土，肝中假盛，非真木之盛，故以类相从而食炭。此病多生于小孩子，初发则如是，久久必有作热，不治亦可毙命。又有一种当日入初昏时，而目为之盲者，此必兼乎肾中之耗损。若脉则须按其部位，便见此宫之有变异也。疾亦有见于目之上下胞者，倘见上下胞突然红肿，微有热气，便知脾经之郁结，其右关必沉实洪滑，亦有突然浮肿而不红者，此脾气之虚，而致有两胞之边疲而作痒者，肝经燥而夹风，目有遇风而难忍者，亦由肝木之假盛，畏日者水涸而肝燥，目之白虽属乎肺，然脾经有湿气上注，则白而反为黄，目黄而身多黄矣，以肉皆统于脾故也。若白而发赤，则金钟内有火；白而带黑暗，则海底亦损珠光。目之睛专统于肾，肾宫有缺，则发于目之睛，必多昏瞆，不能久视。然有一种白昼言怪，其实非怪者，多由心与肝二经所发，肝木假盛而生风，风扬而心火炽，即所谓"绛宫魇障"。目有当睡，辟而不阖，颜白如死人者，此又脾肾二经之亏损。凡此皆当各察其本宫之脉，合而为准的以治之，此所以谓之兼众职，以其不止一二宫之流露也。学者当因其所发而详究，其间互相著见，不能尽述，在静参者，自然原委咸赅焉。

一口吐茹，合庶司以归无上。

吕真人曰：此一节言口之统乎五脏。曰庶司者，即内之五脏也。无上即所谓元首。盖口之吐茹，其中各经皆著见于此。如舌属于心，而实发源于肾。以舌底有泉窍通乎阴海，所以昼夜水之上升而灌溉。从舌底涌出而滋润，所以阴海泉涸，其水不能上灌，遂至有消渴之疾。亦有水虽不竭，而中宫火盛，水来而被火烁，不能达于上，渴亦难免。又有邪火隔而水不升者，亦渴。至脉论中所云舌结沉沉，失珠光于海底，亦是水不能上滋，致舌枯而呆故也。舌之黑亦由肾坏所致，急治或可无妨。所以舌主肾，居其大半。亦有心经积热，而舌为肿痛者，按治亦当兼顾乎肾。齿乃肾气所生，齿疏者肾必歉，齿朽者肾多伤，齿松者肾不固。试看老叟无有齿不落，皆其肾之日减故耳。即此便知齿之属于肾。齿旁之夹肉，则管于脾胃二经。但小齿之夹肉多主脾，大齿之夹肉多属胃。齿肉流血，或肿或痛，皆火炽中宫。有齿心作痛者，则非中宫之患，乃阴海之灾。亦有不发源于内而作痛者，或染风，或好食异物，积秽于齿缝所致，外治亦可愈。至若口中臭腐，则多发于胃。口之苦多发于肝中之胆，有因火而苦者。胃火盛极，致上冲夹入于肝，逼胆水上口则苦。有因邪而苦者，或肝木假盛，内自生风，致胆水散上而苦。或外邪冒袭而入，中于肝经，致逼胆水灌上而苦，治之不可不细为推详。至唇上多统于肝脾，下多属乎肾。腮则无分左右，俱统于胃。此又部位之大略，有变则按而治之。各类门凡有变著见，皆按各经之脉，察虚实，对症候，以求其准的。症与脉互相印证，固废一而不可者也。其中细末，多不能述，在人参透，自然同条共贯，后之学者，当为共谅之。

界限分明，稽察何宫之异。脉源互证，归本攸属之行。

吕真人曰：何谓界限分明？即上文耳目口鼻，分管乎各宫，各有各之界限是也。然每宫亦各有界限。如目之睛，为肾，白为肺，胞为脾，若此之类，上已一一分晰，学者自当辨其界，不使涉于疑似蒙混。此外又更有界限，上文所未及言者，如目上之眉，与耳尾相对，取中从中量出，上下左右各半寸，属于肝，左右皆同。所以人初感，往往此宫作痛者，皆邪气之中于肝经也。从毛脚量下，广一寸半，谓之天庭，乃肾宫所通，顶心百会，则气脉皆达，到此尾骨之区，则亦肝之所属。首之中心，无可指者，则中宫土之所注，其余不及详论，因内治不必如针灸之烦琐也。稽察何宫之异者，即辨其症之发见在于何宫，便知其内之根源。所以每宫既熟悉于平日，临时一见有异，便当细为稽察。稽察即于其界限以察之，自无不明以晰也。脉源互症者，既得其异，发见在何宫，又当细按此宫之脉，以同究其异，互相考证，不使有差。盖症有时似实，而按其脉则虚者，便知其真虚假实；症有似热而按之脉则寒者，便知为真寒假热。然又有一种症真而脉假者，则当舍脉而从症。又将何以辨之？究其脉假者，必多看自出，其脉必难专一。初看如是，转看又不如是，糊糊涂涂，内中因有蔽塞，所以如此，故当舍脉而从症，总要人之静细，互为参详。凡此皆所以究其旨归之一定，而得其虚实寒热之所属。所属者何？内之五行是也。既得其所属之行，或金伤，或土病，或木凋水涸，如此之类，参伍错综。又如五行各有其本根，亦并推其发源之盈歉，斯症与脉互相察明，而医之道过半矣。

一卦变则原其始终，数爻动亦推其本末。

吕真人曰：一卦变者，即上乾宫所统诸卦，有一宫生变，谓之一卦变。如坎卦变，或见于耳，或著于目，或出于口，症自各各不同，上文论之详矣，举一自可类推其余。然其变虽著见于一卦，而无不有其始终。如坎变而发于耳，其症由肾经受病。然肾之受病，必有其所自始，或始于金之不能生水，或始于心火逼水漏泄，又或始于中宫之土有郁结而成假盛，克制乎水。其中或水涸而金亦燥，水竭则土亦焦，水亏而木不植，水干则火遂炎，如此之类。所以每一卦之变，皆有其所始，亦有其所终，不可不细为原之也。卦卦之变，皆有始终可原，学者自当详究。所谓数爻动者何？爻即卦爻也。曰数爻，则非专于一宫矣。动即上变字之义。盖变故有动而并出者，如证之动而见于目，又并见之于口鼻与耳，或同源于一宫，或错出于别宫，皆谓之数爻动。即如耳之不聪而目睛昏瞆，是数爻动出于坎之一宫也。又如耳之不聪而鼻不闻臭，则爻杂出于别宫矣。然无论其在一宫之爻，与错出别宫之爻，盖有其本末之可推。本者即发病之源也，末者即病之推迁所至之地也。要不可不细为推求，得其本本末末。先则贵清其源，继则当塞其流。密而治之，又何病之能牵缠耶？所患粗心人荒荒略略，知其一而不究其二，以致病之牵连耳。业医者盍审诸？

或虚或实，孰伪孰真？一以贯之，无不明也。

吕真人曰：此一节统承上文各宫之变而言。或虚或实者，言各宫之症，皆有虚实，其中又有虚中夹实，实中带虚者，当按脉之部位，以互相参考。相其果实则攻之，果虚则培之。虚中果夹实，则调停而攻治之。实中果带虚，则委曲以培补之。清其源，塞其流，端籍一心之妙用，切勿胶柱鼓瑟也。孰伪孰真者何？盖症有真寒而假热者，有实热而似寒者，有真虚而似实者，有本实而似虚者，更有症似实而其脉仍虚，抑或症似虚而脉依然实者，变态多端，细考旁参，究难逃乎洞鉴。学者苟能虚心，将吾论融会而贯通于平日，则症候虽多端，而其所发之本源则无异，任他千变万化，无不可贯通而得其一定不易之理。理既得而症可认，脉可并参，又何患终于蒙混而有所不明耶？以上皆分晰乎元首，变异之征，统摄乎八卦，发源于五脏，无不通彻于此焉。业医者当熟玩之。

兑位西方，会合庚辛之气。兑掌秋节，权衡子卯之功。

吕真人曰：兑位西方者，以后天之兑而言，西方之兑属金，而阴阳咸寓焉。庚阳金也，辛阴金也。阳金主生，而阴金主杀。阴阳会合，而后生机无已。杀机不起，故曰会合庚辛之气。在人则肺是也。所以人之肺金，必须阴阳之会合，阴阳合则庚辛气下济，而水受其生，木不受其克。倘阴金与阳金不和合，则杀机起而生机息。木受金伤，而魂为之不安。水无金生，而精为之日减。精愈减而魂愈不安其位，遂多生喜怒，久久肝木郁结而成假盛。水涸而肝木生出假火，世之痨瘵等症，大率类此。所以人之肺金主乎气，气不和则生机不畅也。兑掌秋节者，秋令属金，乃西方兑气所管。当秋而百物成，物之成皆成于气。所以人身中之化成，亦赖气以成之。肺金正主持乎气者也。曰权衡子卯之功者何？盖子位乎坎，属水。肺金若为假火所侵，则金失其润泽之气，无天一之清气，水从何而生？世有一种肾水干竭，腰疼目昏，甚至土燥而饮食不进者，徒知益其肾水，往往不久而水仍涸者，皆因未能清其生水之源故也。卯居震位属木，在人则肝木主乎血，何以与肺金相系维？盖肺主气，气壅塞则血不安顺流通，积久或妄行，而有吐血便血鼻血溺血之症，又或有气不能行乎血，至蕴聚而成疮瘤之疾，此皆以肺金之不清而言。所以水木二宫，其生化之妙用，实先赖乎肺金为之权衡焉。此一节浑言乎肺金之所系如此，下文乃详申之。

白帝遇灾，望平林而赤龙莫托，盼瞀井则玄璃无光。

吕真人曰：白帝者，西方之神，乃金德之神也，藉白帝而喻之，在人即肺金。何以谓之遇灾？盖肺金伤而气亏损也。人之气一亏，则不能运动以生血，连血亦为之亏损。血既亏损，则其发也，或为眩晕，或为梦中惊跃，或手足血冷，甚而至于麻木不知痛痒，或为筋之抽挛，或为心之震动，其在妇人则有坠胎难产之症，或信期后有头眩腹痛之症，甚且有崩淋之灾，或产后而有目昏腰疼四肢急软，不能支持之疾，皆由气损，致不能化生乎血，血亦因之而衰，故曰赤龙莫耗。赤龙即所谓血也。然独云望平林者何？平林即取譬于肝木也。人之气一亏，不能运行，而肝木亦随气之不能鼓铸，遂颓然不生乎血。肝木不生血，犹之乎赤龙莫耗于平林之义也。凡此气亏致血损之症，若按其部位所管之脉，或微或涩或弦，种种不一，当照脉理推详之。所谓盼瞀井则玄璃无光者何？盖井乃藏水之区，在人则肾是也。曰瞀井，则无水之井也。举此以喻人肾水之竭。人有因气亏不能收摄乎肾水，致肾水下漏，漏之久而竭者，至于竭则亦犹之乎瞀井耳。其发而为症，则有阴亏头疼之疾，好似头风一样，然按其脉则左尺或神情微极，或带燥而弦，右寸则沉，是此症也。盼瞀井而又曰玄璃无光者，玄璃乃水中珠也。人之阴海中有一点真阳，犹之乎水底珠光。玄璃无光，即肾中失其真阳。真阳既失，则水为冷水，所以有精冷之疾。盖气不运则真火亦息，真火息而水为之冷，世人肾寒之症，皆归于此类。所以人之精与血，咸托始于气，而后得遂其生生之妙用。若气亏不能运动，血之生生遂不能畅其机，百病为之起。精因气之不运，而生生之机亦息，又何以植生身之本耶？症候不尽述于此，因著于别宫耳。

山不生辉，每因白圭之玷。

吕真人曰：何谓山不生辉？山乃土石之积，有动宕摆摇之势。人之脾属土，亦有动宕摆摇，而内之枢机独运。言山即指人之脾也。山而曰不生辉，是山失其精采之气，与生动之机，犹之乎人之脾受病，失其生动之机。所以然者，人之脾赖气以鼓荡，脾受病，多因气失其常，或气亏而不能暖育乎脾，而脾不运掉；或气郁结隔塞，而无以疏达乎脾，则脾亦停止；又或寒气蕴积，而阳气不能下降，则脾冷而运动不灵。其发于症，或四体愈弱，不能支持；或饮食不思；或无端而血淋于谷道；或并无食滞而痢泻频频。种种灾害，皆由气之失陷，致脾之不运使之然，所以独曰白圭之玷。白圭者，即指人之肺气。玷者，失陷之谓。此以气亏致其坏而言。此一节言气之有关于脾，气运则脾运，气衰则脾亦衰。医道所以治脾必兼乎治气，推其本而究其根也。若脾损而气愈失，则是回环之灾，又当别论。至于脉则按脉论中辨气之盈虚者，推究而体认之，临症自可互证焉。

土难奠定，多是白石之崩。

吕真人曰：何谓土难奠定？土乃中土也，居中以御八极。奠定者，安其位，在人则胃是也。气失其平，则胃不安和，或胃冷而呕吐反逆，阳气衰而不能暖乎胃也；或胃多犯停积，气损而不能鼓铸乎胃也；又或胃中郁结，亦气凝而不能疏达乎胃也。郁结与停积，亦皆有作痛及呕吐之症，与邪入中宫而吐者不同。总之气失和畅，则中宫不运，故云白石之崩，取白字之义。白象金，主乎气也。石字，与上节圭字勿泥。崩者，气不得其平之谓也。此一节言气之关于胃，气调则胃安和，气不调则胃失其和畅。连上节可见脾胃皆气之所贯彻，所以医家亦知培养脾胃，须兼顾乎气。但不透明气之所以有关脾胃，则其理究未明。此特举其理而剖晰之。

谷水二道，送往须待金车。

吕真人曰：何谓谷水二道？即人之大小二便也。上既入新，下即推陈。然必待气之传送，故曰送往待金车。金车者指气而言也。世有一种气亏而谷道似蔽非蔽，不蔽又若蔽者，因气失而传送无力使之然。此种症，非大益其气不能愈。若妄投以推墙倒壁之药，则杀人如反掌。此症之脉必沉而少神。又有一种阳过假盛而成郁结者，似无与于气，然究其实阳亢成郁结，而谷道至蔽，亦似真气隔，而不能下达。此种症，虽可用推倒之功，然徒知推倒，仍患复蔽，须兼疏达其气，自然不蔽矣。疏肺即所以疏通其气也。此种脉，必有如论中所谓猛虎，甚而或类微羊，不可不辨。更有一种阴海泉枯，而谷道为之蔽者，亦于气有因。盖阴亏水竭，固属干涩。然水涸则金实燥，金燥则气不调，阴损气亦损，所以谷道亦为之蔽塞。论其脉则左尺必燥亢，或脉燥大如灯笼，外张侈而内不足，此症若误加推倒，亦必杀人。治当益其水，润其肺。然人更有气亏极而陷，陷而谷道为之突出者，治法与气损不能传送，大略相同，但更宜重益其气，升发其气。至于水道，则由气损亏，而往往变蔽为不禁，甚而气亏极，当溺而失性迷憒不醒者，凡皆当培其气。亦有阳气郁结，而水道不通者，治当导其水，并疏通其气。又有阴亏而水道塞者，则不宜开导乎水，必须益壮其水，兼滋润其肺金。所以谷水二道，其源头实在乎气之送。但其中变异不同，虚实亦别，不可不详其细辨耳。否则一错杀人，业医者可不慎乎？

驿舍千门，迎来亦凭金节。

吕真人曰：何谓驿舍？乃人周身脉窍之节度，譬如与地关津道路,大则有都会市镇,小则有野店路宿,遍地皆然。人之周身脉窍,节度亦如之,故曰驿舍。曰千门者,举大数而言。盖人之七十二经络,犹其大者也。其中小节度,则更繁而莫可纪。自任至督,交相遍布于终身。然皆赖乎气之往来,而后血脉为之周流不滞。曰迎来者,由彼达此之义也。何以谓之凭金节?节者符节也。古者道路关津,皆凭节以通达往来。人之周身脉窍次舍凭气以达,亦犹之乎关津之凭节焉。曰金节者,在人金主乎气也。倘脉络之驿舍一有阻隔,则火不能运化乎水,水不能滋长乎木,五行互相错乱,而病生矣。见于某宫,则有某宫之症。所以人之一身,苟能调和其气,则不特内之三关五窍,不阻不隔,即遍体之络道亦周行无碍,病安从生?学者能达此中微妙,即先天之大道,可由渐而进,岂第医之一术云乎哉!世间蒙昧之徒,不知调气在平日,致气不和而生郁结,而驿舍不通,生出百端疾病。病既生则不得不医治之。医治之方,亦不得专行其气,当究其本。或痰隔则去其痰,或火蔽则除其火,而周身之气,自然疏达流畅。又或气亏而不能传递乎驿舍,则益其气而气自能通达。所以行气一说,只有中宫假气郁积者乃可。否则行之即所以伤之也,可弗辨与?

握枢则才堪调燮,失职则患自频仍。

吕真人曰:握枢者何?即总摄乎枢机之谓也。盖肺金主乎气,实统摄乎各经脉之络度,次舍运行之职。如天地之度数运行,皆一气之所周流焉。气治则水为之升,火为之降,木为之荣,土为之暖,而生机自然日畅,无悖害,无止息,合上中下三关,线线贯彻。外则八万四千,三百六十日周流而靡间,其功能好似调燮一般,故曰才堪调燮。然其调燮之功能无间,皆由气之职守无旷,独握其枢机以昼夜运行,所以天地不外一气之默运,人身亦不外一气之旋转。人合乎天地,即于此便可见也。何以谓之失职?气之不调也,或气亏而不调,或气滞亦不调。气既不调,则有诸般疾苦,迭迭环生。不论少年中年耄年,气苟失职,无不多患也。故曰患自频仍。人只知脾肾为生死关头,而不知气为运行鼓铸乎脾肾之枢机,所以医之一道，治脾必兼乎治气，治肾水亦须清其生水之源。盖非天一之清气无以生乎水也。此一节统承上文，而重言气之得失所关如此。人苟能调其气于未病之先，则病罕发。即或调养偶疏，积久气不和而病著，自不得不理其气于已病之际。气之所系，岂浅鲜哉！

因其端绪，莫昧分毫。溯其根由，难移寸步。

吕真人曰：何谓端绪？即症之流露也。症有分端而见者，如同是气为灾，而其著见实多端。然因其端自可寻其绪，或由亏损而生，或由郁积而成，或由蔽塞而至。亏者培之，结者破之，塞者疏之。半亏半结者，则合培法与破法，酌先后缓急而施之；半蔽半亏者，则合疏与培，酌和平以治之。此中妙诀，舍端绪固无从着手。然必细加详审，辨之明乃觉无差，所以分毫不可昧也。稍昧分毫，则轻重缓急，难以酌其宜。既难酌其宜，又何以定其治法耶？溯其根由者，指参脉而言。盖症之外著，实由中而发，然欲推究其发源之根由，于何辨之？亦辨之脉而已。所以难移乎寸步。谓之寸步者，即右寸之脉是也。或沉而无神力，则亏损何疑；或沉而带健，则郁积不差；或来得不流畅，则蔽塞莫错。如此之类，不能尽述，须于脉论中参详之。

二七离火镇南藩，文明而天下治，扑灭则境土殊。

吕真人曰：河图之数，二七为离火，即地二生火，天七成之之数。离火之位，居于正南，故曰镇南藩。离火有文明之象，在人则心是也，亦有文明之本体。文明者，心经安和，无太过，无不及，作壹身万化之主张，而独握万化之纲领。所以心中之火，能驱使乎百司。心经安和，则驱使百司者，皆顺其道，而五行自无颠倒乖乱之虞。五行既不颠倒乖乱，各循其生生之度数，而壹身之气化，自然和畅而调治。曰天下治者，天下即指壹身而言。治者安平之谓也。如水不妄行泛滥，及漏泄，是水治也；土不崩衰焦燥，是土安其位而治也；金不破坏，木不倾颓，是木金安其位而治也。合金木水土而皆治，则周身之血脉，调理平顺。然悉由心火平和安顺，不妄驱役乎各司，所以功效如此。谓之文明而天下治，谁曰不然？何谓扑灭则境土殃？扑灭者其义不一，或心液干枯，而心神为之不宁，或心胞有辟无阖，或阖而不辟，不循天地晦明之常度，或心中招引外物憧扰，致思虑妄生，皆足以扑灭其真元，故曰扑灭。其发也或情思郁积，而饮食为之不进，是土受其害；或心中假火妄动，逼肾水渗漏，是水受其累；或心乱摇，使肝木不宁，是木被其牵。三者受累，而金亦难安其位，众司失措，而百病有不生乎？故曰境土殃。境土者，亦指一身而言。此一节浑言心为宰治一身之君，防病首贵平时调养其心，不使妄行驱役乎众司，病从何发，是第一要紧关头也。及至病见，虽用外药以治，而调养其心之法，亦不可失，则病乃易痊。——剖明，实发医家之所未发，人苟知此奥妙，则不特医学过半，即大道亦可窥见其源头焉。此中微妙千层，半世难究，但得其门而入，久久未必不臻妙境也。学者其勉之！

君王坐位不端，鬼交夜里。

吕真人曰：君王者即心也。心为一身万化之主，故曰君王。何以谓之坐位不端？盖人心原有湛然寂然之本体，神明常安处其中，是其位也，即坐位之端也。倘或心火乱动，神即为之动摇，或自起邪僻；或因外诱而生邪妄，一种秽浊萦绕于中；或见色而邪念起，是邪自外入；或深居密室，独处而一物无所见，突然邪念萌动；又或有思虑纷纭错出，如江中风涛，无时止息，皆谓之坐位不端。曰鬼交夜里者何？即方书所谓夜梦鬼交是也。此何以故？盖因人心中火肆狂，神为之乱而不清。神不清则心内魔生，至夜则行于梦寐，往往有鬼交一事。非真鬼也，乃心中自生之魔所形。盖心火摇动，肝中之魂与之交，久久则精竭体亏，真阳丧尽，而死期速矣。纵或未至于死，名虽为人，而既失其真阳，亦一鬼而已。时人多谓因虚而致，殊不知实根本于心火之狂肆也。至于日久损亏，则不待心火狂肆，而亦有鬼交之患。且有不待鬼交，而阴精渗漏之症。但言其初，则归本于心耳。此种症固当察其何宫之损耗而治之，尤贵收养其心，乃可见效，否则用药无益也。所以治病必治其所以生病，乃易收功，非可徒塞其流，此一定不易之理也。

神京刺客久寓，毒流寰中。

吕真人曰：何谓神京？即心是也。心为神所栖，故曰神京，犹之乎帝都也。何谓刺客久寓？刺客即暴客，以其能行刺，故曰刺客，即心所中之病根。或四时感冒外邪，甚而挟入于心，致蔽心窍；或狂肆之假火，逼入心而蔽其窍；又或因后天之口腹百味，郁积日久，酿成痰壅入而蔽心。抑更有中外毒，及内毒发，上攻于心。至若产妇血潮，而心窍蔽塞，皆谓之刺客寓神京。"久"字勿泥，一二日固谓之久，有时半日，或一二辰，亦谓之久。此何以故？盖人之心一蔽其窍，则或颠狂，或昏沉迷懵，宽症则一二日犹可，若急症则一二时已久矣。种种症根，中于心，则各经皆不能清理，无不为其所害。即如脾胃主饮食，心受病，果能饮食否耶？其余可以类推。所以神京受病，已失其主，众司莫不屈挠，举周身而皆不安，故曰毒流寰中。毒者害也，勿徒作上毒攻心那毒字解。寰中指人身中而言。若言其脉，则心有蔽，而脉必如脉论中所谓惊鸿鼠首等类，甚则时见或不见，当依其部位察之。此一节承上文申言病中于心之所关甚大如此。治则各依其症，火攻心者必发赤，亦有火脉可稽。痰者，脉论中有痰脉可辨，症亦有气息之声可闻。至于邪攻毒攻，亦须看外症与脉，各各有可认。至妇人之血攻，则不待细究而已知。此皆后学者所当熟察焉。

少年似老叟，孰使腰曲背弯。

吕真人曰：少年似老叟者，乃人当年少之时，而血气衰弱，形容悴枯，或手足厥冷，甚而至于震动，或筋力不能支持，行步有艰辛之苦，又或目聩耳聋，种种劳惫气象，见于少年时，便谓之少年似老叟。积而至于腰之卷曲，背似弯弓。然则其生来实非如此，必有所以使之然也。使之者谁？盖酿祸始于一心。少年心多物欲，七情日攻，造成假火。因之心中狂火肆行无忌，烧大林而魂为之不定，血即从此日亏。火逼阴海，而真精渗漏，水即因而日竭。水竭土亦焦，则饮食减。由水竭土焦，而金不能活，气亦伤残。合五脏而皆耗于心，故其衰残痨瘵，实心为罪魁。此种病症未极者，犹可医治。然徒假药味以医之，往往终岁难见其效。首当使"天"字入居其心，"天"即理也，能如此然后可医，否则徒劳而无补。纵或稍愈，而仍不能收功。时人徒知用药，往往十无一收其效者，未达此中妙理故也。特透明于此，使人人共喻，共依此法，不特此等病可痊，久久并此等病亦无人犯矣。人何不细为思之？

朝啸至夕瞑，多由液干火炽。

吕真人曰：何谓朝啸至夕瞑？啸者触口出叹声也。瞑者合目而逝之谓也。世有一种不治之心病，晨早一发，至夕而死，不能久待，即所谓朝啸夕瞑也。此种症乃心中心作痛，如刀之刺，一刻不能忍。凡人心痛，皆在心之旁，属于心胞之际。而此种心作痛则在心之内，其痛较常时之痛，逾加十倍。认此症者辨其鼻与目，盖平时之痛楚极，或出涕，或鼻流涎，此种痛加十倍，而鼻无涎，目不涕，甫发按其脉不过似火症，而究无火，一至左寸失，而目已瞑矣。更有一穴可辨，脚心发热，合而辨之，决无差也。所以然者，心中之真液已干，故其痛在心中心，兼以狂火合先后天之毒，直逼入心里正中一窍，任各经无失，亦即立毙。因火引毒气入攻，水不能来救，中土已先阻隔，故人纵大疏其土，亦无及矣。人多食有毒之物，而兼食敛涩者，往往阴海稍亏，而犯此症。一犯虽有圣医，亦无如之何矣。今剖明于此，俾业医者知见机云尔。

以火引火，一发焚遍万山。积薪毁薪，重逢命悬一缕。

吕真人曰：何谓以火引火？上火字指心之狂火言，下火字指下部阴中之火言。盖下部阴中之火，本欲寂然安其所，但被心中狂火，肆行牵动，则阴中之火，为之焚炎。阴火发其炎飙，无处不被其烧及，或烧干阴海，而腰脊为之疼痛，甚则腰如木而不可屈。其飙之发于上，或喉舌致疮，或耳嘈嘈而渐蔽，或头疼而颈之背作热。其火之烧入林间，则梦魂为之不安，作惊作痫；火烧入金钟，则咳嗽哮喘，甚而吐血；火若燃入于土釜，或饮食不进，或善饥而日食斛米，多食不肥而愈瘦，或四肢作热，筋骨疼痛；火若流入于膀胱，则溺为之赤，甚而至于痛；若火注大肠，或蔽结艰辛，或粪后下血。此阴火之炎燃，无处不到，故曰焚遍万山。然皆由心之狂火不遏，久久引动所致。然则心中狂火，其酿祸岂浅鲜耶？心中之狂火，多由七情摇动而起。所以万火皆伏根于一心，治则当察其在于何宫，则以何宫之药投之，但必兼清源之法耳。何谓积薪毁薪？积薪者指心经而言，乃人之心多受七情六欲，蕴结于中，久久而成郁结，凝聚不散，酿成一点秽毒，停留于中，日肆狂虚，始则摇动大林之木，久则斩伐斫伤，日积月累，林木颓残，成为朽腐，谓之毁薪，即肝木被伤之义也。肝木被伤而朽腐，亦成郁积凝聚，两郁相生，循环固结，心郁生狂火，肝郁乱喜怒，克中宫之土，耗阴海之水，逆关元之气，体渐羸弱，气脉日促，补之不能，破之不可。初则或作气逆吐呕，及小腹之疼痛。终则体必作热，至于作热，则土崩水竭之时也。言其命，则如一缕之悬千钧，有危乎欲绝之势，故曰重逢命悬一缕。重逢者，积薪与毁薪，合并而至其极也。此种病徒假凡间之药医治，纵然稍愈，亦终难收功。非以道医，断乎罔效。道医者，使其人物我两忘，无思无虑，久而自有真妙药，救其性命，除其灾愆。此中妙诀，书罕传闻。但既有此等难治之证，不得不为剖之耳。学者欲识此等医法，当先把妙无垠之药尝之，其法自得也。勿以此言为谬，斯医法乃全焉。

恶流入宫危旦夕，毒气冲窍丧英灵。

吕真人曰：此一节承上文而申言心经中病之危急。恶流入宫者，乃内生之恶，或起于肝胆二经，暴然狂火烧心，致乱呼乱嗷，说妖讲怪，甚而目反腰反，此肝病入心也；或起于脾胃之郁结，夹入大小肠，致谷水二道不通，蕴聚上逼入心，而昏懵无知，此中土之恶流入心也。然人更或有不因病，偶遇大寒冷之时，失足落水，气息未绝，往往躁急者以火烘之，一近柴炭之火，直逼入心，内之真火遂息，皆谓之恶流入宫，其危实在旦夕。究之症虽危，亦有可救。但当急以救之，迟则恐失耳。土恶与木恶入宫者，若非根本大亏，亦要用推倒之力，方能见效。倘根本大亏，不能推倒，则无救矣。冷甚气将绝未绝者，亦有可挽。但当用汤法，若用烘法则立毙，实不可不知。何谓毒气冲窍？此指外毒而言。人或为蛇蝎蜥蝪等毒所伤，往往即刻毒攻心迷；又或触遇疯犬啮，而大毒中于内脏，亦易攻心；又若诸般疮疔毒，虽由内发而归外科，则亦作外毒而论，亦往往毒甚而上攻于心。种种毒气，一入心窍，而心中之英灵尽丧，英灵丧而人为之昏倒矣。治法，毒虫伤者，莫捷于灸其患处，药则推泻亦可用。若疯犬之毒迷心，则急宜大用推倒，缓则无救。疮疔之毒迷心，亦非推倒不为功。此等毒气入于心窍，无病亦可误人性命。从可知人之安危，心实为其主焉。

旨归当究，一合何疑。妙手随施，十全罔缺。

吕真人曰：何谓旨归当究？盖人之病，发于何宫，流于何所，无不有症可凭，有脉可按。或虚或实，或由内生，或由外袭，或虚中夹实，无不有其旨归之一定。但须互相印对，详究其实。固不得徒凭乎症，而不究其脉。亦不得但依乎脉，而不察乎症。必症与脉两相符合，乃得其病之根源，方无虑其有差也。故曰一合何疑。一合者，症与脉相符合之谓也。果得症与脉合，则病之源源本本，自可了然于心，豁然于目，何疑之有？但医治之法，尤在乎人运巧于心。其中调治之妙，固非蒙昧者所能图度，亦非胶执者所能变通。所以世间业医者，往往看病不差，而投药屡屡不效，皆由治法未得其宜，未达其妙耳。如果症与脉合，又加以医治克制其宜，不可随施其妙手，而十无一失乎，谓之十全罔缺者，百发百中之谓也。天地间惟人最灵，亦惟人最多病。以人之灵，究人之病，得其旨归，又须酌其妙用。惟愿后之学者，静细以参求焉。

震则位乎青宫，巽独为其淑配。阴前阳后，资益无方。阳唱阴随，贞恒有象。

吕真人曰：何谓震位青宫，巽为淑配？在《易》震为长男，为乾之一索而生。巽为长女，乃坤之一索而生。震既为长男，如王家之长子，居青宫，故曰位青宫，此一义也。震属木，居正东，其方之色青，曰青宫，此又一义也。巽亦属木，为太阴，与太阳相为配合，故曰淑配。震属木则在人为肝，巽亦木在人则为胆。此乃藏魂之区，亦即宰血之区。所以人肝经有损，而魂为之不宁，血为之日减，胆经一散，则魂亦不能宅处，且有危迫之象。何谓阴前阳后？巽阴也，震阳也。阴前者，巽木胆经盛旺，不枯不散溢，凝结安定，有如宅中作主秉权。震木之肝，虽属统摄乎他，而实藉其盛旺，因之得以清顺荣畅，故独曰阴前阳后。在《易》则风雷益之卦也。何谓资益无方？盖肝胆二经，清和荣畅，血脉流贯于八方，魂亦安其宅处，自无血亏、血燥、血逆及妇人血崩、血淋等症，使周身筋骨壮健和柔，故曰资益无方。阳唱阴随者，乃人之肝木荣美舒秀，无郁积，无假火，亦无倾残零落，而肝中之胆藉以凝固，故曰阳唱阴随，即如《易》之恒卦是也。何谓贞恒有象？盖肝木既充足而和畅，胆藉以凝固，则血之盈者常盈，魂之安者常安，日则无胸震之病，夜则无方寐忽惊之愆，使身体常丰厚安固，故曰贞恒有象。所以人之肝与胆互相依托，肝衰则胆不凝，胆败则肝亦残，一美则均美。故人当调养乎震巽之木，七情有节，六欲不生，自然不伤不残，而肝胆为之安固也。肝胆固可不谓贞恒乎？

七情摇动，久久破散良金。

吕真人曰：七情摇动者，乃人之喜怒哀乐爱恶欲，七种情根，隐伏于中。本来人人所不能无者，但人不知节制，情发而不能旋忘，致停留于中。甚而此情未了，彼情又起，终日纷纷摇动，遂至生郁于肝。肝木郁积而成假火，火盛作热，下逼真水渗漏。水涸金必燥，或作咳不止，夜热烦燥，梦寐频频。此症疏肝益水润肺，犹有可治。

倘或肝中郁积，远年日久，牵尽下部，真火散溢，上则夹入金钟，至于生咳，欲咳而咳之不尽，痰涎处在深际，欲不咳而又难忍，听其咳声，则有气短之形象，此症肝肾肺皆损。肝中夹有假火，兼以真火散溢上冲，欲补之而不能，欲疏之而未善，较难调治。须缓缓使其真火归本位，兼略清其肝与肺，又须养其性情，日积月累，乃可见效。其甚者则有一种喜怒乱发，日夕周身作热，肺中涌出痰血，咳嗽不已，听其咳声，渐如破败之金器，其语音则与雄鸭无殊者，其症实多难治。土未败，则一缕之命尚延。若土一败，则无油之灯火，种种祸端，皆起于肝木，遂至破败其肺金，故曰破散良金。可知人之肝木不宁，其酿祸不浅也。然多由于自致，善养者常寡情欲，亦安得有此种患乎？人其慎之！

四德悖违，常常划除净土。

吕真人曰：何谓四德悖违？八卦之数，四为震木，在人则为肝。悖违者以肝木妄动而言。肝木或虚中夹实，郁积生热，则妄行肆虐，下克乎土。其发而为症，则有每食后，浊气积中，令人不宁。甚而痞满胀塞，敲其腹则如鼓音，久久遂作潮热；或肝气反逆，牵引胃气倒上，小则作喔喔之声，大则生呕吐之患，皆肝木克土所必有之症也，故曰划除净土。划除即克制之义也。净土者，即中宫之土。木制土之症，其发于色，必青中带黄，确有可辨。脉则各依其部位以参较其强弱，自然分明。治则木与土二宫不可偏废，徒治其木，而土已为所伤，固不能愈。若徒治其土，而不疏其木，则土依然受制，亦不能愈。更有木克土，而土既受伤，不能运化，久久亦夹郁积者。中宫虚又夹实，治又当微用去积。凡土受木制之症，其细微处亦多端，不能毕述。学者可合症脉与辨色参究，自能会其全焉。

修竹引风嫌过茂，古松蔽日患终凋。

吕真人曰：何谓修竹？按《易》震为竹。此云修竹，指人之肝而言。竹本引风之物，竹茂则愈觉可以引风。人之肝经亦然。肝盛则生风，此内生之风，非外感之风也。所以人之肝不可太甚，在小儿更忌肝过甚。即如童儿之急惊，是肝盛生风，风煽火起，面赤目反，口齿紧闭，腰亦往往反从背去。此等症，首以疏肝为主，最忌温散。温散则火愈烈，必至无救，又不可针灸，此肝盛生风之一端也。又或肝盛生风，火逼入金钟，而作咳喘者；更有肝盛生风，上发于目，初则遇风而不能忍，久则目眦疲痒，甚而或肿或烂者，此皆肝盛自生之风。治则以清肝为本，所以人内里自生之风。由于肝之太甚，犹之乎竹之过茂而引风也。何谓古松蔽日？古松亦藉以喻人之肝木。曰蔽日者何？盖日为火，在人则心是也。蔽有遮阴，使日不照烈之义。人之肝木主血，血充畅则心可活，而无惊痫不宁之患。所以心亦赖肝木以济其美，犹之乎古松之蔽日也。倘肝木凋零，则血为之亏，血亏则精亦损。其发于上，则头眩目昏心跳，且因血亏而精损，精损亦易于生咳，实属相因而至。其见于肢体，则有羸弱之患。若妇人血亏者，其病则更多端，或难产，或难孕，或月信后而腰痛，及腹里作疼，或犯崩淋，或月信不收，或产后眩晕，甚而言鬼说怪，种种灾愆，不能毕述。所以肝木亏损，男子固忌，妇人更忌。以产育端凭此宫之荣畅为根本也。谓之患终凋，不亦宜乎？治此肝木之凋者，固当大培木本，尤当究其源头之所以然而并治之。本宫有郁，则当先清除。凡各宫之症候皆然，举一自可悟其余也。

怯怯如闺媛，林中失鹿。洸洸似武士，薮里鸣鸿。

吕真人曰：此一节就人肝中之胆言。何谓怯怯如闺媛？怯者畏怯之义。乃人遇风则畏风，而为之震慑。遇日则畏日，而为之趋避。闻雷声而神沮气丧。发于色则若深青，肢体羸瘦。无时无事，不惊恐而畏缩，好似闺媛之怕人一般。此无病亦有病也。病何在？在肝中之胆，失其凝固，故其魂不定，魂不定故生出一种怯症。不病之病，谓之林中失鹿者。林指人之肝木言。鹿即指肝中之胆言。鹿乃禀乎木德，处于林中，犹之乎胆之处于肝也。所以人之胆经所系不小，往往有惊恐过甚，而无病亦毙者？此何以故？因人之真魂藏于肝胆中，惊恐之情过甚，是伤肝胆，即伤其魂，而周身血气为之不调。治之须急安其魂，调其气，否则往往无救。如平时所谓怯怯如闺媛者，治之亦当调理其肝胆，资益其血气。此种不病之病，亦业医者之所必究，未可视为轻而忽之也。何谓洸洸如武士？乃人有一种肝胆夹郁积而成假盛，时时假火烁于肝胆中，发出一种狂惑之症，似癫非癫，似戆非戆，逢事生嗔，逢人即骂，入水不畏其溺，蹈火不畏其焚，好似知进不知退之武士，轻身而不畏其死一般，常有一种洸洸之气象。洸洸者，武貌也。谓之数里鸣鸿，数指肝而言。鸿亦感木气而生，即以喻肝中之胆。鸣鸿者，即肝中胆夹有假火作动，使其魂乱撞乱突，郁火生怒，故喜怒不常，发出一种狂惑，有类于癫，即风魔之类是也。治则当泻其肝火，再加定魂活心之药，久久自然可愈。否则日久郁火逼入心窍，则难于调治。所以治病当其浅时则易为功，当其深时则难为力，实不可不知也。

伐木只伐恶业，培材宜培嘉植。

吕真人曰：何谓伐木？木指人之肝而言。肝木本不可伐，曰伐者，乃统上文肝木有郁，积成假盛而言。盖肝木郁积，久而酿成狂火，则病端百出，故有待于破伐。若不伐则肝中之郁积不能去。然伐之只除其肝中之郁积假火，非破伐其真木也，故曰只伐恶业。恶业者，乃木林中夹杂的毒卉，犹之乎人肝木夹郁积之狂火，破而除之，不使有遗种。伐之之方，则酌其轻重以用力，切不可卤莽。倘肝中微夹些恶积，不量其轻重，遽施以大力破伐，正恐假木去，而真木亦并残毁崩折，不特无功，而反有害。又或肝木夹大恶积，肆其狂毒，若轻轻删除，则恶木仍茂，真木难以荣畅，即使用力删除，而除之不尽其根株，则恶木久久又复萌芽而渐长，伐亦犹之不伐。总之恶业则宜伐，但当斟轻重而用力，则无错误之虞焉。何以谓之培材？亦指人之肝木而言。培者培其根本，使之安固。根本既固，则枝叶自生，自觉荣茂秀发，魂安血和，无诸般血亏等症。曰宜培嘉植者何？嘉植即良木，指人肝之真木而言。培必培真木，方觉有益。若真木中，尚夹杂有恶木，则先除之然后培。此何以故？盖人肝中苟夹有郁积，虽肝木凋残，不先去其恶积，则培真木而恶木亦

· 56 ·

受培，且足以启祸害，非徒无益已也。所以真木衰则宜培，必看其中无恶积，乃培之。人往往有肝虚而未可遽补者，即夹有恶积在其中故也。此一节上句乃泻字之义，下句即补字之义。但泻与补皆当相其宜。学者可弗辨与！

勿使枯柴兴烈焰，仍防冷炭遇寒冰。

吕真人曰：何谓枯柴兴烈焰？枯柴者，指人之肝木衰残，如朽木之枯败，久久而成郁积。肝中郁火日动，血亦日亏，此等肝郁，最易兴动烈焰。烈焰者，指各经之火而言。盖肝虚郁火日盛，上则摇动心火，下则牵动命门之火，泛溢上攻。或喉舌作痛，鼻焦赤红；或无邪而作遍体之热，夜不能寐，烈火烧天，好似大热之症一般。时人往往投以大寒之药，愈服而火愈炽。殊不知服寒久，而寒气下伏，依然火焰上冲，无少减息，迨至寒气一发，中宫土败，必至无救。此种火皆是狂火，最易误人。若不顾其源本，不究其根由，一味治火，失之远矣。此犹枯柴最易兴烈焰，到烈焰既兴，而误治者无论矣。即知治法犹属塞流，非易奏效。惟善调理肝木者，木既不枯，无郁无积，荣美舒畅，则烈焰究无从可发，故谓之勿使枯柴兴烈焰。法莫先于七情，随发即止，不至摇动伤肝。其次助肝，生郁之物罕啖，便得"勿使"二字之要也。何谓冷炭遇寒冰？炭者，木已不成个木，藉以喻肝之失却本真，即肝之大亏也。炭而曰冷者，即肝大亏而并失其肝中之阳气也。肝亏极而并失真阳，则血已不运，必有厥冷，或肢体麻木，不知痛痒之患，其害已属不堪。然未遇寒冰，尚可庶几，一遇寒冰，则愈难治矣。寒冰者，中宫寒冰停积，命门之真火，不存肠内，盖一团冷气充积，此时谓之人乎？谓之鬼乎？人鬼相去不远矣。治之于既然而不治，所贵防之未然而不待治，故曰仍防冷炭遇寒冰。此一节是肝木受病，而预为防闲之意也。

勘厥左关，须求符节。凭兹妙策，莫误针砭。

吕真人曰：勘厥左关者，按左关乃肝胆二经之脉所注，勘有推测之义。察其盈亏，或真盈假盈，当于脉论中详推其义，方得对症以互相参考。世有一等粗疏之学，见症即发方，并不静参乎脉。殊不知有同是一样症候，一则由此经发，一则由彼经发，虽所发之症，亦微有别。然非细认不能别，故必并按其脉，以究其发源根由。果得症与脉合，投药自无不效，故曰须求符节。符节者相合示信之物。求符节，即症与脉相合之谓也。试举求合之一二端以言之，假如症同是发于肝，有因肝虚者，有虚而夹有郁者，所发之症，往往大略相同。所以必当参乎脉，而辨其不同之处，以症对勘，自然投药无虞其误，即此故也。其余自可类推。何谓凭兹妙策？盖症既与脉合，则医治之法，自当酌其巧妙，或舍其轻而急其重，或清其源而流自治，或本末齐顾，又或先治其末，此中妙策，不外因其缓急以定为准的。不知者以为无凭，然究其实确确有可凭也。既有可凭，则握其妙策者，若再加以小心，自然百发不失一，岂有或误乎？故曰莫误针砭。针砭者刺病之物，即犹之乎治法也。治法能不误，惟在以症勘脉，求其符合，然后运其妙法耳。岂有别策耶？

真流入坎，独推生物之源。暴客问津，恐沉渡人之筏。

吕真人曰：何谓真流入坎？乃人禀先天之气，无形而清淑，生出个水来，活泼周流，谓之真流。其蓄止会同，则在乎肾。肾为水月之宫，故曰入坎。坎即指人之肾而言。《易》道所谓天一生水，地六成之之义也。水为资生万物之源，故曰生物之源。在人之肾水，乃生身之源头，最为紧要。此何以故？盖无水则中土为之焦，无水而肝木不能滋长，无水则火炎而金亦燥，所以各宫又赖水以调剂而成治。虽云水润下，然水中有一点真火，能使水上行，故在上者得赖以资生，不至八方燥亢，生生之道，独根于此焉。何为暴客问津？暴客者狂火也。津即指人之肾宫而言。盖人之肾，为蓄水资生之妙用，苟夹有狂火在其中，则肾水为狂火所烁，或逼而至于漏泄，或内自耗减，火盛水干，实必然之势，故谓之暴客问津。生身之本，日渐破损，犹之乎筏本渡人之物，破烂则易沉，沉则不特不能渡人，且致人于死地。由是思之，能勿恐乎？此一节浑言坎水为人生死相关之源，知其妙者，不可不养此坎宫，使常盈满无亏，自见大地恩波，周流遍彻，无一物不受其滋润之德，根本固而年可延，病亦罕见，孰非医学之所先务哉！

大渊龙斗，巨浸浪翻。

吕真人曰：何谓大渊？盖渊者，蓄水之区。在人则肾主水，犹之乎大渊之蓄水也。水无龙则不灵，便是死水，然实忌乎龙之斗。龙者居于水中，其性属阳，犹之乎人之命门真火也。命门真火，苟被狂火牵动，则本位之火，勃然而发，无异于龙处水中，奋起争斗也。龙斗则水不安静，而浪为以翻腾，故曰巨浸浪翻。人之肾水亦然，命门火动，肾水自不能安静，必有翻腾泄漏之虞。至于水既翻腾，始则水溢，继则由溢而半，终则不至于涸而不止，其害不可胜言，皆由两火相斗使之然。两火即情火与坎中之真火也。坎中之真火，不忌其盛，但不可牵动。若稍牵动，则如龙之斗于渊中，水断无不浪翻。世人往往治此等症，多好泻其命门，殊不知一味泻之，其弊必至火灭，患实更速，何异渊水得龙而灵，因其斗而斩也。善治者，去狂火之牵引，若真火溢出于外，不安其位，则引之使归。水已将涸者则并益其水，兼开其水之来路，自然平复也。此中微妙，不可不为细究。学者静参焉可耳。

波无日照，深谷泽冷空停。

吕真人曰：何谓波无日照？乃人之阴海中失其真阳也。波者，即指肾水而言。盖人之肾水，原赖这点真火以暖之，得此火而水乃生活，可以上升。有一种真火灭息，不能暖化乎水者，谓之波无日照，即方书所谓真火衰肾寒等类是也。真火失则水为之冷，不过徒然停蓄于阴海而已，故曰深谷泽冷空停。深谷即阴海也。人之精冷而至于乏嗣者，亦是此等症。不拘男妇皆有犯此症者，但男则谓之精冷，妇人则谓之血冷，究之是二是一也。更有真火失而精不凝固，不拘昼夜，常常为之渗漏，则又更甚于空停矣。亦有一种水冷，而腰脊为之软痛者。且有肾寒真火失，而谷道为之泻者。种种皆归泽冷空停一类。治则当因其真火之失而补之。真火溢于上，而不在本位者，则引以复其原。人只知水为生身之本，而不知水无火则水冷，亦不能生。观此亦颇可见水火既济之义之一端。若从此穷究其微，则达水火之妙用，即天地之奥可通，而人身之奥，又何不可彻也耶？

水失金生，穷沟泉涸立待。

吕真人曰：水失金生者，即人之金不能生水之谓也。或金为火克，而失其本真，则气不疏达，固不能生乎水；或金入朽败之乡，而日益亏损，则气不充畅，亦不能生乎水。水不得金以作生生之源头，则水为无本之水，不见其来，只见其去，犹之乎穷沟之泉，其涸岂不立而可待，故曰泉涸立待。至于泉涸，则患不胜言矣。水涸土焦，龙膏亦觉不嗜，即使饮食无减，体亦如豺。水干木萎，则藏魂之宫崩，其病已多缕述于篇内。至若水乏而金愈燥，其患亦曾分明说过矣。水竭火炎，亦已言于别宫。他如水不治而不利于大小肠，则谷水道中可稽也。其余水亏，而或作假疟，或似大热，合周身皆能作患，不必赘述于此，固已剖明于各卦爻中也。人苟知无本之泉，涸可立待，则未涸必先开其泉源，以预杜其涸之渐。既涸则不待要开其泉源，且必用汲水救火之方。若听水源之生发，则不能待。此又不可不酌其缓急而施行。所以医家治标与治本，有分用，有合用，当辨其何者宜先，何者宜后，孰缓孰急，不可不详为究明，庶不致冒昧以措手也。

昆冈火燃，欲救先须掘井。园林日灌，竞汲切勿罢梁。

吕真人曰：何谓昆冈火燃？昆冈即藉以喻人之一身，自足至头，有高耸卓立之象。火燃者，烈炎烧山之意也。人之身中，无不有火，火亦有时而作动。然火之自动觉有别。凡实火之动，则浑浑而发，断无如烈火烧山之象，纵或极盛，亦无烧燃之狂态。若虚火则不然，一发则如狂风之煽，烈炎焰天，百物皆焦，或目紫而鼻赤，或喉痛而舌干，如此之类，不可胜纪。其猛烈较之结实之火，殆加倍焉。

此种狂火，不啻电光之发，发之速，亦灭之易。其故皆因阴海泉干，不能制其火，所以一发便烈不可当。治此种症者，卤莽最易误人。盖阴海之水既亏，若第见火之燃，遂投以苦寒推倒之药，殊不知治火即耗其水，水愈耗而火益不归根，一至扑灭，则寒冱已甚，亦一冷尸耳。人与鬼其间不能以寸，躁妄者多因此而自误。然则救此狂火之燃，法应何如乎？首以掘井为先务。掘井者，开水源以水救火之义也。水源何以开？即滋益其肾宫之水，略兼清上热，则此火自然消除，非同坚实之火，必须用大力以扑之也，不可不辨。何谓园林日灌？园林者，即藉以喻人身中之肝木也。灌者，有以水滋润灌溉，使之长养乎木之义。故曰园林日灌。盖人之肝木，非肾水不能长养，水旺则木相，此一定不易之理。所以人之肾宫为蓄水之处，犹之乎梁也。欲水常盈，得竞汲以灌溉，则梁宜使之常固，然后水可蓄。梁者即指人之肾宫而言。何以谓之罢梁？即泻肾之意也。人之肾宫，纵有时夹些客火，稍稍清导之，自然水安其位。若不之固，大用泻肾，次次不休，则肾破而水不能停蓄。无水而木有不黄落耶？他如暴邪中于肾宫者，虽不能不用劫肾之药，但当谨慎知止，倘过则肾伤，肾伤则命必危促，亦同一罢梁也。弊总在一个罢字，学者慎之，切勿蹈其弊可耳。

鸡鸣破谷道，耗冱首在此关。鸦宿燥天庭，崩残亦由斯阙。

吕真人曰：鸡鸣破谷道者，乃人当每夜鸡初鸣时，必要如厕，甚则当此时而谷道泄泻，故谓之鸡鸣破谷道。所以然者，皆由人之肾已亏损，到此阴极时分，真气不能收摄而凝固。凡人阴亏则阳盛，到此阳气方生之时，则内之阳气亦发，鼓动直达于大肠，好比送物出门一般，致有此病症之累，故独曰耗冱首在此关。关即指肾而言。耗冱者，肾宫亏而兼寒也。曰首在，则可知耗冱非独在肾，不过以此关为重耳。其寒脾亦兼耗冱也。治则当温固其肾，兼培乎土无别策。若不急用温固之法，久久破耗至于绝，难以救矣。人有犯此者，纵不见病，亦当医治，切勿以为无病而忽之也。此症须常常如是方算，若偶然则不可作此症论也，又不可不辨。何谓鸦宿燥天庭？夫天庭者，肾宫所达之区，在人眉心之上，毛脚之下，谓之天庭。燥者，作热之谓也。鸦宿者，日暮昏黑后，则鸦归宿于树，故曰鸦宿，即阴晦之时也。人当阴晦时而天庭作热，其内神明必有燥而不宁之气。初则发于天庭，久则头皆作热，甚则遍体皆然。交至子刻以后则渐退，来日又复如是。此亦由人之阴海衰败涸，致生出浮游之狂火。到日夕则上炎，并不关邪气之冒袭，亦非实热之所冲。若以邪治之，则燥者愈加燥。以火治之，而燥亦不止。盖坎中无水，故独曰崩残亦由斯阙。阙者肾宫也。崩残者，肾亏之谓也。此治法无他，惟益其水则自然可愈，切勿以其作燥，而误投苦寒利导之药，则庶乎近焉。

未寒先栗谁作祟，真饥假饱此为殃。

吕真人曰：何谓未寒先栗？乃人当天时未寒之日，稍遇凉风吹扫，遂有一种凄然悚栗之气，故谓之未寒先栗，此亦无病之病也。此无病之病因何而生？盖由人之阴中不足，连阴内真阳亦衰，致体日亏而流于孱弱。《道经》云"燥胜寒"，此则与之相反也。盖阴不足而血亦随减，有不畏寒乎？曰谁作祟者，指阴之不足而言，犹云非此而谁之意。若因此一端，而生出各种阴亏之症，则依前后所发明而参详之。会通在人，勿胶柱而鼓瑟也。何谓真饥假饱？乃人当朝夕之间，其腹明明是饥，饥则必思食，此一定之常情。若饥而仍不思食，即食亦闷，闷而不能进，又似饱一般，故曰真饥假饱。所以然者，由人之阴海，亏损日久，气亦因之而弱，不能运化其中之恶气。又或阴亏水涸，狂火造成痰涎，塞于中宫，则虽饥而不能进食。曰此为殃者，即指阴海之不足也。此种真饥假饱之症，首以益阴为本，若不救其本，第见其食之难进，遂妄投以去积消痰等药，则治之不特不效，且有以耗其本真，辨之可弗明乎？此皆不病之病，亦学者所当细究而详审者也。

神而明之，同条共贯。道则高矣，原始反终。

吕真人曰：神而明之者，举北坎生身之理。究其原原本本，如何有关于中宫，如何有系于金木，百脉之生生，何以悉赖，一一参透。再即其症候所发之根，及病端之流布，穷源竟委，无一不明。再参以活机，则识解如神矣。任其症之千变万化，莫不握其要领，得其宗旨也。故曰同条共贯。条者条理也，贯者贯通也。由是而言，其医之一道，蒸蒸日上，洞见周身血脉脏腑，谓之道高，谁曰不然？医之道高，渐觉由浅入深，达于隐微，造乎先天之大道。夫大道不外一始终之妙理，无始无终之秘奥，阴阳往复，即《易》所谓原始反终之理也。造到此则至矣极矣，人可不求其阶梯耶？

艮为山，坤为地。少男随老妪而制治，进来赖化去以成能。

吕真人曰：艮山坤地，在《易》，坤有乘载含宏之义，艮有止蓄之义，二者皆属乎土，于五行则居乎中，在人则脾胃是也。握中宫之权衡，掌运化生育之柄。万物无土不生，所以中宫实为生化至要之地。何谓少男老妪？艮则为少男，在人则脾是也。坤为老妪，在人则胃是也。后天坤母不用事，惟下有艮土脾宫司止蓄。所以人之所食品物，进于腹里，而不致即出，非止蓄之义乎？脾又主运化，所以腹中物必变化尽而后出。谓之少男随老妪而制治者，即脾司止蓄运化，使胃土不泄泻，又不停留之义也。何谓进来？即人于朝饔夕飧，所饮所食之物，进于胃中也。何谓化去？即所进于胃之物，一一变化而使之去也。所以物之进来，必赖运化之力使之去。若无去，则亦不能来。曰成能者，成其变化生育之功能也。可知中宫阳土，佐阴土互相济美，而后各宫得遂其安吉。观河图中金木水火，皆自中黄生出，便恍然于人身中，亦一天地之妙用也。学者可勿细究之乎？

长棹偶停，如此来，如此去。中原不乐，孰是饱？孰是饥？

吕真人曰：何谓长棹偶停？长棹者，指人之脾而言。舟无棹不能行，人无脾不能运。人之脾昼夜运动，其数实合乎周天之度，无有止息者也。若一停则患生。然脾之运动，何以有停？或因饮食不知节制，致伤乎脾，则其运动不灵，而至于停；或因火衰，寒冱凝于中宫，则其寒冷甚而亦停；又或因气亏气滞，不能鼓荡疏达乎脾，而其运动之机息，亦至于停。曰偶停者，乃昼夜运动之数有减，其中或少减或大减，则不一，非其运动全息也。若运动全息，则谷水已不能进，死在旦夕矣。故但云偶停，不可认作木石之全不动也。然虽属偶停，其患已生，盖一停其运动之机，则所食之物不化。脾经损败，又不能止蓄，必有将所食之物仍是原形，遂从谷道而出，岂不是如此来如此去耶？治则当先究乎脾经损败之所因，各从其类而治之。并用培养提醒之药，其运动之数，自然可复，而变化之功亦转也。何谓中原不乐？中原者，即中土胃经是也。人之胃主乘载，犹之乎地之载物也。中原何为不乐？即胃之受病，或胃中有郁积，常留恶气，凝聚不散；或寒气停中，终日闷闷；或因食物至于积热；又或有一种失食胃空而至伤；更有膏粱之家，厚味充积，日久多生痰，皆谓之中原不乐。其气象有如宇宙间昏昏沉沉时候，有一种不光不明不疏不达之景，蕴积于中，而不能解。人之中宫如此，则朝夕间应于神气亦如此。言其饱则似饥，言其饥则又似饱，不饱不饥，内之景象，愁愁郁郁，便是此症。治则当究其因由，郁积则消之导之，火则泻之清之，失食至伤者，缓缓养之，膏粱厚味生痰者，破痰涎，薄滋味，洗除之。此等症虽不是大病，其累人之气体亦不浅。此一节可见脾胃为生化之枢机，不可不调理而使之平顺舒畅，诚治身之要道也。

泥垣客水灌，湿流四方。

吕真人曰：何谓泥垣客水灌？泥垣者，即指人之中宫而言。泥即土字之义，垣有墙垣之义。人之中宫四面有如墙垣，故曰泥垣。中宫之土，虽不可燥，然亦忌湿。谓之客水灌者，即湿气聚于中宫之谓也。盖人多因气之不运，下之真火衰，然后所食之谷水，生成痰湿；或气不运而血多损，致招外之水湿，从毛窍直入，先注中宫，内外交并，而中土之水气重矣，故谓之客水灌。客水既灌于宫中，则日久散溢而流布，举四方无不受其害，故谓之湿流四方。四方即指周身四体而言，或先注于上，则上身先肿；或先注于下，则下身先肿。但寒湿与热湿，则各因乎其人。此等肿症，其端不一，总不外虚实二字括之。虚则补，实则泻。倘若虚而不能补，实而不能泻，则难矣。大抵实者治之较易，虚者治之较难。虚实交相夹杂者，尤足令人踌躇审酌。更有一种五气颠倒杂乱乖逆者，往往无药不愈，实无药能愈，则亦一有形之鬼耳。此一节言水湿聚中宫之害，学者但各按其根由，以酌驱治之方，不可混而施行也。

地室狂火烧，燥止五位。

吕真人曰：何谓地室狂火烧？地室者，亦指中宫而言。中宫固不可湿冷，尤患火烧而燥烈。谓之狂火者，乃无根之火，或由多食辛燥等物，积而成火；或郁积成痰生热；又或有时身临燃火之场，外热从腠理直达，入于中宫而成火。但外火之人，亦因中宫素有火之根苗，始能相感而发。凡此皆谓之狂火烧。其始发也，或口臭，饮食渐减，其相反者，则饮食加倍，而面黄体瘦。又其甚者，则四肢挛掣而为痛，不能行持，或反逆，一食即吐。然中宫之火，虽至盛极，亦只在中宫作恶，不向别宫烧燃，故曰燥止五位。夫曰五位者何？河图五为中土，故云然也。果其症与脉合，治法无他，大用泻胃之药，反手即愈。愈后，则须慎饮食以防其复发，非有别策，无待他图。此一节言火困中宫之无难治也。

运转百货，驾驭众司。山虞藉以厚生，反奸还当内省。

吕真人曰：何谓运转百货？乃人所食之百物，聚于中宫，为脾胃所运动，使之变化。胃则主乎乘载，脾则主乎运动。化其形质，其精英则留于内脏而长气血，糟粕则运转而使之去，故谓之运转百货。何谓驾驭众司？众司者，指各宫之主而言，驾驭者有统摄之意。盖心肝胆肺肾及命门大小肠各经，无不为中宫所统括，犹之乎河图水火木金，分镇八方，实统领于中五也。中宫一败，众司皆失其职。人之享大年者，首在中土无亏，此天地自然之理，不易之妙用。试于其驾驭而随举以言之，山虞藉以厚生者何？山虞乃掌山林材木之司，此即以喻人之肝也。何谓藉以厚生？藉者藉乎土也。人之中土苟不治，土瘦则木衰，土崩木必斜，土燥木将落，土过湿则木易朽，故必中土无患，而后肝木得以遂其生机，畅其茂育，谓之藉以厚生，不信然乎？何谓反奸？即肝木之受病也。盖肝之衰残，不能荣畅，皆由土瘦致之。虽木原来是克土之物，然实藉土以生，故肝木衰残作患，其本原亦多因土之不治。所以必当内省，省者顾乎土之谓。土必培养使之厚，然后木得植其本根，源流不外如此。此一节与下节，皆申明驾驭二字之理，使学者知中土为人五脏之要领，而达乎其本也。

水衡赖以壮志，退弱缘失扶持。

吕真人曰：何谓水衡赖以壮志？水衡者掌川泽之司，即以喻人之肾也。水本为土所克，何以独云赖以壮志？盖土运化百物之精华，而生阴海之精，且生金以益水，故土虽克乎水，而实有壮乎水之奇功，谓之赖以壮志。试思人之中土安和，则百脉为之流畅，肾水自然日充，即此便见中土之有资于水也。何以退弱？退即水之退，弱即水之弱。水之退弱，其根由有因土败不能生金，而水无源。且土败不能止水之泛流，而阴海之水遂至减消者。水败由土先败，故曰缘失扶持。皆言土之不能保其安和也。此种症，世人罕知。因水之退弱由渐而至，不甚警觉，非同火逼水溢等类之猛，所以人罕细究。治之固当益水，尤当理其中土，使之安和，自然水日盈充也。此一节与上节，皆举以为驾驭众司之一验，亦不可视为等闲，人当静参之。

万化原可兴，百恶亦可作，所以五行无土不生，千川得土以镇。

吕真人曰：万化原可兴者，盖以中宫之土，为化育之本，宇宙间惟土可以兴万化，人身亦惟中宫之土，兴一身之化育，故谓之万化可兴。何谓百恶亦可作？盖人之中土，一不安和，则诸灾并作，八方之司，皆受其累。主气者不能长乎气，主血者不能生乎血，主水者不能生乎水，掌火者不能调乎火，其余诸经百窍，无不受累靡穷，故谓之百恶亦可作。合而观之，五行中水火木金，各统其职，分镇八方，其生生之根苗，皆自中土始，亦犹之乎河图五行，皆自中五生出也。故谓之无土不生。千川得土以镇者，试观宇内川流，枝分万派，合流统会而至于海，若无土以镇收之，则无所依归，且不知倾荡于何所。人身中之川流，亦赖土以镇，方不至于倾荡，故曰得土以镇。此一节统承上文，以明中土之功用极大，不可不首为调理也。学者志之。

因其变故，补不足而削有余。使之安平，致广生而昭大化。

吕真人曰：因其变故者，即中宫之土受病，察其变出之端绪，与脉理相符，或变而只在本宫，或变而兼错出于别宫，百变而不离其则，谓之因其变故。何谓补不足而削有余？不足者亏歉之义，有余者太过之义。夫土亦安有太过？盖中宫或夹实火与实积，便是太过。惟视其不足，则培养以补之，有余则推泻以削之。譬如地上有土石推塞，务要划去，以免阻碍之意也。诚如此调养其土，不至太过与不及，常得其至中，然后中土安乐而平顺，故曰使之安平。"使"字内，包许多调治之法。果能使其中土安乐而平顺，则百病不生，诸脉调和，其生生之妙，运转于周身，不诚广乎？故谓之致广生。广生既可致，而身中化育之极功，遂昭明于无外，谓之昭大化。此一节统括本宫，而浑言调养中正之要，从八方而说归于中，亦合乎天地之道。学者勿忽焉可。

要之坤土率艮土以化成，权操生死。

吕真人曰：八卦每宫已历历枝分节解矣。若统其要而论之，坤与艮同位乎中宫，坤土分其权于艮土，实统率以任化成之功，居中以制外。土治则木由斯长，水由斯纳，金得所藏，火得所归。若土不治，则水为泛滥之水，金为亢露之金，木为无根之木，火为野烧之火。然则土之所司，其权不诚重乎？人之生死，权实操于此宫，得土则生，失土则死。推之土治则生畅其机，土病则身受其患，亦一理也。土虽至顽，其功用实最大。此一节总结上坤艮二宫之大意也。

震木统巽木而藏纳，令掌荣枯。

吕真人曰：震木统巽木者，震为肝，巽为胆，肝统乎胆也。何谓藏纳？藏者藏乎魂也，纳者纳乎血也。肝胆二宫，荣美畅发，则魂安血和。其和于体貌，有充实壮盛之气象。倘木或受伤，则魂不安，血不畅，其著见于形色，则有败苗槁木之意概。至其作患，则上已一一发明于本宫矣。谓之令掌荣枯者，即以木得所，则外亦有荣美之态，失所则外自有枯槁之形也。木之宜调理，岂虚语哉！但调理固须药品，尤在遏情止欲，不使木被风摇。倘情欲多牵，徒凭药味，未见调理之能顺畅秀也。此一节总结上震巽二宫，而言木之妙用，以见调养之不可不周焉。

坎握润下之功，非火不治。

吕真人曰：何谓坎握润下之功？盖坎为水，水曰润下，人之肾主乎水，水亦依然润乎下也。论其常理，得水以润，然后火不燥。此特云非火不治，则何以故？盖水之性惟润乎下，则只觉其下流。若不得火，则水第趋于下，而不能上升。水若不升，则上部岂不枯燥？所以水必得火而后上升，以滋润乎上部也。且更有说，水不得火，则水为冷水，着木而木不生，着金则金寒，着土则土湿冷，水亦为无用之水，尤恐有泛滥之忧，乌乎能治？所以水非火亦不治，其中至理，人多昧昧，特为剖明，使人知究心于此也。此一节总结上坎宫为生身之本，而申言其相需之妙用也。

离为温中之本，无水则炎。

吕真人曰：离何以为温中之本？盖离为火，火入中宫，而后中不冷，不冷而后有生化，故中宫藉火以暖之。离所以为温中之本也。然火性最烈，触物便伤，若无水以制之，则不免于焦燥，所以火又赖水以济其美，不得水则火愈飙而愈烈，势必火炎昆冈。观此便可识水火交济之妙义，即天地之妙用，亦不外水火交济，而成化育之功。此中奥蕴，知之者鲜矣。此一节总结上离宫火德，而申言其所相助之功能，与上节合观，而皆有至道在其中焉。此中奥妙，能悟者其学过半矣。

兑苟失位，声气安求。

吕真人曰：兑为西方之金，在人为肺。何以谓之失位？金燥金破，金实金伤，皆谓之失位。金主乎气，金若失位，则气不治，前已论之详矣。惟其气不治，故曰声气安求。或发声而气不接，或吐气而声难出，或声与气皆奄奄欲绝，皆金之失位所由致也。治则或宜培土，或宜罢火，或宜益水，各各不同，但当究其端绪，不可错认，前亦分明论之。此一节总结上兑宫而言其患，学者不可不为之细究也。

乾若招非，官司互变。

吕真人曰：乾若招非者，乾为首，居最尊之地，实统众司而咸会。乾宫受病，则庶司之会于乾宫者，皆起蟊贼之祸，此倒用之句也，当解作官司互变，则乾宫招非，如此看便了然。盖乾宫通五脏，内之五脏有变，故皆应于元首，曰官司互变，即五脏之变也。其应于首，即乾之招非也。此一节总结上乾宫而言其统会各经脉络，治则按各经而察其发见之端，上文详别之矣。学者自当推究详明可也。

或贻外来之劫夺，或由内发而牵连。无不包管于易象，即以著见于周身。

吕真人曰：此统结上数宫之变故而合以言之，或贻外来之劫夺者，盖病有自外而入，感于四时不正之气，风寒暑湿，从腠理直入，中于经络，直劫内之正气。正气不能敌，则不正之气胜，而病遂进。然皆由招之使至，若内固而腠密者，不正之气断难入。惟内虚而腠疏，不正之气始冒袭而入，俨若招之使来，故直谓之贻外来劫夺。何谓内发牵连？内发者五气不平，互相戕贼，致生疾病。由内发于外，谓之内发。何谓牵连？或一宫生其祸端，而连及于别宫，或此宫病息，而所牵连之宫病未已，又从而连去，节外生枝，如藤之延蔓，故谓之内发而牵连。症候多端，莫可纪极。然症虽千变万化，要不外阴阳五行之不顺所致。阴阳五行，悉皆易象所统括，一包而无一不包，故曰无不包管于易象。所以篇内特以八卦统之也。百病可以八卦统之，其理自可一一推究，而尤有著见之可凭。著见者症之所流露也，合周身而皆有可验，但患学者浅尝辄止耳。

触类旁通，察之明而见之定。潜心体认，理其本更治其标。语求统宗，不为泛涉。人思集益，可试静观。

吕真人曰：触类旁通者，症候多端，自当由一端而竟万端，且因其委而穷其原，谓之触类旁通。假如同是水不治，则当究其所以不治之故，自得其所以治之方，其余仿此。又如同是一症，而同中未必无异，则当究其所以异，最忌执一也。人苟能触类而旁通，则真见日广，随所遇而无不察之明。察之既明，所见自然有定，亦何至临时疑惑也。但临症之际，尤贵沉潜其心，不可躁妄，则体认自细。由是制方以治病，自得其治之之妙用。或理本，或治标，或舍标而治本，或本与标齐治，无不得其当焉。所以贵触类旁通者，因篇内语语，只求透明其统会之宗旨，不为枝枝节节，至沉烦而莫可纪，故语得简要，而不流于泛涉。但患人自矜高，不思进益耳。果欲多方集益，求医道之宗旨，将此静观，自然有得。倘或不信，可以试之。今所以呕心作此者，亦欲人同登斯道之堂耳。人自当细为体会，庶不致以蒙昧终也。

药法阐微总论

盖谓药物繁生，何止飞潜动植。丹方妙用，恒施水火阴阳。五气清浊化成，声形色味。九星正变造就，时地性情。道合君臣，何须重作本草。事关人命，慎勿轻投古方。纵教读尽书，未必能窥原本。若非殷勤救世，何劳详发玄微。疾亦多门，固贵因端竟委。药求妙法，尤在运巧制宜。味若轻清，急需则或相倍蓰。品如重浊，过用则立见灾非。善走多耗本真，太和易生恶积。或降或升，有时交相为用。作通作塞，亦间准类以施。除灾如除盗，攻守自有权衡。调药似调兵，后先岂无节度。按刚柔之妙用，别进退之机关。春夏相生，和同大造。秋冬交济，气合化工。性禀中五，每贯彻乎八方。关膈有三，实统融于一气。生生法乎河洛，在在妙其屈伸。真诀无多，全凭领悟。奇功至广，试为详言。其或泉竭自中，物求润下。阴柔气原不振，得助则力可上行，独投而功难再著。汲水救焚，勿兼抱乎薪棘。引泉灌树，何妨提彼金锄。泽沛而土可滋生，佐以阳刚之用。露垂而风堪止息，济以直劫之能。水四火三，原燎之秋宜忌。木五水二，林震之顷勿怜。池边方漏，开源尤待塞流之功。浍道不通，纳来并施抉去之法。以火烹水，水有时而不温。取水寒金，金有时而还燥。狂泽乱中原，北坎虽枯，且漫兴云致雨。寒流聚天室，东林纵旱，勿轻挈瓶扬波。欲佐天一之生，并兴地四之力。溺海无源，从上游而问渡。谷门如刺，向下隰而施恩。因逆乱之重轻，以求主帅。看战功之宽紧，以定卒徒。佐使夺权难报效，斩饶非法最害良。去杂归纯，一箭自堪破的。由常达变，三阴可振全军。火德至刚，独禀离明之气。火性最烈，可回既倒之澜。水泛土崩，必须炎光一灼。金寒木朽，还待暖日频临。气本上腾，扬之即举。力非下降，坠而亦沉。雷电施威，济以和风则不杀。盾矛反剥，入于迷阵而徒劳。气若幽兰，宜防藏刀于笑里。味同嚼蜡，漫等弃甲于军中。一暴难当十寒，半星又烧万顷。献日莫暖金钟，须引温泉来涤。烧薪仍冷土釜，并贵古穴含光。明暗既觉有分，疾徐亦宜相配。大败之余，殷寻良将。甫平之际，尚葺卫营。任他疑难相生，难离法制。惟此经权不易，可获调停。依类以推，无殊符节。得门而入，何啻衡平。至若木含精英，实禀东方之气。材分贵贱，同长林麓之春。树上无花，培树根尤须甘泉几点。竹中有鹨，逐鹨鸟还待古杖一枝。扑丛林之火，不必伐林。除恶树之根，定当斫树。风狂叶落。往往疏木以止风。土瘦枝枯，常常爱材而肥土。水虽可生，泛滥则朽。金纵能克，平调自安。欲尊帝室，首在建立青宫。要定幽都，勿多眷恋苍璧。林鬼为臣，功多则害主。木公作帅，权重亦殃民。调之使和，无乖走守。巧而不悖，常计盈虚。运妙法于一心，措施自然各当。审机宜于百味，熟悉乃无妄投。金为兑位之神，奉养当稽品物，疏达贵叶权谋。本真明洁，粘浊焉可上浮。物气飞扬，糅杂亦难遽举。开钟内之声，当叩两端而竭。续盖中之气，先寻一本至亲。破中垣易伤白衣女子，宜用顾瞻。逐外寇最惊白羽雁群，当求安定。歪倒可扶，察歧途而措手。渗消永固，兼举火以呈能。益之使强还使运，导之以活更以和。随水下流，必仿春雷出地之势。因风上壅，当悟残花堕槛之机。补破之手宜轻，抉实之功贵力。浊流泛滥，调庚辛之将以排疏。赤泽蔽凝，合坤申之才而鼓铸。明大法，别重轻，同工异曲。究原因，排队阵，彼拒此迎。偏师制胜，可暂不可常。硕果仅存，能收亦能发。理之使畅，自见大地阳光。耗而难充，安期半身贞固？法在个中，无所隐也。义原至广，于此求之。土镇乎中，实宰制乎六合。土性至厚，每统括乎三元。水涌则流，当思孰为止蓄。木强则瘦，宜问谁作膏腴。昼长夜短，入地室自须问夜如何。月朗日阴，守黄宫正宜待日之出。覆簣忌垛堆，微微疏剔。凿垣防塌陷，缓缓推移。莫道相克不相生，使之贪生忘克。纵云能生不能克，亦虑被克难生。来去无情，转令情投意合。迎拒乱道，急求道泰居安。午马方临，勿向震宫请客。酉鸡不唱，安得艮宅迎祥。赤龙放佚无归，唤醒黄童管辖。白鸟渴饥失守，间将黄鹄拘联。成大造之功，致广生之妙。培元赞化，经划每费苦心。虑险防危，处分自有善策。凭自然之矩度，致久大之化成。诀以口传，条分缕晰。学求心得，纲举目张。要而论之，法自分门，运生机于奇奇巧巧；品原别类，制权要于正正堂堂。水性有吉亦有凶，合用则化凶为吉；火气或和又或戾，得宜则因戾见和。金则灵蠢各殊，因时立制；木则刚柔相判，随事呈能。燥土与润土有分，霸道与王道各胜。所谓清浊咸宜，亦即正变不悖。行法符星辰之顺逆，布治按气候之盈亏。添减必究来因，去留亦依实据。先辨物以求统宗，复酌理而期归宿。在在妙转移，方方通玄奥。神明有主，制作无差。可作续命之师，独擅济人之术。倘期进此，当自勉旃。

药法阐微详解

盖谓药物繁生，何止飞潜动植。丹方妙用，恒施水火阴阳。

吕真人曰：何谓药物繁生？药物者，即治病之药品。盖天施地生，品物流行，凡在覆载内者，无不禀天地之气，即无不可入于药品，故曰繁生。是以稽察乎药物，则不止翼飞之山禽，鳞潜之水族，蠢动之虫兽，产植之草木等类。有不入于飞潜动植，而皆堪供药品者，亦指不胜屈。溯乎上古之世，饮血茹毛，民皆无疾病，故不待稽察乎药物。自火化既兴以后，人欲渐生，即人疾渐作，天遂生炎帝以辨物，作方书以治病，而丹方之妙用始著。丹方何以有妙用，惟常施之以一水一火，即一阴一阳之谓道也。何以言之？天地未判之先，浑言一水，动而出二，二者火也。赖水火二气媾精，以二含五，而五行悉备于中。五行备则万物由此而生，即由此而成也。故大如天地，小而一物之微，无不涵乎二气。其气则能升能降，能刚能柔，可大可小，可隐可见，能常能变，能直能曲，可静可动，可纵可横，奥妙实觉渊深。故吾用药之法，则举此二端以为首领也。后之学者，可不留心于此二气之妙用乎？

五气清浊化成，声形色味。九星正变造就，时地性情。

吕真人曰：五气者，即水火木金土五行之气。此承上文所言水火二气，已备五行，特揭示之，以起下文作用之意，乃通章之大旨也。气有清浊，清若轻而上浮。自其微者言之，气之轻清鼓铸流行，落于冥忘之间，久久凝而为丹，此内药也。自其显者言之，品物亦有禀乎气之轻清。惟其气属轻清，故可佐人之真元，此外药也。如下文所言用药之妙，即指外药而言。气有浊者，深言之，浊气降于下，从下流而拨去。别浊即所以扬清，亦讲内药之妙用。浅言之，物禀重浊之气，则性多下行，亦足调人之根本，乃系外药之功。合清与浊，无非五行所化成，其间或有声，或无声，或形而上，或形而下，或色符五方，而有青赤黑白黄之异。究之青则木气，白则金气，赤则火气，黑则水，黄则中央之土，此五气之一验也。味则有酸辛苦咸甘之殊。究其酸则木气，辛则金气，苦则火，咸则水，甘则土，此又五气之实据也。所以声形色味，其化成无非五气之妙。九星者，即天上之九星，贪狼、巨门、禄存、文曲、廉贞、武曲、破军、左辅、右弼是也。用药可以取象于九星，贪星取张侈其欲，用药有时必须大其胆识，故取象于贪狼。既张侈则大开门路，故取象于巨门。巨门星道，八达九衢，是其义也。若禄存则天上和厚之星主养，用药之和厚，其法似之，故取象于禄存。文曲之星温柔，用药之柔法，实取义于文曲。猛烈无如廉贞，用药有以烈取胜者，故象廉贞。药中之妙，有不烈而力大莫当，此乃得中之刚，武曲系刚而不燥烈之星也，故象武曲。破军是天上不静之宿，善走而不守，用药有走达攻击之法，实取义于破军。若辅弼二星，乃善良之宿也，随柔则柔，随刚则刚，善于佐效，药中佐效妙法，有佐则力愈大，故取辅弼之义。此用药所以象乎九星也。至若九星所属，亦系五行之气。但有顺逆之理则不同。逆者即洛书逆克之义。其象当观戴九履一之图，左三右七，二四为肩，六八为足，五为腹。自中五始，以中五之土，克北方一六水，一六之水，复克南方二七火，又以二七之火，克西方四九金，以四九之金，克东方三八木，三八之木，转克中五土，此逆克而成化之理也。用药之妙，有以克为道者，故取义于洛书之逆。更有取于顺生者，即如河图中之数。起于中五，天一生水，居北，一得五而成六，故一六共宗。以一六之水，生东方三八之木，三得五而成八，故三八为朋。以三八之木，生南方二七之火，二得五而成七，故二七同道。以二七火，生入中央之五土，五与五合而成十，故五十同途。以中五之土，复生出西方之四九金，四得五而成九，故四九为友。此以顺生而成化也。用药之妙，其顺生实取义于是。象又有正变，正者九星之正体。变者如贪之带巨，贪之带禄，依类推之可也。五气之相兼而互变亦如之，举此一例统而计之，莫非九九还归八十一之数也。但其所变，如天之无穷，以其所变之无穷，取喻于吾论药之无穷，皆在所造就。而用药之微妙，悉准此焉。由正变造就，而推言乎用之细微，则首宜按乎时。时者即五气之寓于四时也。如春则木盛，夏则火盛，秋则金盛，冬则水盛，土则寄旺于四时。人之五气亦如四时之兴衰。其中去太过，补不足，自有妙法。如木旺则砺金以制之，水汛则益土以止之，金顽则长火以煅之，土钝则培木以疏之，即五气逆克以成治之意。又如引水灌木，举木长火，以火温土，以土养金，复以金壮水，亦即五气顺生之义也。所谓地者何？盖指人身内之五脏，分镇各方而言。五脏亦逆克顺生而成化，用药之妙即因之。用药既因乎时地，又须巧合乎性情。盖性情二字，自分两途。药有药之性情，人之内五脏，亦各有性情之所属。总不外五气，假如入肝胆之药，其性情，实禀乎木德，举一自可推类其余。以药物之性情，契合乎内脏之性情，削其太过，益其不及，使之归于中和，无偏无党，自然化成，可以永贞。但此中奥妙，世实罕知。今作药法阐微，特于此详为剖晰，俾学者知所参求，未必不可由浅入深，而造其玄奥也。学者当熟玩之。

道合君臣，何须重作本草。事关人命，慎勿轻投古方。

吕真人曰：何谓道合君臣？君者有统率群类之责，即有恩威独任之权，群邪见之而退避，众正遇之而服从。若大敌当前，宜攻则由彼发令，宜守亦自彼操持，位居首出之尊，有一不可有二者也。用药之道，其制方亦取义于君。因时酌宜，首以何者为君，使之统领乎众味。其任有独尊，亦可一而不可二。盖二则权力不专，必至相争而离，或互相戕贼，欲其成战胜之功难矣。但药中之君，则于无定中求其有定，皆从活泼中求之。假如药系补益之味，补何宫则以何宫之药寻一君。补一宫兼补他宫，则看何宫重，何宫轻，于其重者建立一君。又或同是一宫，而君亦有别。盖一宫之中，同气者每分为二，如肝与胆之类是也。亦因其孰重孰轻，而定为君，此用药取义于君之说也。臣者何？臣有辅佐之义，随在扶持，君行则与之俱行，君守则与之俱守，其权不能独任，特助君以行其权。使之赴敌，或则趋前争先，或则随后辅翼，务其有胜无败，平定疆宇而止。药之取义于臣，其力亦佐效之力。如关不通，则开关者有之，门不闭，则闭门者有之。总以君昧，底于成功见效而止，亦居然臣职辅佐之理。此医之一道，其用药所以合乎君臣也。然道虽分君臣，其中药品实繁，而莫可纪。所以古先圣人神农氏，具金石之质，与上哲之姿，独尝百草，而得乎药品之孰攻孰散，孰补孰和，如此之类，其性情亦繁极。作为本草，独为后世师，其后代不乏人，颇觉增饰。而本草之书，遂炳如日星矣。所以今特透用药之机关，而本草可以不必重作也。何谓事关人命？事者医中之事，盖人惟染疾病而后求医。然病有浅深，有常变，有彼此互异，有从外袭，有自内生，或杂出歧途，令医者多所碍手。千变万怪，用法一差，轻者不愈，或积久至于重，重者不能久待而已毙。医之一事，实系人之死生存亡，人命寄于医者之手，故曰事关人命。此事既关人命，故古之医士，每于一证投药得验，遂存此方，以为后人法式。在制方者，当日设心，未尝非嘉惠后学之意。但既系板方，传之于世，有利亦有弊。所以然者，盖因人之病，有同中异，分途错出，又兼以人之禀质，各有不齐，若徒泥古方，其中有合用者，即有不合用者，一味依他施行，往往贻误靡浅。所以古方不可轻投，必细看其毫无差异，乃可一用，否则慎之为贵。所以医之一道，在得其用药之妙，化板为活，便可求为良医。此非鄙薄乎古方，实恐人泥古方贻害。今作此书，故不敢制方，非吾之靳也，特虑学者不知用心，致刻舟之诮耳。

纵教读尽方书，未必能窥原本。若非殷勤救世，何劳详发玄微。

吕真人曰：自古至今，方书汗牛充栋，善医而详为著述者，亦代有其人。但所著之书，多好竟委，而不好穷源，甚而浅学者流，谬附医家，杜撰几句陈言，并不究其所以然。兼以嗜好有偏，偏于温者每好用温，偏于寒者每好用寒，偏于补者多好补，如此等类，指不胜屈。遂至互相诋毁，尔话我偏，我话尔僻，皆未归于中和。至习医后辈，纷纷迷目，非不看书也，看书而书中所载，大率枝叶繁赜，而无所统宗。读之愈多而愈杂，自以为广见博闻，然医书之繁，无论其不能尽读，即使尽力读之，亦不过只识得万派枝分耳，其原本究阒然无所得。非其聪明材力，不能窥见原本，实原本无从可窥耳。今特苦吐心血，作为此篇，实欲体上天好生之德，垂一救世之术，使家喻户晓，人人知医之一道，有委即有源，此乃吾之本意也。倘若安于无事，不管人间疾病死亡，颠连困苦，则吾日逍遥于天界，与下民默无一言矣，又何苦为此劳劳，不计岁月，把医道一一详剖其微奥耶？愿世人学求实得，潜心推究，勿以吾之剖释详发为多事可耳。

疾亦多门，固贵因端竟委。药求妙法，尤在运巧制宜。

吕真人曰：此一节承上文古方之不可轻投，玄微之必待详发，而总揭起下文申论之意也。何以见古方之不可轻投？因人之疾多门，千变万化，所以方不可泥。不特方不可泥，即看人之病证，亦须详加细察。因其一端之发见，推究其百端之变态，故曰因端竟委。如同是一证，有自此宫发者，有自彼宫发者，亦有彼此互发者，固不可不一一究明。又如是一证，忽然而变这般，忽然而变那般，亦不可不小心究察，皆可从证候一篇，熟玩而融会自得。惟其疾之多端，所以方之不可泥也。然疾既多端，方不可泥，所以用药必当求乎妙法。妙法者，活活泼泼，不可执拘者也。假如纯阴之药，冒袭风邪者所最忌，此常理也。然执此而不知变通，则又不能通，纵逐邪而邪究莫去。此何以故？因邪乘虚而入，有时必兼内镇而邪始退，举一自可悟其余。所以药在妙法，妙法则入险如夷，奇而不失为正。妙法者，巧中得其宜之谓也。巧从何而来，运之以一心，平日既把症候脉理，原原委委参透，临时已觉有胆有识。当用药时，自然巧计层出，如良将之兵机焉。但巧中犹虑涉于偏，则有得亦有失，故巧必须制宜，使不入于奇险，致误性命大事。盖用药往往有巧极而究非险者，理长则巧自合宜故也。观于此便如玄微之必待发矣。

味若轻清，急需则或相倍蓰。品如重浊，过用则立见灾非。

吕真人曰：此一节合上节，皆统言用药之大概，以引起下文之意。何谓味若轻清？即药品中不论温寒补散，其药之气味轻清而功力缓。言其进则不速，守则不固，且其性不能久持，有时舍此而别无可用，故谓之急需。然需之急而其力缓，难以见效，岂不迁延日久？且频频用之，往往缓上生缓，以其习惯则常也。好比人食甘旨之习惯，而不觉其美。人之脏腑与药，亦此一理也。所以药味轻清，当急需而无可别用之时，最忌今日用些，明日用些，来日又复用些，使内脏习以为常，断难见效。故必加倍，或甚而十倍亦不等。譬如露之救火，其力微乎否耶？若非大极，则今朝落些，明朝又落些，亦乌能济。万物皆一理，在人领悟。何谓品重浊？乃药味中亦不论温寒补散，其气味厚，其功力大，谓之重浊。譬如能将一可当千，一出而辟易百步，其气概颇似之。盖气厚力大之药，上则直上，下则速下，横则太横，无论用非其宜，固见杀人如反掌。即使有是症要是药，用所宜用，然用之太过，不称量而施，灾非亦觉立见。即如以水救火，应用一盂之水，而倾至一斛，则火根灭尽，欲取些火烹调而无矣。又若举薪引火，一握之薪则合用，若尽力抱去引之，则连身亦被焚。调人身之五气，何以异是？不及固不可，太过亦不可。医之一道，即体天地中和为妙法，无偏无党，不害不悖，而五气自并育并行，调之既正，又何灾患之能生耳。

善走多耗本真，太和易生恶积。

吕真人曰：何谓善走？乃药品中之行达等类。有速走者，有缓走者，或走于上，或走于下，或走达于四肢，与诸经络。此等药味，其性如雷如电，走上者佐药即速达于上，走下者直攻于下，走四肢及诸经络者，亦使药速行，种种走达等药，皆谓之善走，悉已备载于方书，无庸赘述。但知其利，须知其弊。盖此种药物，其性神速，譬之疾风迅雷，所过无不披靡，药性之善走者，所到亦无不披靡。试看行气之药，无不损气，行水之药，无不耗水，便可知善走者之多耗，或耗元气，或耗元精，或耗元神，或耗真阳真阴，故曰多耗本真。此非谓其不可用，实恐人之妄用，至于耗损耳。当用亦安得不用，彼佐药使之直达者无论矣。间有明知其耗，而非此不足以取效者，如大乱之时，不暇计人民之屠戮，只管遣烈将以破敌，待平后则加之以安抚一番。用药攻击，即破敌之意也。愈后而真元多耗，加以调理其本真，即安抚之谓也。何谓太和？即药品中粘浊柔懦等类。此种药物，性多聚凝，最易积塞。一至积塞，虽合用亦不见功。然不特无功，抑且有害，或贻络道之不通，或致关膈之窒塞，故曰易生恶积。恶积一生，势必复用破耗，而真元又被劫。在本真无甚亏损者，犹可庶几。若本真已多耗散者，其害实不浅，非谓此太和之不可用也，当善用之。中气强者重些何碍？中气过弱，用之无节，则必蹈此弊，所以不可不慎也。此一节与上节，皆言药之大概，而用药亦可于此见其概焉。

或降或升，有时交相为用。作通作塞，亦间准类以施。

吕真人曰：何谓或降或升？降者用沉坠下行之药，使之直达下流。升者用提振之药，使之上腾。宜降则降，宜升则升，此常理也。如气坠下陷，及邪沉坠于下等类，必用升法，此升之义也。又如下部郁结，及中宫壅塞，或气逆于上等类，皆用降法，此降之义也。本来降自降，而升自升，何以独云交相为用？此升降之变体也。假如郁结重重，必须用推降之药。而按其本真，气分衰微，一降则引气随下而流，必至贻误不浅。此种用药，动多碍手，故必生出一法，先用升提以振之，使不至于气随下流，然后大用降法，如此则无弊，此交相为用之一义也。又有上部亏歉，气多微弱，而用提振法。然肝中往往夹郁，有郁逆冲，一升而愈甚，又必先用降法，降去其肝中郁气之逆冲，然后方大加提振，则无阻碍，此又交相为用之一义也。举一二端，其余可类推。何谓作通作塞？通者导之使去，塞者闭之使存。通必因其塞而后施，塞必因其通而始用。此裁抑太过之法，亦常理也。何以独云准类以施？准类者，因其通而通之，因其塞而塞之，究之因其通而通则可塞，因其塞而塞则可通。此种法方书亦多所载，因其通而通者，则塞之。盖内脏无甚亏损，只缘中宫积实而溃，再加以导之，速去之法，遂止。此准类以施之一说也。亦有一种阴海干枯，而谷水二道为之塞者，一用滋补以塞之，遂顺流而即通，此又准类而施之一说也。但准类须要小心按认，一错则为患实深。用药之妙，千变万化，在人触类旁通耳。

除灾如除盗，攻守自有权衡。调药似调兵，后先岂无节度。

吕真人曰：何谓除灾如除盗？灾者指人身中之病而言。疾之中于身，由浅入深，历一关，破一关，好比盗之入境，乘间而入，渐渐进于内地，遂扰攘于四方。故除人身之灾愆，亦如除盗一般。除盗者有攻有守，除灾者亦有攻有守。略以其概言之，恶气内侵则宜攻，营卫则宜守，营卫即各宫之真元也。然亦有不尽然者，邪恶逼入营卫，则营卫亦当攻，而后营卫可复。即如军垒为贼所据，攻已之垒，即是攻贼也，贼破而垒可复。又有时邪恶所侵之处本当攻，然正气未盛，遽攻之即伐其本真，故暂守其营卫以顾本，犹之乎贼所在之处宜攻，但营垒未曾筑固，兵力未足，一攻反至伤残兵力。所以医家除人灾，或攻或守，有权衡在焉。若昧厥权衡，则当攻而守，当守而攻，鲜有不致败也。何谓调药似调兵？药为除灾之物，犹以兵为除盗之资。然药虽为除灾而设，苟不能调，则纷乱糅杂，无君无臣，必致互相戕贼。药与药已攻打一番，灾更从何而除？必加以调之之功，或彼拒而此迎，或此攻而彼伏，如调兵之坐作进退，无稍差异。此其中更有先后焉，后者从缓之意，如药本可用，而相其时，犹可从宽，则不必取以杂踏，若用兵有时缓以取胜，先者急用之意也，如药本有些须之挂碍，而实舍此别无可代，则不计其小疵，无异兵机有时走险以获功，总不外先后之得其宜也。看其何者宜后，何者宜先，调合中节，庶乎不差矣。

按刚柔之妙用，别进退之机关。

吕真人曰：何谓按刚柔之妙用？刚者拨乱之勇将，柔者济治之良臣。此将与臣二字勿泥，作君臣之臣，特藉以喻之耳。刚柔各具一妙用，即如寒热偏胜而至于极，此皆大乱时也。若不重用拨乱之勇将，焉能救急？又如气体衰微，不受大攻大补等重任，则必用柔法，若强济以刚，反至害事。其中妙用，必须按而用之。按者因其症之缓急轻重，并因人之虚实以制其宜也。同是刚而刚自不可以一律施行，本真不足者，纵有时不得不用刚，但刚必略济之以柔，即或济以柔，而恐不能及，则用纯刚后，急以柔济之，免伤其本真。刚柔二字，奥妙千层，举一二端，自可触类而旁通。倘刚不可施，柔不能治，刚柔兼行，亦无所效，则不治之症也。何谓别进退之机关？进者进前直达之义，上文走字之法，亦在其中。当用药时，看得清，见得定，有八分之病，即用八分之药，直进上前，亦谓之进。且固有而一旦失却消减者，直追而复之亦是进，即五气失陷，使之复还之谓也。退者安定之义，上文守字之法，亦包在内。且本无而忽然乘间杂处，使之渐渐消去者亦是退，若毒邪等类是也。然进退各有机关，务贵分别而用之。有时虚中一夹实，则进退二法兼施。进退二字，法制无穷，在人体会有机关。此一节言病者发药之准则，在称量而施，不可卤莽致误也。

春夏相生，和同大造。秋冬交济，气合化工。

吕真人曰：何谓春夏相生？春者其气属木，夏者其气属火。由春及夏，木生火之义也。用药之相生，亦取义于是焉。如火衰徒用补火之药，未尝不暂见其效。究其所益之火，不过电光石火耳，不能久留，亦复消灭。此何以故？因其火为无根之火，故善补火者，必并长其木，以作生火之源，而后火乃可久，不至旋兴而旋灭。所以火衰必并理其火之根本，此即春夏相生之妙用也。仿此理以理火，则火可久，且得妙合自然，而不至于烈。不烈则水火相生得和，如春夏之不相悖害，故曰和同大造。大造者，即气候生生不息之机也。

何谓秋冬交济？秋者金也，冬者水也。由秋及冬，金水相生，用药之法，亦象乎此。如水竭泉枯，欲益其水，徒一味用滋水等药，非不合理，水亦未尝不可益。究之所益之水，旋来亦旋去，一时之盈，异时复涸，此乃无本之水，亦安能久蓄？善益水者，必并治其生水之金，使之生生不竭，则水自滋润于八方而靡穷。此用药实法乎秋冬之交济，于人身中居然一化工也，故曰气合化工。此一节即子母并行法，其间参伍错综，自可依类以推，学者当详究之。

性禀中五，每贯彻乎八方。关膈有三，实统融于一气。

吕真人曰：何谓性禀中五？盖中五即土也。土居中，其数五，故谓之中五。曰禀中五，即药品中之土性的物。其气醇和而温厚，其性主静，不论益中宫之阳位，与中宫之阴位，皆同此温厚静镇之体。何以谓之贯彻八方？盖人之中土，即为八方之主宰。水火金木，皆听命于土。土败则水火金木，皆无所寄托。是以人之疾，有因土败而致金破者，有因土崩而木坏者，有因土散而致水滥者，有因土败而火无归者，若徒以治各宫之法施之，实难见效，必兼理土而效始彰。所以中五之品，其妙用无所不周，合八方而通彻，故曰贯彻乎八方。何谓关膈有三？关膈者，即人身内之关，合上中下而为三。三关惟中关主。上关有疾，即可以连累于中关，若除了上关之疾，而中关即受累致伤，亦须以中五之品调之。又或病在下关，久久中关亦被害，若除却下关之病，而中关被害。至于失所，治亦宜以中五之物和之。此中妙理，即国乱则君危之义，亦即定国后而慰君心之义也。合上下而皆主宰于中，与维系于中，故曰统融于一气。一者土德也。学者苟将此中妙理参透，便知八方五气，皆归宿于中，则可由医道而进于玄玄，又何大道之不可明耶！

生生法乎河洛，在在妙其屈伸。真诀无多，全凭领悟。奇功至广，试为详言。

吕真人曰：何谓生生法乎河洛？盖河洛不外顺生逆克以成化，

自其五气之顺生者言之，则寓有欲顾子，先顾母，并有顾及祖宗之义，即清源法也；自其逆克者言之，则有欲除贼，先除引贼之贼，并除藏贼垒之法。究之合乎顺生者，固以生为生。即仿乎逆克者，亦以克而遂其生。用药之奥妙，总不外河洛之生生尽之，故曰生生法乎河洛。然生生之理，运用于五气中，更有统乎五气者阴阳也。有阴阳则有屈伸，盖阳长则阴消，阴盛则阳耗，实天地之妙蕴，其互为盛衰，即所谓屈伸也，故曰在在妙其屈伸。用药苟能妙合乎阴阳之屈伸，则随所发而咸宜。盖人身中不外一阴一阳，即药品中亦不外一阴一阳。假如阳太长则阴必消，若不抑其阳使之屈，则阴从何而伸？阴过盛则阳必衰，若不佐其阳使之伸，则阴愈伸而阳愈屈。所以用药之妙，又以调阴阳之屈伸为要紧。虽云奥妙千层，而真诀无过合天地以取中，岂有多诀耶？但须从千流万派，一一推究，而后可会其中宗旨，非口耳之学所能会，必本一心之静，细推究而领悟之。既能领悟真诀之中，则其发用之功，自然广大无量。但人欲臻此境，其路究属蒙昏，实赖言以指之。方书未尝不言，但泛而无纪，如入海溟渺，不知其所终极，又将何以推寻其旨归，而尽乎广大之功？今所以复有待于详言，不然，岂好劳哉？

其或泉竭自中，物求润下。阴柔气原不振，得助则力可上行，独投而功难再著。

吕真人曰：何谓泉竭自中？泉即指人之阴海而言。泉竭者，阴海水涸是也。竭而曰自中者，乃阴海之水，日减一日，并不见渗漏而已竭也。阴海之泉，为生身之本，既至于竭，则不得不假药物以滋益之。所须究何物？惟润下之物，可以济其竭，而使之复盈。何谓润下之物？即方书中所载滋阴益肾等物也。但同是益阴之物，其中亦各有别。有纯阴者，有阴中阳者，阳若亢则宜纯阴，阳若不亢则阴中阳亦可用，若物性之刚柔，亦同此推。何谓阴柔气不振？阴柔者指纯阴之品而言。盖纯阴之品，其气懦弱异常，欲其直达，而达之不速，欲其成功，而功难遽见，且其性常趋下流，不能上达，要他行而达于上，必须助以上升之品带之，则可以达于上，故曰得助则力可上行。但助以上升之品，要轻轻着手，因其性趋下。若大力引他上，则反乎其性而无功，惟气上拥者不宜此法。至于阴中带几分阳，柔中寓刚等类，则不在此论。然又有不欲其上行，而欲其速者，则以刚柔兼施法行之。总在相人阴阳之盛衰，以定法制之刚柔，不可卤莽用法也。何谓独投而功难再著？独投者，独力无佐之谓。盖阴柔之品，气既懦弱，使之独力支持，初投亦略见些功。若频投则今日投之如是，明日投之亦复如是，日积月累，往往习惯而懦玩，功从何而著？非以其全无些功也，但不能见功于末路，致人生惑而思变，所以阴衰阳亢等症不易瘥者，即此意也。当阳太亢之时，欲佐一二分勇力之将而不可得，则不得不暂用阴柔，若能使之不亢，则速用勇将佐之，君懦臣勇，亦易见效。要在相时而动，倘时至而不知动，则亦一盲医耳。时未至而妄举，则亦一躁医耳。学者可弗静心考求者钦？

汲水救焚，勿兼抱乎薪棘。

吕真人曰：何谓汲水救焚？盖焚者，即指人身中之火而言。人往往有一种无根之火，甚而烧遍万千。欲以大力扑之，而扑无可扑，一扑则火灭，而生机亦与之俱灭。此种无根虚火，最要善治，不能以寒冱之药扑其火，惟贵以水制之。此法亦人人所共晓，即滋水以息火之法也，故谓之汲水救焚。然徒知水可制火，用汲水之法，往往不能见效，或火方息而旋燃者，此何以故？盖人之火焚，虽由水不济，而其伏根实始于木之假盛。木盛则耗水，木盛亦益火，首恶实在此宫。一面耗水而火无制，一面益火而炎弥炽，故汲水救焚，必须顾定此宫，决不可使之动摇。人或以肝木之真衰，而并略佐乎木，殊不知木之假盛，未有不真衰，若一兼以佐木之药，则适足以助其假木之动摇。假木动摇，斯火弥炎，水反为火所强逼而愈涸，水愈涸而火愈不能制，其弊端之情由实如此。故滋水制火，最忌动摇肝木。曰勿兼抱薪棘者，即不可以药动摇肝木之意也。薪棘即藉以喻动摇肝木之药。木若过盛，当汲水救焚时，且要伐之，岂可佐以动木之药？倘以动木之药佐之，岂不是抱薪救火耶？学者当慎之。

引泉灌树，何妨提彼金锄。

吕真人曰：何谓引泉灌树？盖树者指人之肝木而言。木之黄落，多因水竭，不能灌溉其根。人之肝木枯而致血损，多是阴海先竭，不能滋润乎木之根本，故必待引泉以灌之。引泉者，即滋水以生木之义也。此法亦人所共晓，然但知引泉，而不计乎泉之所自生，则今日引之，明日复竭，何异以盂钵之水，提而往灌乎树根？水易穷而灌无尽，刺刺不休，何日了期耶？用药无了期，何以异是？所以灌树既须引泉，而引泉必兼开通乎泉路。泉路即金能生水之谓也。或金实则佐以疏金之品，或金破则使以补金之物。金既清理，则泉源自然滚滚而进，且无渴竭之虞。好比地下之水，自然滋润乎树根，又如沟渎之源源而来，故欲益水以为生木之资，必兼乎清金致水一策，其法乃觉尽善，不至旱干。曰提彼金锄者，即治金以益水之义也。金锄乃田夫所藉以去土之物。试看农人引水灌其所植，无不负一金锄，故特藉以为喻。其旨实清水源以长养木本之细密工夫，凡事皆有所推本，况用此法，本于五气之生克，安得不推究其所自始，而兼理耶？知此者可以言医矣。

泽沛而土可滋生，佐以阳刚之用。

吕真人曰：何为泽沛而土可滋生？盖土不得水以滋润，则干枯而不生物，在人中宫之土亦然。阴海水润，则中宫之土枯，而不能进食，又不能化物，症候一篇，论之详矣。所以水实有关于中土，因水亏而土受病者，用药以益水为本，水益则土润，土润自能化生，谓之泽沛而土可滋生，此法人共知之。然但知益水以润土，使之滋生，往往有土干枯兼冷者，徒益其水，只可滋润以免土之干枯，究不能去其土之冷，甚至愈益水而土愈冷，积久则土受湿，亦不能滋生，治亦犹之不治，此皆用法不知通变故耳。此等用法虽不能离乎益水，实非徒益其水所能奏效。惟以益水为本，并加以暖土之药，或土已受湿，则兼逐土湿，但当按其轻重，以定制宜之功，不得徒泥乎泽沛土生之常法，曰佐以阳刚之用者，既兼用暖土之药也。暖土之药，禀得阳刚之气，以此为佐，则泽沛而土不患其湿，亦并可除其冷，斯以水润土之妙用始全。观此节与上下数节，便可以辨五气有正变之不同，而用法亦因之差异焉。学者可勿细辨欤！

露垂而风堪止息，济以直劫之能。

吕真人曰：何谓露垂而风堪止息？风者即指外袭之风而言。风每乘虚而入，惟其入因乎虚，则内之正气，为他所屈，而不能胜他，即世之阴亏而中邪气之症也。用药必须镇其阴，使正气立而后邪气方退，故曰露垂风息。露即指镇阴之品言。盖镇阴之品，其滋益乎阴，犹如露之滋润而下降，所以阴亏而冒袭邪气，非有镇阴之品，不能扶正气以逐之。然徒用露垂一法，亦难见效。徒镇其阴，好比守营而不攻贼，贼终不能出境。邪气之久扰，何以异是？故必以攻邪之品兼而行之，即一面攻贼，一面守营之意。盖驱邪气之物，其功能直劫，故曰济以直劫之能。但直劫之药，如箭又如刀，其销烁阴府，捷于影响。用此法者，首贵按认分明，又要适可而止。因其阴亏故须露垂，因其中邪，始用直劫。若按认不清，及用之无节，则杀人如反掌。学者当细为究察，庶不致贻误也。

水四火三，原燎之秋宜忌。木五水二，林震之顷勿怜。

吕真人曰：何谓水四火三？水即阴也，火即阳也。药品中有同是阴中之药，而带几分阳者。四三二字，不过举以为例耳。即阴多于阳之意也。勿论阴阳各半，即使阴多于阳，亦有时当忌。盖有一种阴衰阳亢之症，倘谓阴多于阳之品，不妨用，则必至自相牴牾。此就药品而论，更有制方。亦无论阴阳各半不可用，即水四火三，阴重于阳，亦同此类推，皆未可云善。所以然者，阴衰阳愈亢，当阳亢之时，而先用阴中阳等物，虽云益阴，其实又摇动阳火。阳火一动，则水为所炽，从内而减，甚至火逼水亦至于渗漏，所以贵因乎时也。曰原燎之秋宜忌者，原燎即阳亢之谓。总之阴虽衰，当阳太亢之际，药虽阴多于阳，亦当谨慎，未可轻施。人若不为细辨，则用之断无不错碍也。何谓木五水二？即药品中属水之物，带多几分木气之物，亦即阳少阴多意。盖水则滋益乎肾，而既带多几分木性，则益肝，遂足以动乎肝。人有水木二宫，并见亏歉，此种药亦似可用。然木虽歉，以木中苟夹有郁积，则可用而实未可遽用。药品固然，制方亦何莫不然。彼木衰而夹有郁积，若用到培木之功，则木之假盛，被他动摇。肝木一动，而水亦不能安其位，岂不是治之而反为乱之耶？五与二两字，亦举以为则。纵令水与火并量齐能，亦未可轻试。必待退去其肝木中之郁积，然后水木可以并行，否则为累不浅也。曰林震之顷勿怜，林震者即指肝木之夹假盛而言。观此便知轻重缓急贵协其宜。不特轻其所重，缓其所急，不足以理阴阳，即并重中亦寓有先后缓急之殊。总在合症与脉，以定为法制。不过因法制，然后可破其症脉之戾，以归于和耳。

池边方漏，开源尤待塞流之功。

吕真人曰：何谓池边方漏？盖池者蓄水之区，即藉以喻人之阴海。池水漏皆由池之不固，人之肾水漏泄，亦系肾气之不固。水之漏亦不一，或精滑而不禁，或溺淋而难收，或昼夜间溺多而刺刺不休，甚至水方入口，倏忽之间，而溺已汩汩乎来，种种皆谓之池边漏。始则由肾气之不固而至水漏，久之愈漏，而肾气愈觉其不固。其原因或起于心，或起于肝，则症候篇中言之详矣。惟其漏久而水亏，故用药必须开水源。水源之开，亦非徒以益水为法。起于心者，则并顾其心；起于肝者，并顾乎肝。且兼清金以导其始生之路，法亦人所共晓。亦惟水之漏由于肾气之不固，故用药必有待于塞其流一法。肾冷者加以暖肾之品，肾破败者，加以补肾之物，或敛而涩之，诸般法则，亦人所共明。此开源与塞流，分而为二也。究之开源而不塞流，则水随来而亦随去；塞流而不开源，则水虽不去，而究无所来。不使之来，而既亏者何以复盈？不防其去，则方来者何以能聚？所以开源与塞流，不可分为二，必须合而为一，统两法为一法，首尾相顾，法密而功自成。其中刚柔之节制，则因时酌宜，不可胶执。所以用药一道，在明宗旨，自然可运其巧妙。今不示人以板例方者，诚恐执一，致人贻误耳。学者当共谅之。

浍道不通，纳来并施抉去之法。

吕真人曰：何谓浍道不通？浍道者，沟渎泻流之道，在人则水道是也。水道不通，或由火盛，夹入于膀胱，至水之下流，或清或涩，甚而蔽塞，又或邪气蔽而水道亦不通，更有夹热并夹湿，凝聚于肝经，遂牵连于膀胱，水亦为之不利，皆谓之浍道不通。此指实者而言，与阴海干渴者不同。此种水不通顺，上亦干渴，惟其干渴，故不得不用纳来一法。纳来者，即用药以益水济渴之法也。然但知用药益水以济其渴，甫见渴稍除，旋见渴又起，其干渴之牵缠，终不能使之生津而止渴，即使火盛，而兼用去火，亦究不见效。此何以故？盖因下流不顺，则火不能去，邪不能除，湿不能消，蕴积于中，湿则生热而劫水，邪与火亦皆劫水，其津液焉能生？故必并用抉去一法，然后可以奏效。抉去者，即用开导下流之品佐之，一边滋润以生津，一边导流以抉其水之蔽塞，使水顺而邪火湿，三种恶慝，皆可随水顺流而去，合纳来抉去两法为一法，自然上安下乐，无歉无碍矣。此种用法，务须从症脉二篇，熟玩细参，临时又须小心辨别，方不至谬。若以此法施之于阴海干渴之症，则譬如器之方底而圆盖，合乎否耶？学者当细考之。

以火烹水，水有时而不温。取水寒金，金有时而还燥。

吕真人曰：何谓以火烹水？水者，即指人之肾水而言。人之肾宫寒冷，则水冻冽。水冻冽而不能生物，以其阴中无阳故也。水既寒冻，则有以火烹一法。以火烹者，即用温暖肾宫之药品。肾因无火故水冷，而温肾之药，即添火以暖水，谓之以火烹水。然有时肾宫寒冷之极，虽用温肾之品，而其冷究不能除，今日温之，明日复冷，始终水随肾寒之冷，而不能反于暖，故曰水有时而不温。所以然者，皆因两肾中间一穴，真阳已失。盖肾中一穴，乃真阳所寓，为周身血脉暖化之本，不特肾所寄赖也，而肾之所寄赖实至亲。此穴之真阳一失，而肾水安得不冷？欲求法之尽善，难乎其难。然亦非无法可用，法在有形之药，与无象之药，合而用之，方可调治。得有形之药，而不求无象之药，则难以收功。有形之药，即温补命门之方也。犹易求取，法亦人所共知。但不知济以无象之药，所以难效耳。何谓无象之药？即绝妄缘，却思虑，塞欲海，久久养复一点元阳，并佐以有形之品，此法实人所罕喻，亦人所不易施行，舍此无别法也。何谓取水寒金？金者即指人之肺金而言。金何以有待于寒？盖金钟内夹有火，则金为之焦燥炎热，故必须寒之。然欲寒其金，非水不可，故云取水寒金。取水者即用滋益乎水之法，此亦人所共明。更有佐以直扑金钟之寒药者，亦是取水寒金法内之用。然徒知取水寒金，而所取之水有限，则旋寒而亦旋燥，究不能清除金钟之热，燥热久而金往往破，故曰金有时而还燥。所以然者，皆由不能自保其阴海之水，虽日取水，亦觉无益。治之亦要无形之药，方易于奏效。无形之药，即遏欲保养阴海之水，使不减消，自然水足，而金之燥者，可以归于清润。此一节言有形之医，与无象之医，合而为法，未可视为虚谈者忽之也。

狂泽乱中原，北坎虽枯，且漫兴云致雨。

吕真人曰：何谓狂泽乱中原？狂泽者，即指人身中之水湿泛滥，流注于遍体而言。盖因人多气血损亏，而后水湿乃乘虚而入，或内水乱道，致逆行于各经，皆谓之狂泽乱中原。然有一种水乱中原，而北坎枯涸者。北坎即阴海也。阴海既枯，似当滋益乎水，但滋得水来，愈以佐水之狂乱，反不如不治。用药之法，当如何而始善？盖狂泽之乱，倘有气不调，则调气而略佐以导水之物。若水乱于土，则兼以逐土湿之品。寒则燥之，热则清之，各按阴阳而为法。其北坎之枯，必待狂泽消除后，乃用法以盈之，勿因其枯而妄用兴云致雨之策。何谓兴云致雨？即滋益阴海之法，药品中纯阴益水等物是也。曰漫者，非终不用此法，特缓而用之。有阴海枯极，不得不兼用镇阴者，亦须择阴中阳等物用之，不可用纯阴滋湿等物，以至佐乎狂泽之乱行。此用阴中阳一法，亦是漫兴云致雨之义。但必视其阳不亢始可施，若火盛阳亢，则亦宜慎。此中刚柔缓急，自有妙理，不得妄用更张，亦不可混而施行。合前症脉二篇参酌，自得因时制宜之法度。其法制之体段，大约实则导其流为重，虚则培其本为先，此不过举其所治而明之，使学者知所从违耳。

寒流聚天室，东林纵旱，勿轻挈瓶扬波。

吕真人曰：何谓寒流聚天室？寒流者，即寒水之乱行。人因寒气凝蔽，阳气不能布散，遂至寒水之乱行，上拥入于胸膈，久久停积而不散，谓之寒流聚天室。天室即人之胸膈也。法当用刚烈以破其胸膈，佐以走达行气。世有用逆法欲取捷效，究不如用顺法，使水渐渐从下而流去。盖逆法者，导之使退，虽有捷效，但久而旋复，不若导之使下为较妙。然有一种寒流凝聚，而肝木枯燥者，谓之东林旱。东林即指肝木也。旱即枯燥之义。木旱必须益水以灌溉，此常理也。但寒流既聚于天室，一用益水之法，而寒流之停蓄者，遂常留滞而不能消除。此种治法灌得木来，而天室之扰乱莫去，故益水灌木一法，实未可行，故曰勿轻挈瓶扬波。瓶者汲水之器，取以喻益水之品物。扬波者引水之义。曰勿轻者，不可遽用，非终不用也。言此以见法有不可兼施，惟先破其寒，导其水，使之从下流消去，看其气运行不凝蔽，然后可顾东林之旱，为之扬波以激之。若并行此法，无不自相背戾也。所以用药之方，往往明知症有错出，不得不舍一而治一者。惟舍一而治一，正惟后来周全法计，非真治一遂可完全也。不过一时碍手，故以饶字诀行之耳。业医者其细别之可也。

欲佐天一之生，并兴地四之力。

吕真人曰：何谓天一之生？天一者，轻清之气，无迹可见，无声可闻，清清淑淑，其生也则为水。天一本湛寂不动之清气，及其生出水来，则动而见于功用矣。即河图中天一生水，地六成之之义也。地六之成，则水已落于迹象。自水之初生，而推本言之，则始于天一之气。今言天一之生，即指水之生也。天之一气，本自能生乎水，原无待于佐。此独言佐者，盖人禀天一之气，而生乎水，多被七情六欲所耗，则天一之清气，日渐消磨。然其本体之清，未尝泯绝，尚可生乎水。但生之力难全，故必有待于佐。若天一之清气既绝，水已无从生，何有地六之成，而为有象之水，岂不是枯骨一团耶？惟其清气尚可生，而生之力不全，故佐之以全其功。佐之者何？盖在兴地四之力。何谓地四之力？地四者金也，金为水之本源，必须理其金，使之不破坏，亦不顽钝，顽则疏之，破则补之，使还其清洁疏达之体，庶金不坏，而水之生生靡穷。盖因水之用至广，火得此以济其燥，木赖此以溉其根，土藉此以致其润，非力理其生生之源头，则水易竭。所以然者，由天一之清气，在人多所耗散，其生之有限故也。用法按此理以施之，自然金白水清，而生生之本立焉。学者可忽乎此哉？

溺海无源，从上游而问渡。谷门如刺，向下隰而施恩。

吕真人曰：何谓溺海无源？溺海者，指人之小腹而言。小腹为受水之区，流而下则为溺，故曰溺海。曰无源者，即干竭之谓也。溺海之病，类于无源亦多端。有火蔽者，有旁流者，此但可言蔽塞，而不可谓之无源。盖无源则内实干竭，与有源而蔽塞不通者不同。此何以故？因阴海破荡，先已竭涸，遂至溺海亦竭涸。大略看来，与火蔽相似。人往往误认为火蔽，遂施之以凿流开导之法。殊不知愈凿而水愈不生，愈开导其流而水愈竭，甚则无火亦酿成假火上攻，不细为辨别，差之毫厘，即谬以千里，其害实不浅也。然则用药之法当何如？法在从上游问渡，乃为善法。上游者，即指阴海肾宫是也。盖肾宫必大益其水，使之盈，则溺海自然滔滔而汩汩，无源可转为有源。然不特肾宫为溺海之上游也，并肺金亦是溺海之上游，以金水有相生之义。何以谓之问渡？盖水必盈而后可渡。问渡者，即求水盈之意也。故从上游问渡一法，即益肾水，并清肺金，上游即可渡，则下流自觉有本有源。何谓谷门如刺？谷门者谷道之门。如刺者，如针之相刺，或戚戚，或悠悠，有一种痛不痛，痒不痒气象。谷门之疾，有类于刺者，亦不一端。或大肠火盛，或夹热湿，究之火盛则痛，热湿则痒，非所谓如刺也。如刺实如物之刺，与火盛热湿者不同。谷门究何为而如刺？盖因阴海水涸，水涸则谷门亦干燥。倘误认为火与热湿，妄加以利导之法，则失之远矣。然则法当何如？亦惟以益水为本。因其根源由于下�水涸，故向下�施恩。下�即肾宫，施恩者，即益水之义。彼稍知用法者，多用润肺金，润大肠之品，看来未尝不是。但专凭他建效，则效难见。盖因水竭而致此疾，徒以润法施之，不过从旁面着手耳，究未中其的。惟以大益乎水为本，润法只可兼用，非可全仗他为力也。所以用法当先寻其本，然后求佐法以行之。凡用药皆当如此，举一自可类推其余。不然，何必分乎君臣耶？

因逆乱之重轻，以求主帅。看战功之宽紧，以定卒徒。

吕真人曰：何谓因逆乱之重轻？逆乱者，乃人身中五气之不调，或相耗，成相克，互为戕贼。假如水本克乎火，若火盛极，水亦耗而减消，如此之类，故谓之逆乱。然其中不无重轻之别，用法治者，不可不按其重轻，然后求其何者可为主帅。主帅者，即方中之君也。盖逆乱既有重轻，则主帅不得混而同之。盖药品中有大力之帅，有小力之帅，有一帅而可分任者，有一帅只可独任者，不可不细为辨别，称量而施。倘逆乱之轻者，而妄用大力之帅，则本真先伐，犹之乎贼未破而兵先摧，垒先坏也。若逆乱之重者，而用力弱之帅，则药难胜病，纵有佐效，亦难以为功，犹之乎驱怯懦之夫，而当大敌，其能取胜乎？所以用法之求主帅，必因逆乱之重轻者，为此故也。何谓看战功之宽紧？战功者，即指驱疾之功言。不观上除盗调兵之喻乎？盖用药之法度，有主帅即有佐军，并有卒徒，好比战阵之规，故取喻于战功。战功何以有宽紧？盖疾之中于内，分途杂出，有时可以首尾相顾，有时齐顾而反多碍手，故或舍此而先顾乎彼，或舍彼而首顾乎此，此变计行权之法也。但当按其孰为可宽，则宽之，孰为当紧，则紧之，务须参酌其宜，宽紧不可错易，一错易，则贻误不浅。宽紧所以必看者，因用药之法，务凭佐使之得宜，无异战功之卒徒也。宽则卒徒可以宜减，紧则卒徒宜添，不可不按宽紧而酌定之。若不酌定，不失之过，则失之不及，何以奏功耶？此一节连下二节，皆浑言用药酌法，各宫皆当参看，特标明于此，以便使学者之领悟耳。

佐使夺权难报效，斩饶非法最害良。

吕真人曰：何谓佐使夺权？佐使者，乃制方中之佐效等物。盖用药无佐，则独力难以成功，或佐上行，或佐下坠，或佐走，或佐守，至于攻补散和诸法门，皆莫不有佐。但佐使系听命之司，不宜付以重权，重则夺其主。盖佐使之药，其力可东可西，可南可北。若权重，则恐怀二心而不能专一。虽用之为佐，不特不能佐，且连主权亦夺而之他。好比大臣权太重，则足以震主，反失主威，亦易于起他志也。用药之法，苟令主权为佐使所夺，任其之东之西，焉能佐效而成功？惟其功不能成，故曰难报效。用法不可坏法，惟在当机慎于图度也。何谓斩饶非法？斩者驱烈将以扑击之义。饶者暂守不进兵之义，即上文所谓战功之宽紧也。用药之法，使当直斩关隘之时，而不用烈将，不特害不可除，连内之真元亦被困而失，且可用之物，亦疑以为不可用。倘遇可宽之处，兼以齐顾多碍手，则法在可饶，若不为饶之，并用别将以直攻，则必至互相妨碍，连主将亦不能伸其力。此斩饶非法，所以为害不浅也。谓之害良者，即法是而可用者亦以为非，非者或以为是，牵连日久，而本真斫丧，非害良而何？所以治病在用法，尤在法之善用，庶不至以法害法也。

去杂归纯，一箭自堪破的。由常达变，三阴可振全军。

吕真人曰：何谓去杂归纯？盖用药之法，君臣佐使虽各效其力，而无不同出一途，最忌纷纭杂出，此欲走东，彼独适西，则互相离间，药与药且争斗一番，使人脏内作药物之战场，或臣与君相抗，或兵与主相违，则药与药且有待于经理，又何望其胜乎疾？故必去其杂乱，使归于纯一。假如水不足则火炎，而痰涎拥入金钟，以金夹假实也。若益水而兼破金，是伤水之源，则谓之杂，其余可以类推。所以贵去杂归纯者，以杂则难见功，纯则易于奏效。曰一箭破的者，破的即一发而中之义也。一发而中，则百发无一不中矣。何谓由常达变？盖症候固有常变，用法亦有常变。依常法而施，无论其背戾也，即法为合用之法，而适当其变，则用之有碍，又当因其变而用变计，即如上文所论各端是也。知常不知变，往往用法而为法所穷，至于穷则无法可施矣。惟合常变而悉达，则随所施而皆当。如上所论，自物求润下以后，历历发明，皆言阴中之妙用，苟得常变悉达，又何阴之不可理也？故曰三阴可振全军。三阴而云振全军者，即常常变变，皆无虞其败之意也。用药如行军，常变既达，军亦安有不振之理？此合上二节各宫用法，皆当参看，实统同之义焉。

火德至刚，独禀离明之气。火性最烈，可回既倒之澜。

吕真人曰：火德何以至刚？盖火之本体，喜动而不喜静，炎上而不下沉，乃天地之阳刚，万物遭之而皆屈挠，言刚则莫有刚于此，故曰至刚。药品之受乎火德者，其刚亦如之。在《易》则离为火，离有文明之象，故火独具乎文明之气焉。火主化，在人身中不可一日无火。所以火若将灭，必假药物之禀乎火德者，以佐益之。有明不可无晦，晦明交济，其化乃成，即火不可过盛之义也。火阳象也，阳过则疾生，谓之孤阳不生。人身居然一天地，用药之方，亦合乎天地之妙用。识天地之妙用，则知人身之奥。知人身之奥，即知药法之机缄矣。火性最烈者，火性即就火之用言。试以火之用言之，至软者土，受火则坚，至顽者金，得火则就范，至寒者水，得火则温，易朽者木，经火后则永无朽期。百物遭之而变其本色，烈何如耶！药品之具乎火性者，其功用之烈亦如之。何谓可回既倒之澜？盖狂澜既倒，即大败之余也。人身真火衰灭，各宫之气将息，当此大败之秋，若无此含火性之品，何以复中原于祸败之余乎？惟得此至烈之品，作为良将，力大千钧，功效神速，虽既倒之澜可回，其祸败未深者不待言也。此一节浑言火之功用大而速，下文特举而推详之。

水泛土崩，必须炎光一灼。

吕真人曰：何谓水泛土崩？水泛者，乃人身中之水，无所统辖，无有止蓄，至于泛滥，扰乱于周身。土崩者，乃人之中土，本主进来化去，一旦衰弱崩残，即如症候篇中所谓鸡鸣破谷道，及长桿停等类是也。究之水何以泛，无土以镇收则泛，无火以调治亦泛。至于泛，则水湿肿溃吐泻，百般无所不齐。土何以崩？土无真火以暖之，则不凝，且易遭狂泽之浸灌。既不凝而又遭浸灌，安得不湿滞而崩残？一至崩残，其患百出矣。盖水泛土崩，每相为倚伏。水因土不能镇收而泛，土由水滥而崩，而皆原于无火。此际用法，非大进火德，不足以恢复于既败之后。曰炎光一灼者，即大进火德之谓也。火之气象，其炎光烛天照地，须凭此阳刚，乃可止其泛而防其崩。此炎光二字，即指纯火之品而言。灼者用以烁之之义也。此一节与下节，申明上文回既倒之意，亦以见火性之刚烈，而用火且速焉。

金寒木朽，还待暖日频临。

吕真人曰：何谓金寒木朽？金即指人之肺金言。金何以寒？下无真火以暖之则寒。人之吐清涎，及饮食稍触着冻物，转为之生咳，如此之类，皆足征乎金之寒。金之寒，其伏根或起于中宫，或起于阴海，悉由无火所致也。木者指人之肝木而言。木何以朽？盖木虽藉水土以生，然不得中和之火气以鼓荡，则水亦因寒阴而不生，日积月累，遂凋敝而朽，其症则前篇论之详矣。究之金之寒，非一寒而遂无可复暖，木之朽，亦非一朽而不能再生，不过一时火衰以连累之耳。火尚可长，则金与木二宫，依然可复。但视火之能燃不能燃，以定二宫之死生。时人每见金之寒，遂燥其金，见木之因寒而朽，遂温其木，未尝不得其近似。然只取效于一时，积久亦复生变。因其真阳已失，不求复其真阳，断难恒久也。所以必待暖日频临。暖日者，即指真火而言。真火既失，何以能待？法惟用补真火之药，以俟其复。真火复而金自暖而不复寒，木自渐生而不终朽。真火乃温和之火，与日无殊。此治本所以异于治标，其功效之久暂，实大相悬殊焉。凡事皆有源本，岂独此哉！

气本上腾，扬之即举。力非下降，坠而亦沉。

吕真人曰：何谓气本上腾？气者火德之气也。盖火为炎上之物，其气常升腾而上行。药品之禀乎火德者，其气亦常升腾而达于上。人身中之火，其性亦常升腾至顶上百会而止。然火之气虽常升腾，犹属缓缓而举，无佐物以扬之，其举仍不速也。一扬而举之，自见其神速。何以谓之扬？即用极升腾之物而佐之也。试就人身中之火言之，其性本上升，一佐之以升发之物，其火之举，遂烈而不可当。药法亦然。如火德之品，其性原主腾于上，一助以升发，遂觉迅速异常，好比火在爨薪之下，一得风而吹之，其炎光遂起，故曰扬之即举。所以人身火灭而伏，至上部之寒冱，欲使火上行，用益火之药，佐以扬之之功，其功效自速也。何谓力非下降？力者火之力也。火之力只上行，盖本乎自然之性，故上而原不下降。药品中凡禀乎火性者，无一下降之物。人身中之火，亦是举于其力不下降。然其力虽不下降，有可使之下降者，惟在用法以牵引之。试以人身之火言之，当其腾举时，用降坠之物，则不降亦降，此理人所共晓。若深言之，人身中君火，本好飞扬，若用法运之使下，则飞者渐住而下降，此理实人所罕闻。特为连类志之，未便明透于此，因此篇只言用外药故也。用药之法，假如下部火衰，欲益下部之火，必用益火之药。然药既禀火德，其力原非下降，惟佐以下行之物，使之牵引，则火自随而归于下，此刚柔用之之法也。因其引之使下，故曰坠而亦沉。坠者，即佐以下行之义。沉者，火归于下也。此一节上半截言顺行之法，下半截言逆行之方，顺行则从其性而行之，逆行则矫其性而行之，皆因是症而后用是法，不可糊乱混施也。

雷电施威，济以和风则不杀。

吕真人曰：何谓雷电施威？盖雷电乃阳刚之气，至刚至烈，其行令之速，实顷刻而千里，固莫有病其捷者。当其震时，声光骤发，威实无以加。药品中禀火德阳刚猛烈之性者，固无异于雷电。至于用法，调主将，定卒徒，其阳刚之震烈，力则大如雷，功则速如电，亦无异于雷电之施威。此法乃寒冱大败之际，在所必用。但寒冱大败，须防真元耗散微弱，不用雷电之威，不能救转。然骤施以雷电之威，所经之处，易为伤残，故刚极必须济之以柔。至柔莫如和风，试观天地之行化，有时雷电交作，一经雷电后，和风习习，而万物自畅其生机。用药之法，亦如是焉。言和风即以比药品中温柔和缓等物，济以和风者，即猛烈之余，恐伤真元，待其稍平后，即用酣畅和柔，以调护其真元。曰不杀者，即不伤之义。此言刚后济以柔也。更有内之五气不坚固者，有时迫不得已用威，则又当变法。不得雷电后始济以和风，必并济以和，使不至于太烈。合用与分用，自觉不同，必须相时而行之，未可混而施也。学者可勿细辨与？

盾矛反剥，入于迷阵而徒劳。

吕真人曰：何谓盾矛反剥？盾者卫身之物，矛者刺人之物。盾以坚而防刺，矛以利而善刺。两物相反，一则坚极，一则利极，两不相下，便是反剥。举此以喻用药之互相反也。如用法欲其速，或因别端，而杂以柔懦之物和之，则速者亦不能速，不速而又不能守，岂不是互相反剥？试以一二言之，如火蔽下关，蕴积作害，法在攻击下流，开导而使之通。倘因气之喘急，而妄加收敛等物，则必两相阻碍。又如气损下陷，法必用升腾提振等物，若因下部稍有郁积，遂妄加以下流攻击开导等物，则用上而又牵引使之下，岂不是上下互相牵扯，不是反剥而何？所以用法必须去杂归纯，上文言之详矣，此但举而申言之。果其用法至等盾矛之反剥，则可用者亦至无效，势必因其无效而生疑，疑则当用者亦息手而不敢用，故谓之入于迷阵。即其反剥之法，亦不过一迷阵，而不知西，不知东，只有乱撞乱突而已，亦安知归路在何所耶？如此则徒劳而无益，虽不至于大害，亦空用其法耳。所以用药先从脉理参透，继从症之源流究明，到临时便知孰重孰轻，孰宽孰紧，胸中自有把握，不至纷纭错出。

不然，无不蹈此弊也。

气若幽兰，宜防藏刀于笑里。味同嚼蜡，漫等弃甲于军中。

吕真人曰：此一节言药品之禀乎火德者，其气味虽轻清而其力则大，以火性非寻常可比也。何谓气若幽兰？气者药品之气，幽兰为芬香之极品，其气实清逸异常。药品之禀火德者，其中许多气若幽兰之清逸，闻其气一似太和，殊不知外和而内刚，用之稍差，则气投入而力实害人不浅。用法者勿以为载籍言其轻清，遂不必称量而施也。此种气和力猛等物，好似笑里藏刀，故曰宜防藏刀于笑里。凡水火偏胜之物，气虽和而性实烈，皆当如此观看，非独火为然也。观此便知用法中须达得一个顺字之义，方不至卤莽误事。何谓味同嚼蜡？味者药之味，物之最无味者，莫如蜡味。既同于嚼蜡，则味之淡薄甚矣。然既禀乎火性，其味虽淡薄异常，而其性之刚烈，实隐寓于作用间。用法者亦不得以其味之薄，遂轻视而玩忽，以之辅翼奔驰，往往有争斗夺隘之功。亦因其火德阳刚，使之进则易进，未可等为军中之弃甲也。盖无用之卒徒，每当军而弃甲败走，一步不能前。若火德之品，其味虽淡，其性独存，故不可以弃甲比拟也。本节上半截，是防虞于不测之义，下半截，是取功于不及料之义。总在酌阴阳，以定驱使之节度，自然合宜，不可以外面之气味而迷惑之也。

一暴难当十寒，半星又烧万顷。

吕真人曰：何谓一暴难当十寒？寒者重凝阴蔽之谓。暴者阳明照耀之谓。自人身中言之，当寒结重重之余，阳气沮丧，冷气一团，好比冬雪凛冽，坚冰百尺，寒气到处逼人。虽偶出阳光照临，亦安足以胜其寒气而使之温燠？此一暴难当十寒之义也。自用药者言之，当误服大寒之后，阳气消灭，冷气凝重，有水滥土崩，金寒木朽之势。若轻轻加以火德之品，亦焉足以逐其冷冱之气，有如日一出而阴云即蔽耳。其酿成之寒结，依然重重固结而不能破，此亦一暴难当十寒之义也。所以寒甚，往往无别病而卒不可救者，皆此之类。如此则用法自当以勇将追摄之，庶不至迟延而误也。何谓半星烧万顷？半星者，半点微火也。万顷即合上下四隅而言。自人身中之火言之，其起也，或伏藏一点微火，隐而不露，迨积久一遇木林枯朽，七情摇动，半点之微火，遂发而烧燃，遍乎上下各宫，此半星烧万顷之义。此种治法，贵在杜渐防微。火未发，则无形之道医为最善最高；火已发，则必假有形之医治之。治后仍要请无形医士，再加调治，方可永远免患。自药品之火言之，如药品微带火性，在五脏中和者触之，则不见烧燃。若五脏偏于火者一遇之，正是以火引火，不至烧燃万顷而不止。何异积枯柴于三冬，以一点之火置于其下，能保其不为灰烬耶？此亦半星烧万顷之义。所以人偏于火，其火不自燃，最患遇着半星以引之，用法亦不可不为预防也。此一节上言阴阳不胜之故，下言独阳相触之患，皆学者所宜熟悉也。

献日莫暖金钟，须引温泉来涤。

吕真人曰：何谓献日莫暖金钟？日者阳刚之体，即火德之品也。金钟者，即指人之肺金而言。金钟寒冷，无火以温之故也。故必待献日以暖之。献日者，即进以阳刚上行之品，即肺金之寒冷，用法温暖其肺金之义。此一定之法，实人所共晓。然献日而莫暖者何故？盖肺金之寒冷，往往由于阴海中失其真阳，真阳失则水为冷水，金受冷水遥侵而金始冷，若不复其真阳，徒用献日暖金之法，则暖气至，冷水之气亦至。所以欲暖而卒不暖，故有引温泉来涤一法。温泉者，盖先用法益其真火，使阴海之真阳复，而水先温暖，水温暖则水之涤乎金钟，而钟亦为之暖，谓之引温泉来涤。既得温泉之涤，则献日之功自可速收其效。人只知金冷便温其金，而不究乎金之所以至于冷。倘金不因水冷而至失暖者，但用温金之法，未尝不效。一遇水冷而金始寒者，徒以温金之法施之，遂罔然不见效验，谓其温金不合而不得，谓其温金合用而亦不得，遂至疑惑迭生，此皆不究其所从来耳。凡用药之法，用本宫而不能取效，自当推究其来因兼以行之，自无不响应。只有兼管来因，而一时碍手者，则不得不暂为饶过，以俟缓图耳。若无碍手者，皆当兼法行之，非独此一端为然也。学者志之。

烧薪仍冷土釜，并贵古穴含光。

吕真人曰：何谓烧薪仍冷土釜？烧薪者，即进火之义。土釜即指人之中土而言。因其载物如釜，故曰土釜。盖土釜必常温，而后所载之物可化。土釜若冷，则釜中之物必不能化，而停积于中，所以人之中宫不可无火，火灭则土冷，土冷则不特物不化，抑且食不能进矣。故治土釜之冷者，必须进火以温之。此一定之常法，谁不共知。然有时用进火之法，而土釜仍冷而不温者何以故？岂真火不可以暖乎釜耶？亦以进火未得其法耳。盖徒知进火于土釜中，殊不知进火而土釜依然冷者，因下部阴海中间一穴，真阳有失，是釜下失其自然之真火。冷从何去，温从何来，好比人家烹调之釜，其釜下灶穴常冷无火，徒从釜上加火，釜从何而暖？物从何而化耶？此种用法，自当变计，必须使釜下一穴有真火，而后釜可暖化，所以独云古穴含光。古穴者，即指两肾中间一穴。含光者，内含真火之光耀。此穴惟益其真火，则上自可除中宫之冷，再略施以进火于中宫之法，则效自速见。此一节言治中宫寒冷之法，有时亦不可徒向本位着手，当溯其真火而进之，乃为进火之全策焉。

明暗既觉有分，疾徐亦宜相配。

吕真人曰：何谓明暗有分？明者明显用法，暗者暗中伏法。盖法之明用者，即于本位着手，或攻或守，或进或退。假如某宫伏藏恶慝，并无别宫招致，则用法只觊定此宫，便可除其恶。如上节之上半截所论是也。暗中伏法者，言溯其根由而用之。假如某宫有疾，而根由实自别宫起其衅隙，则必看其起衅之处，或益之，或损之，各随虚实以制宜，此乃治其所以生疾，即前节下半截所论是也。然其中自有分别，有只用明法者，有只用暗法者，有先明后暗，先暗后明者，更有明而并兼乎暗者，法实不一，究其诀总不外轻重宽紧四字。能识轻重宽紧，而明暗之分，自觉一一了然。何谓疾徐相配？
疾者刚法也，徐者柔法也。盖刚法必济以柔，而后所到不伤。所以
然者，恐人素禀非坚实，实中夹有虚，故有时法虽宜用刚，略调之
以柔，则不至伐其本真，此疾以徐成之法也。又有人之素禀甚虚，
内不胜任，法只可用柔，然一味柔情，又恐难以见效，故必略济以
刚，斯柔而能进，此徐以疾成之法也。此言疾徐交济而成妙法，若
疾自疾而徐自徐，则不在此论矣。惟其疾徐交济，故曰相配，配者
配合而有助之义。倘第知疾徐二法，而不知疾徐之相配，则用法有
合亦有差，亦安得发而皆中？此一节统承上文而申言用法之正变，
亦系各宫之大旨，特于此发明之，未可徒为执一也。

大败之余，殷寻良将。甫平之际，尚葺卫营。

吕真人曰：何谓大败之余？大败者非他，言各宫之火德衰败无
依，寒气蔽塞。凡各宫皆须真火之熔铸，若无真火熔铸，则五气皆
不能成化，亦等于冷灰耳。人当寒气凝重，火德失陷而消灭，言乎
水则水泛溢，言乎土则土湿滞而崩残，论其木则寒阴而不长，论乎
金则冻冷而凝重不就范，好比军徒覆没，四野萧条，不谓之大败而
何？故当此大败之际，欲复其阳明之火德，使五方皆受陶熔鼓铸，
非有神力之良将不为功，所以此殷而求之。良将者，即药品中纯禀
阳刚之物。惟得此良将效厥功能，自然阳光遍乎内景，举一切萧条
愁惨之气，一概消除，而水木金土，得以各安其位，犹之乎大帅复
中原于祸败后焉。何谓甫平之际？甫平者承大败而言，即大败初复
之时也。人当火德颓败之余，一旦平复，其各宫之本体，已于大败
时各受损伤而颓残，一旦平复其本体，依然未得完固，必待加以调
养培补之法，然后可得完全周密。犹之乎军当败后，四境复平，其
营垒曾受攻扑，不免颓残未固，必待修而葺之也，故曰尚葺卫营。
卫营即营垒，在人即各宫之本体是也。当未败固在用法以防之。既
败而后，尤宜修葺以安固之。用法之贵于周密如此，业医者可或疏
略乎哉！

任他疑难相生，难离法制。惟此经权不易，可获调停。依类以推，无殊符节。得门而入，何啻衡平。

吕真人曰：何谓疑难相生？疑者疑似莫决之谓。难者动多掣肘之谓。然疑难虽觉迭出，而常变杂出之法既明，随来则随以妙法治之，任其千变万怪，而把握自然在手，治病不为病所穷。所以然者，由用药之法制，即详悉于平日，始终本末，无不贯通，到临时虽有百端出而相为疑难，亦不过准药法以审定施行之方耳，岂有外乎法制？法制即不能离，则疑难自觉可释也。何谓经权不易？经即常法也。权即变法也。惟其法制既详悉，故时而本乎常法，法合宜而不可易；时而用乎变法，法得当而亦不能易。合经权而操纵自如，谓之经权不易。举凡症候与药法之最碍手者，亦无不细针密缕，而得其调停之善法焉。何谓依类以推？盖经权调停之法，上文实一一言之，但恐粗心看过，则其中言常而寓有变，言变而归本于常，不能参伍错综以备悉之耳。果能细究详明，则依类以推行其法，无一不准，是直等符节之相合，故用药者患不得其门而入耳。苟依此法以施行，法门愈行而愈熟，从此门直入于精微，则用药之法，便知增一分不得，减一分不得，有天然之节度，且有随时之衡量，比之于权衡之平均，无以异也。此一节浑承上文而言法之不可易，欲学者静细而参求之。

至若木含精英，实禀东方之气。材分贵贱，同长林麓之春。

吕真人曰：何谓木含精英？木者指药品中之禀木德者而言。人之内脏，惟肝胆禀乎木德，一有过与不及之愆，则必赖药品之禀木德者以补救之，或损或益，则随其过与不及而施。精英者，木德之性情功效，或主疏达，而疏达之品，有其性情功效；或主栽培，而栽培之品，亦有其性情功效。推之温凉散各门，无非其性情功效之所在也，故谓之木含精英。究之木之精英，其禀来实有所自。盖木之气，始自东方之震巽，震为阳木，巽为阴木，药品中禀木德之阳者，是得东方震木之气，可以理人身木德之阳，药品中禀木德之阴者，是得东方巽木之气，可以调人身木德之阴。同是木而阴阳判，要皆东方木气化育所成，故曰禀东方之气。何谓材分贵贱？材者药物之品质也，其中不无贵贱之殊。有此与彼分贵贱者，即功力之大小，与所构之难易，而贵贱固觉有分。有同是一物，生于地之不同，而贵贱亦分，故谓之材分贵贱。然虽有贵贱之分，究其贵者固不能离木德而建其功，贱者亦未尝于木德内不能立效，故不论贵与贱，各有各之性情，各有各之功效。且阴阳各自为用，言其功之所成，实同归于调理人身之木，故曰同长林麓之春。林麓者，即指人之肝木而言。何以谓之长？盖培养使之壮盛，故谓之长，疏达使之无郁无积，得以畅其生机，亦谓之长。春者，木疏发吐秀之时也，举以言人木德之荣美。此一节首言木德之品，与人身之木交相契合，下则举而详言之。

树上无花，培树根尤须甘泉几点。竹中有鹪，逐鹪鸟还待古杖一枝。

吕真人曰：何谓树上无花？树者，指人之肝木而言。花者，树之精华发露。树必荣美秀发而花始吐。人之肝木主乎血，犹之乎树上之花，肝木必亦荣美舒秀，而后血始盛旺流行。曰树上无花，即指肝木颓残不能生血。肝不能生血，则血为之亏损。故欲使血之亏者复盈，非大培乎木不可，故独曰培树根，树根即指肝木也。用法惟以禀木德之精英者，大其培补之功。此法亦谁不知，然往往培木而木仍不舒秀，血仍然不能盛旺者，何故？盖人之肝木颓残，致令血衰，多因阴海泉半不能滋乎木，所以但进以木德之品，木虽不孤露，而仍伤于渴。木渴而枝叶安有长茂吐花之理？所以培树根者，法又当溯其原由，兼用壮阴海，使泉盛足以滋乎木之根，斯源头清，功效自然易著。故曰尤须甘泉几点。甘泉即指阴海之水而言。何谓竹中有鹪？在《易》震为竹，竹字即与树字对举，同指人之肝而言也。竹中有鹪者，盖鹪为恶鸟，集于竹中而鸣，则此竹永不再茂，举此以喻人肝中之恶积。人肝中有郁积，则肝必为所累，而不畅达。犹之乎鹪鸟之鸣于竹中，而竹永不茂也，故特以为喻。鹪既属恶鸟，则为人所恶，必欲驱而逐之，恶积伏于肝，足以酿害，必破而除之，何以异于逐鸩鸟？然破除肝中郁积，法亦人所共知。但往往有远年郁积，扰害既久，其真元大率多损，兼以积久必坚，用法必先以振动肝木之品行之。一则使其镇乎肝之真元，方可用破法；一则使其抄动肝中久伏之积，突然发起来，然后一用破除之法，破去其积，而本真仍不伤。何为待古杖一枝？古杖者，即藉以此振动乎肝之物也。古杖百种，恶鸟一指而远避，古之神人所携，故以为喻。所以肝中远年久郁，遽用破而不能效者，未得其法耳。但仿古杖逐鸩一法，手不宜太重，学者记之。

扑丛林之火，不必伐林。除恶树之根，定当斫树。

吕真人曰：何谓扑丛林之火？丛林者，即指人之肝木而言。人之肝木郁积，多由七情摇动，久久助成假火，蕴聚于中，或克中宫之土，而饮食为之减，或逼入金钟，而至于吐血，此皆火郁所成。既有此火，自当扑之使息。扑者平其肝中之假盛也，法亦人所易明。但人往往用扑法，而多杂以伤损肝木之物，则火未去而木已伤，是因扑火而伐林也。法惟清其肝中之假火，尤须遏止七情，使一念不生，自然肝中不至动摇。肝木不摇，火从何发？此药医必兼乎道医，未可卤莽破伐，致令木林之摧折也。故曰不必伐林。林即指人真木而言也。何谓除恶树之根？恶树者，即指肝木之恶而言。人之肝木，夹有邪恶在其中，使人乱喜乱怒，似癫似戆。始以肝木假盛生风，遂至夹入心窍，令人时哭时笑，其恶根实深。欲除之，不可惜其木之伤也。用法若不大削其肝，决不可愈。盖必大用平肝伐肝之物，则邪恶去而心窍自不为所蔽。所以独云定当斫树者，斫树即伐肝之谓也。肝木原来不可过伐，但邪恶扰之甚急，非伐之不能取效故耳。此一节上截与下截，有同中异处，上一截是肝中夹郁火，其肆毒犹轻，故不用伐林而可治，下一截是肝中邪恶大肆虐害，故必连肝木亦斫之，始能见功，所别者在轻重之各判耳。学者可勿细辨乎？

风狂叶落，往往疏木以止风。

吕真人曰：何谓风狂叶落？风狂者，即指人肝木之风而言。木盛则生风，此不易之理。盖人肝木假盛，往往生出风来。此风非外感之风，乃内生之风也。然风不狂犹可，风若狂，则摇动无根之火，或眼赤，或面赤，或周身作热，时惊时痫，方寐而跳跃不宁。此肝木假盛生风，风又摇火，连真木之本体亦受困，谓之风狂叶落。此种肝盛生风，风动火之疾，小儿多有犯者，用法不必散其风。若妄加以散风温燥之物，则风得散而愈起。风愈起则火愈盛，多至不救。然则用法当何如？法在疏木。木何以疏？木燥则寒其木，大用疏肝之品，削其肝木之假盛，则风自然而息。风息则火不再受摇，又兼以寒木之法，火亦为之息。大凡风火相剥之症，皆类于此，皆当疏木而风自息，决不可妄生别法也。谓之疏木止风，木与风，即肝木所生之风也。所以治风之法，必须分外感与内生，用法方不错误，否则错有不免焉。

土瘦枝枯，常常爱材而肥土。

吕真人曰：何谓土瘦枝枯？枝者木之枝叶，即指人之肝木而言。枝乃木之所发，枝枯则木先枯。人之血为肝木所生，犹之乎枝为木所发。然血之衰败，虽由肝木凋残，究之木之凋残，有因中宫土先衰败，无真气之生生，而后肝衰血损者，故谓之土瘦枝枯。盖人中宫土败，不能运化百物之精英，以长养肝中之血，亦安得不衰？所以用药之法，徒培其肝木而不能效，所以然者，培木莫如培土，土若瘦，则木之根株，先无以遂其生机，故爱材必先肥厥土也。爱材者，即指培养肝木以长其血而言。肥土即因土之衰败，用补土之法，使土气盛旺，足以运化百物之精，而生物之功自著，无异土肥则木茂，而枝叶为之畅达焉。从可知人之肝木凋零而血亏，有时实因中宫之土恶而至，用法不可不壮土以为培木之本也，人当静究之。

水虽可生，泛滥则朽。金纵能克，平调自安。

　　吕真人曰：何谓水可生？盖指木之受生于水而言也。人之肝木最忌旱亢，惟下有阴海之水，以浸灌滋润然后可生，此一定不易之理，亦人所共明之义也。然第知水之能生乎木，而不知生中实寓有克之之理。水之生木，此常理也。生中寓有克，此变态也。生中何以有克？盖水往往有不安其位，泛滥横行，木遂受湿太过，必至始则黄落，久则朽腐。水之滥前篇言之详矣。人之阴海水不循故道，泛滥逆流，致肝中受湿木朽，法当何以治之？惟用导水顺流，或气滞不行，则兼以行气之物；或土不能止蓄，则加以理土之功。寒热则各因内脏之本体而酌之，此生中寓克者，亦以克其所受克之神为法施之，斯木之被克于生中者不克矣。何以谓之金能克？亦指木之受克于金而言。盖人之肺金，或夹假实，或喘息，或咳嗽，甚而假火积于金钟内，逼而吐血，久久肝木亦受伤，此金之克木也。然金克肝木，亦由假实致之，若用法清除，疏达其肺金，则气自调畅。气畅而木反和气之鼓荡以遂其生，谓之平调自安。平调即疏达肺金以调其气也，安者使肝木化克为生之义也。此等用法，是化仇为恩。但法如是，尤在轻重当其可，方不至有过不及之弊耳。

欲尊帝室，首在建立青宫。

　　吕真人曰：何谓欲尊帝室？帝室者，即指人之心而言。人之一身，惟心之神明为主宰。此宫若颓残，则无所统摄。以其权有独操，足以驾驭乎众职，故此宫名为帝室。尊之者何？盖使其神明壮健不疲，无昏迷，无震摄，又无夜寐跳跃不宁之患，故谓之尊。人之心经颓败，致生出夜寐惊痫、跳跃不宁等类之疾者，多由肝木先零，血为之亏，不能养育乎心中之神明，或肝木为情欲所摇，肝中所藏之魂，先已扰乱，故以魂之乱，牵连乎心之真宰，使之并不安其位。凡心宫之病，多起衅于肝木。肝木一宁，而心自无不安。然作镇所以欲尊帝室，其法非他，惟视肝木以定其法耳。肝有郁则除之，有假火则清之，衰败则培之，此有形之法也。又须遏七情，除六欲，虚虚空空，无思无虑，则肝中之魂定，而自不牵引乎心之主，此无形之法也。谓之建立青宫者，青宫即指人之肝木而言，前篇论之详矣。建立即扶持使安之义，好比君王在位，欲巩王业，使之勿替，必立青宫太子以图永久，即此一理，故以为喻。秘经所谓"欲治君，先治臣"，即此意也。此一节言肝木之关于心，以见调理之法不一如此。

要定幽都，勿多眷恋苍璧。

吕真人曰：何谓要定幽都？幽都者，即指人之阴海而言。人之阴海，或水漏而干枯，或火盛而内耗，必待安定之，谓之定幽都。安定之法，原不外水涸则益其水，火盛则扑其火，此亦人人所习闻。然阴海水涸与火盛，久久未有肝不受累者，倘见肝或受累，而有所亏，遂于定幽都一法，妄加以培肝等药，则适足以动其肝。肝动则感外之情欲，而肝中之狂火起，势必又逼迫乎阴海，或肝火逼肾水溢，或肝火勾引肾火作动。火动而阴海遂不安其贞静之体，此助肝往往不能安定乎阴海也。若阴海寒冷者，则不可以此论。此就阴海之有狂火者言。因肝动，则心火易炽。心火炽，阴海断无安定之理故也。所以用法不宜动肝。谓之苍璧者，即指肝而言。苍乃木之色，故以取义。璧字勿泥，眷恋即培字之义。苍璧之不可眷恋，即所谓肝木之不可兼培也。同是滋益阴海，有宜兼培肝者，有不宜兼培肝者，观此便可恍然于其故矣。

林鬼为臣，功多则害主。

吕真人曰：何谓林鬼为臣？林鬼者，木德之精也。为臣者，佐效之义。盖木德之品，用以佐效，最宜酌宾主之重轻，假如欲安镇乎心经，必略兼木德之品，以理其肝木，谓之林鬼为臣。又如心经夹火，欲泻其心之火，但心之火多伏根于肝木之摇动，故必略带清疏肝木之品，亦谓之林鬼为臣。然必宾主分明，不可使宾强于主。此何以故？即如安镇乎心，必兼略培其木，则培木是宾。倘培木太过，则木盛易生风与火，又足以致其心之不宁。又如心夹有火，欲扑心之火，因心火多伏根于木，故兼疏木之物，则疏木是宾。倘疏木太过，则木残血损，亦足使心震而不安。此皆宾强于主，用法太过，故谓之功多。曰害主，即安镇乎心，反致其法之不效。扑心火而欲其安静，反致安静之法不能行之谓也。用药之法，用之为臣者，欲其分任治理乎他宫之事也。殊不知用之太过，则他必鲁莽败事，反致主德之丧败，谓之害主，不亦宜乎！所以宾主分明不乱，强弱各当，庶不致相悖害也。欲业医术者，可弗细为辨别与？

木公作帅，权重亦殃民。

吕真人曰：何谓木公作帅？木公者，指药品中禀木全德之物而言也。作帅者，使之为主帅也。人因木德衰残，致血不生育，用法不得不使禀木全德者以为帅，此一定不易之法。然往往有大培其肝木，以长乎血，久久而血之生，究无所统摄。又或大培其木，而血究不能生者。此何以故？盖人之木德虽主血，而孤露之木，不足以生血。木必着土，土与木相宜，然后血始生。倘见木残血不生，遂用木德之品补助之，亦何尝不是。但用木德之品为帅，其权不可太重耳。若一味大培其木，使他独断独行，而不顾其土之配合与否，一遇土稍衰薄，不能与木相配，则无论血之不生，即生亦不能统驭，必至旁流散溢，九窍必有一路为他走漏。所以培木必细量乎土以培之，不可徒委权于木德之物。苟木德之物权太重，土不和合，非致血之不育，即使血旁流，欲生血而反害乎血，犹之大帅欲救民而反害民也，故谓之权重亦殃民。民者，即藉以喻乎血。秘经云"木非土不成林"，即此义也。此一节言培木之法，必细量乎土而培之，求和合以生生，补上文树上无花，培树根必须甘泉一节之所未备。因木虽赖水以滋生，尤藉土以安固故也。学者静究之。

调之使和，无乖走守。巧而不悖，常计盈虚。运妙法于一心，措施自然各当。审机宜于百味，熟悉乃无妄投。

吕真人曰：何谓调之使和？承上文凡木德之作用而言也。过刚者恐不能胜任。太速者恐易为所摧折。故按其所用之药品，加以调停，使刚者不至过刚，速者不至过速，务协乎中和，非谓不可刚不可速也。应刚则刚，应速则速，得其当亦不失为中和，故曰调之使和。既能得乎调和之宜，则守而不失之懦，走而不失之躁，即走守并行，亦依然当其可。走守二字，即驱补二字之意也。惟其走守得当，故谓之无乖走守。既能调以和，而走守无乖，则任他病端百出，法自由我用，而不为法所累，愈用而法愈精熟，可不谓巧乎？巧而有法必中，亦何悖之有？所以然者，皆由用法之妙，其中盈虚消息，平时既达其理，临事又复计其节度，故曰常计盈虚。盈虚既详为权算，法亦安得有悖？合而言之，妙法之运用，非尽有成格之可执，其中参伍错综，调停斟酌，惟凭一心之灵以运之，斯随所措施乃得各当。然妙法之运，不过第言某病用某法耳。至于百味中之机宜，实繁而莫可纪极。尤在临症用药时，有一分之症，方下一分之药，有此味多一分，则与他味相碍者，少一分则又与别味不能配助者，刚柔顺逆，理实更仆难数，无不从其内之盈虚消息，与外症之错出分途，审酌自可得其机宜焉。此非一蹴可几，实由浅而入深，自粗以进于精，竟委穷源，用药之微妙，自觉熟悉，又何至鲁莽用法，非所投而投耶？人自不肯耐苦以参究耳。

金为兑位之神，奉养当稽品物，疏达贵叶权谋。

吕真人曰：何谓金为兑位之神？在《易》兑属金，位居西方。神者，白帝之神，即金神也。在人则肺属金，主乎气之出纳而成治，或亏则提振之，或壅则疏达之，固不可以不奉养。但奉养之法，奥妙千层，欲探养气妙法，首在究明先天大道，从虚无中呼吸，有呼吸自有运转，天地所以能长存其气，运转于两间者，以虚无之呼吸运转，不暴其气，故其气得常盈而不败。人苟能体天地之呼吸以为呼吸，合天地之运转以为运转，无有而自无不有，不暴而自不亏，则人身亦居然一天地之消息，何待假有形之品物以治气？奈此理既非易晓，人又以为荒诞，而不肯虚心穷究。理不明，故法不立，至日用间语言动作，万态千端，皆是耗其金德之真气。真气耗尽则死，所以必假有形有质之品以养之，虽属可暂而不可久，但不得无上妙法，则以药物养其气，亦足以济一时之困，故奉养之品物，遂不得不为之稽考焉。奉养既有品物，其中作用亦各各不同。其大培乎气者，可无庸赘论矣。更有疏气使之不壅，达气使之妙其运行者，最宜善为用。合用则以损为益，不合用则不见益。只见损，即使合用而过用，亦变益而为损。其中用法，自当按乎症之节度，以定分寸。又须通变达权，方觉活而不板，故曰疏达贵叶权谋。权谋者，即活而不板之谓也。此一节浑言金之宰乎气，不可不有以调养之，以起下文之意也。

本真明洁，粘浊焉可上浮。物气飞扬，糅杂亦难遽举。

吕真人曰：何谓本真明洁？本真者，盖指人肺金之本体而言。人之肺金，其本体至明至洁，一物不可染，一染于物，则少顷不能忍。试看人食物，或偶误入于肺，则作咳咳之声。又如痰涎壅于肺，则为之哮喘。盖肺主乎气，一染于物，则气阻隔而不能疏达。观此便见肺之本真为至明至洁也。论其本体则如此，然究乎肺气之质，原来是轻清上浮，决不可下坠，一有时陷于下，则病见矣。气既不可下陷，则陷者必欲使之上浮而后安。所以法必用升提之品，此不易之理也。然其中自有喜忌，肺气既喜上浮之品以调之使不陷。上浮之品，尽属轻清，最忌杂以粘浊之物。盖粘浊多主下流，若升提之品杂乎此，必连上浮者，亦减其力。在肺气稍损者，犹无大碍。若肺气至于下陷者，其升提之功要速，倘杂以粘浊，则本上浮者亦不能效，故曰粘浊焉可上浮。即轻则易腾，重则难拔之义也。何谓物气飞扬？物气者，即指提振之物气也。盖提振之品，其气之本来原系飞扬于上，用以提振乎肺金之气，自当顺其飞扬之本性，全其飞扬之妙用。如上所谓粘浊，固不可相凑。然更有忌者，如飞扬直上之品，苟或杂以走窜横行之品物，则气方欲上腾，又被他物牵之横行散溢，此便是糅杂。一至糅杂，连直上者亦横溢，安能成其升腾遐举之功？此即用法不细，反为所累。所以人往往认症既不差，用法亦合，往往一投不见其效，再投亦无其功，卒至屡投不验，遂因疑生惑，甚则突然思变，竟误入于迷途，而为患不浅者，大率类此，未可咎其法之不明也，特法合而微有差讹，故相为阻碍耳。学者可勿细意乎？

开钟内之声，当叩两端而竭。

吕真人曰：何谓开钟内之声？钟者即金钟，指人之肺金而言。金钟惟空而后有声，亦惟完固而后声始亮。金若实则不能鸣，金破亦不能鸣。症候篇中言之详矣。开者，不鸣使之鸣，不亮使之亮也。究之实而不鸣者，虽金内有火痰窒塞，而其根伏多由于中宫之土有积热。破而不鸣者，虽系金之破损，其起始亦由于肝木之动摇，夹有恶郁，日久血与气并亏，遂至金之破败而不能鸣。所以欲开钟内之声，用法不可徒向金内求。此何以故？盖实而不鸣者，若徒用疏金之法，则今日疏之，而明日又复壅塞，不从中宫并疏去其积热，则钟内之声，旋鸣而亦旋遏也。又如破而不鸣者，若徒滋润培养其金，倘不并疏去其肝木之恶积，则金之破损，旋补而亦旋耗，因木多动摇，金气终无完固之理，此皆徒凭一端，用法所以难效。善用法者，必因其一端，并究其所以致此之由，同加医治之法，谓之叩两端而竭。两端者，即上所云伏根起始之端，并金内合为两端也。叩有寻究之义，竭者极致其原由，而详尽乎法也。果能竭其两端，则既治本宫，并治其来路，即正本清源之意也。学者可泥于一隅乎？

续盖中之气，先寻一本至亲。

吕真人曰：何谓续盖中之气？盖人之肺，其象又如盖一样，故盖即指人之肺而言。续者，有接续之义。人之气当衰败时，非用法接续，则衰者日益衰，衰败极则必断绝而毙。然续之之法，论其常则培养其肺，或提振之，使衰者反于盛旺，不接者使之归于无止息，此法亦显而易明，尽人皆知。然但用培养乎肺，提振其气，往往衰者依然衰，甚而欲绝者不能续，此非续气之法不可行也。特用之无其本，故不效耳。盖气之衰败，其根源或由于中宫之孱弱不振，或由于阴海之亏歉，用法当察其所自始而制治之。由于中宫之孱弱者，倘不扶立其中土，则生生之本已失，气从何而振？故理其气必兼理其土，使土旺而气自升腾。他如因阴海之不足，致气之衰败者，若一味提振其气，而不兼益其阴海之水，气又从何而盛？故用法提振乎气，又须并益乎水，所以水土二宫，为气之本，治气必先顾定此二宫，然后气乃可治，故曰寻一本至亲。一本即指水土二宫也。以此为生气之源头，谓之至亲。此段法与理肺金使生水，及提气以健土，两法乃倒用互为宾主之妙义。观此便知五气有交相济美之功，即河洛顺逆之真谛也。

破中垣易伤白衣女子，宜用顾瞻。

吕真人曰：何谓破中垣？盖中垣者，即指人之中宫而言。中垣宜固，何以独云破？因人之中宫或有郁积，久而凝结。或火盛极蕴结，使下之水不能上升。又或一时食物无节，致塞于中宫，塞甚而气不能运行，又不能久待其化，凡此皆当用破法。破者，攻破使之即时从下流而去，故谓之破中垣。何谓易伤白衣女子？白者，西方之色，属金。白衣女子，即金德之精，此藉以喻人之肺金。肺主乎气，伤者即指损气而言也。中宫有凝聚不散，既用攻破使从下流一法，顷刻推倒，速若雷霆。下流若江河之决，则气易随水下流而伤陷。在气盛者可以无虞，固堪置之不计。若气短者，一犯中宫凝聚，非推倒不为功，则气之伤损，实属可惧。此等法，一遇施之不去，岂不束手待毙。法之变换运转，在善学者参悟之耳。

逐外寇最惊白羽雁群，当求安定。

吕真人曰：何谓逐外寇？盖外寇者，指人之冒感风邪而言。人因腠理不密，遇四时不正之气，大风大雨，大暑大寒，或天时阳亢日久，或阴气凝蔽重积，皆属不正之气，皆能感触乎人。邪气从毛窍直入，遂蕴于中，使人周身不安，既有外寇入于内，则不得不用法驱逐之，谓之逐外寇。此法亦浅而易见，人人同晓。但药品中凡属可驱逐邪气之物，性多近烈，功用多系耗散，最易耗乎气之真元，故曰最惊白羽雁群。白西方之色，上文已言之，即指肺气而言也。白羽雁群，以气相感召之物，故藉以喻人之气。惊者，动而耗损之谓也。逐邪之物多损气，在气盛者固可置之勿论。有一种气亏极，而适遇四时不正之气，冒感直入，不逐则刻不能安，一逐而气亏极，不能胜其任，势必至外贼未退，内贼已起，又将何以处之？善用法者，一面逐邪，兼以扶立气之真元，使他不至耗散，斯外邪可去，而内贼不起，真气依然凝聚。又或驱逐邪气后，再加调理其气，自然平复。此论阳气，而阴气自可依类以推。惟其逐邪之法，多损真气，故必求其安定也。安定者，使气不至破败，即惊字之对面。凡气亏而冒袭邪气，扰乱于中者，皆视此为式。但其中斟酌变通，自在人领悟，又在临时审量耳。

歪倒可扶，察歧途而措手。渗消永固，兼举火以呈能。

吕真人曰：何谓歪倒可扶？歪倒者，即人之东歪西倒坐不住，立不安也。人何以歪倒？气亏损极故也。凡人气亏极，则必至眩晕，坐立岂不东歪西倒？法当有以扶之。扶者，扶立真气，去其眩晕，则坐立自安固而不摇。用法自当大用提振，此一定不易之理也。然往往有用提振而效卒不著者，此何以故？盖气之亏，必有相因而至，或因肾亏而气始亏，或由中土破败而气不振，此皆气亏歪倒之歧途也。故用提振之法，必须细察其歧途，看其歧途杂出于肾宫，则兼顾于肾，错出于中宫，则并理乎土。谓之察歧途而措手。歧途既塞，正途自顺，若一味泥乎提振之常法，非不略验，但终难收其功耳。何谓渗消永固？渗消者，指人之水下流，不能收摄而言。始则由渗漏而消乏，继则由消乏而益渗漏，此种病根，本来系气之不能振摄，则振其气自是常法。然有振其气而一时暂为收摄，终不能坚固。损久又复渗消者，皆用法之未尽其详故也。法有可以永固者，盖水之渗消，虽系气之不摄，然用提振而不能固，必其两肾中间一穴之真火已失，遂至不能收摄。故必兼乎举火一法，乃可呈其功能。举火者，即用药益其下部之真火，使水不至寒冷而漏，亦何患渗消之不能永固耶？举水道而谷道自可类推。所以见病则医，不究根由者，有效有不效，即此故也。

益之使强还使运，导之以活更以和。

吕真人曰：何谓益之使强？益者既损而用法增益也。益之之法，上文言之详矣。盖人之气一破耗而流于弱，则百端交集，周身血脉，不能运动变化，生机何以能畅，故必于其弱者补益之，务使化弱而为强。然强中亦间或有杂出之弊端。盖气之强，虽可使人神采发越光辉，岂不甚美？但气苟或有积滞而壅塞，则不能如两间之气，昼夜周流运转，流通畅达，势必因壅塞而生出外症疮疥一类。盖气不流通，则血亦凝聚，或聚于上，则上发，或聚于下，则下发，聚在何处，即发于何处，积而至于溃，则气血又复为他所败。所以气之强而不运，亦足为累于百体。故既益之使强，还欲使之周流运动，无时阻滞，乃得百体常安也。然又有一种周身络道有阻，论其气未常不运，但运转有许多艰涩，则气仍不能活泼，用法又须以开导为功。导者即导其络，使无窒碍。络既无碍，气之运动自活，不至积久又复气滞而不行也。然既导之活矣，尤恐内之阴阳偏胜，则气之运行仍不和，或阳亢阴衰，气固不和，即阴长阳消，气亦不和，久久弊端又觉百出。所以既用导之，使气活动之法，更当调其阴阳，使之无偏胜。阴阳既无偏胜，则气自和畅，乃可为调气之极功也。此一节统承上文而言，调养真气之全体大用，实法制大之要焉。

随水下流，必仿春雷出地之势。

吕真人曰：何谓随水下流？随者，气之相随也。气本上行，何以随下流而去。盖人或中宫土败，不能安镇，或肾中一穴，真火失陷，不能固守，致水谷乱道，下流遂如川壅之决，一溃难收，日夕不已，连上部气亦牵之使下，故曰随水下流。此种原气未必其亏损，一至随下流而去，则不亏亦亏。气既至于下陷，则连谷水亦断无收摄能固之理。若欲固其谷水二道，徒用敛闭之法，不过取效于一时，异时亦依然溃。故必大用升腾之法，一升而下流自塞。盖气因下流不止而陷，一升其气，则水又从气而止之不流，此倒行法也。曰仿春雷出地者，即指升腾之法而言。试观春雷初发，从地下一声，直上于九天，势何其烈耶？用药升腾之法，其妙颇似之。惟用法若春雷之出地，故曰仿。此一节是欲收下部之功，从上部着手，未可与上文混看也，须细辨之。

因风上壅，当悟残花坠槛之机。

吕真人曰：何谓因风上壅？风者指冒感邪气而言。盖人因腠理不固，偶遇不正之气，遂冒袭而入。既有邪气入于内，遂往往使人气壅，或哮喘声如割木，不能安眠，故曰因风上壅。壅者，气壅也。此种情状，有许多呼吸不平顺处。论常法冒袭邪气，自当纯用驱逐升散之物，使邪气从腠理入者，亦从腠理而出。然气既因风而壅，常有纯用驱逐升散，而气愈壅不能忍者，此何以故？盖驱邪气之物，无不升腾，气既壅故逐邪之物，实助他使之益壅也。非其逐邪之不是，实用法之未尽善耳。然则法当何如？惟视其气之壅者，于逐邪之中，加以下降之物，使其气降于下，不至腾上。谓之残花坠槛者，即降字之意。试观残花之坠槛，重重叠叠，自高而下，徐徐不骤。用法降气者，亦如残花之徐徐而下。疾暴则又恐气亏者，或至于陷。盖气因风壅，去风易助其风之壅，不得不用法以降之，纯用逐邪而不降其气，终亦未尝不可愈，但目前易致气之益壅，故必兼一降法，使得安眠，斯为上法也。若气不壅者，自当别论。法在因时制宜，学者静玩之。

补破之手宜轻，抉实之功贵力。

吕真人曰：何谓补破之手？补破者，即补养肺金之破也。盖人之肺金破损，多由七情六欲，上则摇动肝木，下则损耗阴海，致无根之狂火，逼入肺金，而金受火克，遂破而不鸣，或损而声不清亮，故须用法以补之。然补此种金破，自须善用其法，倘徒知金破之宜补，遂用重手，反至鲁莽害事。所以然者，肺金乃轻清明洁之体，若重手补之，反至金内之狂火作动。此内火不能用扑法，重手补之，又恐其动故也。所以宜轻轻着手，日久自然破者复完。若重手欲速，则补之适以败之耳，不可不细为辨别。何谓抉实之功贵力？抉实者，疏抉肺金之积实也。金实亦不鸣，鸣亦不亮。然既过实，则不得不疏抉之。盖肺金完固，受实火逼入其中，或生痰，或咳血，惟其实，故大用抉之之法。若轻手抉之，则力不能胜其实，势必今日抉之，明日复塞，久久金亦被他扰害，亦可转而为破。盖金虽实，既为所扰害不清，则不能滋生乎水，水涸金遂燥故也。人只知虚自虚而实自实，全不知虚实亦循环相用，用法不过因其现时之虚实，自当酌一善策而治之。此一节亦承上文，统言金之虚实，与用法之大要也。

浊流泛滥，调庚辛之将以排疏。

吕真人曰：何谓浊流泛滥？浊流者，指人内脏之水而言。人因络道不流通，下部水之去路，亦多阻塞，故内脏之水，停留久而成湿气，遍溢于周身，故谓之浊流泛滥。所以然者，皆由气之不能运动所致。盖气不运动，络道亦为之不通，好比路之荒废不行，而茅草为之蔽塞也。络道与下之水道，既不通流，则水塞而成湿，用法按常，则水之泛滥，惟在利导乎水，然往往利导之，旋消而亦旋壅。流泛滥者，皆由气之不治故耳。气不治，则水路亦不通疏。一味利导乎水，终难收其效。善法惟在调理其气，气滞者疏之使畅，气衰者扶之使立，气行则水自行，便不至停留而泛滥，然后兼以利导，自无虞功之不著，惟其气之宜调，故曰调庚辛之将以排疏。庚辛者，西方之金。在人则金主乎气，气乃金之将帅，故藉庚辛以为喻。调者调理也。排疏者导水之义，即气行水治之谓。此一节专为气不治而水泛者，发明其用法之要，与阴亏水不归根者不同，用法则均宜溯源以治也。

赤泽蔽凝，合坤申之才而鼓铸。

吕真人曰：何谓赤泽蔽凝？赤泽者，指人之血而言。蔽者，血不流通。凝者，血之停积。血何以蔽凝？盖人之血，每随气而运转，气不流动，则血亦不能周流布散于身体，日积月累，岁久或生血积，或流注于体肤而成瘤，及疮疽等类。故赤泽之凝，必须用法治之，免至日久作恶。论常理，气行则血活。欲治血之凝者，首在调理其气，使之活泼流通，以带血运转。然必曰合坤申之才而鼓铸者何也？坤属土，在人则为中宫。申属金，在人则为肺气。盖人之血凝，虽由气之不活，实先由中土之气不能运化，故欲治血之凝，必合土而并治之。土淹滞则用法疏达之，土衰残则以法培养之，并加以疏达培养其气，使金土相生，气自周流不息，血从何而凝？鼓铸者，即鼓荡陶铸乎血，使之活泼也。所以用法有一根源未透，犹觉功效之难著，学者不可不细心体认也。

明大法，别重轻，同工异曲。究原因，排队阵，彼拒此迎。

吕真人曰：何谓明大法？大法者，即上文所言之大法。举用法之或常或变，参伍错综，无不熟悉于一心，谓之明大法。何谓别重轻？盖同是一法，有宜重用者，有当轻用者，有独用一法，而轻重不等，有一法兼两法，而轻重亦贵按乎时，不可不有以辨别之。辨别既明，斯轻重得当，法自有条而不紊，谓之别轻重。大法既明，轻重既别，则法愈用而巧愈生，自有同工异曲之妙。何谓同工异曲？工者乐工。曲者曲调也。古之巧者，同为此乐工，而其曲调之巧妙移人，自与人异，谓之同工异曲。医道之巧用法，何以异是？何谓究原因？原因者，即症候之源流也。一病有一病之原因，究者究其起于何宫，又或因何而致。盖人之疾，有自外至者，有自内生者，不论外至内生，皆有其起始。若见症则治症，并不求其所以然，则滞于一隅，见效者罕矣。所以原因必当究而明之。何谓排队阵？盖指用药而言也。凡用一法有主帅，有佐效，有卒徒，以何者守何关，何者攻何路，好似军战队伍阵势，故曰排队阵。排者安排布置，斟酌停妥之义。既能安排停当，则用法亦居然一军阵。故药之达于内，或攻或引，或守或和。举凡法之所立，皆合乎迎拒之度。迎拒者，坐作进退军中也。药之达于内如之，故曰彼拒此迎。迎拒既当，亦安有疾之能久缠哉！此一节亦统承上文用法，而浑言其大要也。

偏师制胜，可暂不可常。硕果仅存，能收亦能发。

吕真人曰：何谓偏师制胜？偏师者，不用全军之法，独以一偏之法，取一时之捷效，谓之偏师制胜。盖用药之法，有当危急时，不能用全军之法者，则以偏师取其捷效。偏师之法，只于其病之所在，则用药直达，不暇顾其起始根源，因时势危急，不能久待，故暂以取其捷效，然后有可再图，不得已而为之耳。亦或有无根之病，只用偏师，不用计其原由，遂可取效。与危迫之际，不得已用偏师者，自不相同。人之疾病，罕有无根而发者，用偏师不过暂取胜于目前，以待再图后效。若习以为常，则病之根源未去，异时旋发，再用偏师则不效矣。不特不效，且欲保守而不可得，故曰可暂不可常。所谓硕果仅存，硕果者浑全之果，内含生发之英华，其妙用实收敛于内。用药之法，宾主分明，佐使停当者，亦自具一生发内含之概，与硕果无异，故曰硕果仅存。此周旋之法，按刚柔，别进退，妙用内含，与偏师之法，自觉大异，故虽仅存。凭此以调治，遂觉操纵自如，言其收则妙用全包，实收敛于一法之内，言其发则头头是道，路路皆通，如硕果之发生，妙用灿著，故曰能收亦能发。合而言之，有先用偏师者，后亦须用周旋之法。又有法用周全，当未收功之际，突然杂出一症，变起非常者，亦不得不用偏师以胜之。总之归于周全而后止，通变在人，不可执滞也。

理之使畅，自见大地阳光。耗而难充，安期半身贞固？法在个中，无所隐也。义原至广，于此求之。

吕真人曰：何谓理之使畅？盖人之气，每周旋于五脏百体，本来舒畅发育。然或由络道之隔塞，则气难畅达于周身，或因中宫破败，而气不发育。或由阴海干枯，而气亦不振。又或肝中郁结，亦足耗其气使之不达，凡此皆谓之不畅。既不畅，则必有待于调理。理之之法，上已一一详言矣。既能理之使畅，则人之气，自与天地之气相合，日周流而不息，生生发育，皆赖此以成其功。无处非气化之鼓铸，即无处非阳光之遍流，故曰大地阳光。大地者，盖指人之内五脏，及外之百体而言。何谓耗而难充？耗者，亏损之谓也。人之真气，一至亏损，不能使之畅达于周身，则气不行，血亦不行。气不和，血亦不和。其弊或厥冷，或麻木，变态亦多端，不能毕述。总之气耗损而不充，周身皆受患害，欲求半身贞固，岂可得乎？然调理乎气之法，上文实已详为言之，无法不寓于言下，故曰法在个中。然法虽寓于言中，犹贵详参默会，方得达其妙用之全。所以然者，义虽赅而文实简，恐不知者，初心看过以为简略，遂谓吾有所隐秘。以吾自思，实无所隐，特患人不肯细为参求耳。文虽无多，而于调理真气之义谛，推之自广而莫可量。倘欲尽乎此中妙绪，正无庸矜奇立异，糊思乱想也。但于吾言一一体会参详，至于融通，亦何患术之不精？曰于此求之，实非诳人也。学者量之。

土镇乎中，实宰制乎六合。土性至厚，每统括乎三元。

吕真人曰：何谓土镇乎中？在河洛五十之土，居中立极。人之土，亦居中立极。镇者有安镇之义。五行无土不生，故水火金木四者，皆分镇于各方，要自中土生出。人之内五行，水火木金分布为各宫，惟土为中宫，各宫之气，亦自中宫生出，故各宫之生死，惟中宫之土司其权，谓之宰制六合。六合者，指各宫而言也。宰制，即操纵权衡之义也。所以然者，因五行中惟土之性最厚重，天地间万物皆生于土，而反于土，无土则万物无所寄托。人之土亦厚重不迁，受百脉之所寄，土为百脉所寄，故人之生死，皆视乎土之成败，缘土气为生生之本。举凡人之元精元气元神，皆为中土统括其根，故曰统括三元。所以大道之归，三元会于中宫，水火木金，皆攒簇妙合而凝于中土，自然有续命之汤。但此理微奥，世人罕达。然虽不能达乎微奥，苟能善调养其有形有质之土，亦足以延其寿算，除却患病，土之所系，岂浅鲜哉！此就人内脏土之本质而言，至于药品中禀土德者，其性亦如土之厚，土或衰残，自速培养之。培土而精气与神，自然充足，亦是统括三元之意。人苟从有形有质之土，穷究分明，知其妙绪，一得指受，便知无形质之土，微奥靡穷，参求运用，则又不待有形之药品而调治矣。学者忌躐等，当从浅近参之。

水涌则流，当思孰为止蓄。

吕真人曰：何谓水涌则流？水涌者，乃人内脏之水，不能运化，至于横行泛溢，连中土亦为之浸灌淘洗而崩坏，故谓之水涌则流。盖人内之中土，本可运化水湿。然或因土气衰弱不能运化，则水湿横行泛溢。水泛则土亦受浸灌而崩流。论常法，水湿泛滥，则用开凿下流，利导乎水，使之消除。殊不知但泥常法，而水湿之泛，实由土之不能运化，致水滥行，始淘土而崩流，一味利导，反足以致土之败尽而无救，因土已衰弱，不培养其土，水湿断难运化。此种实非利导所能为功，利导不特无功，且觉有害。法惟培镇中土，使土气盛旺，居中运化，而水湿自然消除，与中宫郁热下流不顺者，大不相同。盖土为止水之物，土旺则水湿不生，故曰当思孰为止蓄。即言培镇乎土，使土气旺而运化水湿，便是止水之义也。此一节上句即秘经所谓"引贼入境，不蒙其恩，反受其害"之义，下句即反本之义，学者不可不细心体认也。

木强则瘦，宜问谁作膏腴。

吕真人曰：何谓木强则瘦？木者，指人之肝木而言。强者，假盛之谓。木假盛至于克制乎土，使土衰弱谓之瘦。土本培植生长乎木之物，此由土之精英有失，不能长养乎木之本真，致真木凋零，久久而木中夹有郁积，遂成为假木之盛。假木盛，愈复克制乎土。论常法木克土，必用伐木之功，故土不受制。然徒伐其木，则木败而土亦败，法所以不能执一也。善用法者，惟轻轻用清除肝木假盛之郁积，大用培养其土，使之沃。因真木已衰，若重伐之，则木之真尽落，为患亦不浅。故生土肥以养木之本真，一边逐渐屏除其郁积，自然土不受制，得以永保其沃。惟其土之宜沃，故曰宜问谁作膏腴。膏者，泽之使润。腴者，养之使厚。问谁作者，即求药品以沃乎土也。此一节实守重于攻，故与先攻后用完垒之法有别，最宜明辨，不可蒙混以施行也。

昼长夜短，入地室自须问夜如何。月朗日阴，守黄宫正宜待日之出。

吕真人曰：何谓昼长夜短？昼者，阳也。夜者，阴也。昼长即阳亢之谓，夜短即阴衰之谓。阳亢则阴愈衰，此一定不易之理。人之内脏亦然。阴一衰则阳必亢，阳亢而阴弥衰。至于阴衰，中宫之土遂焦燥，至饮食日减，甚则饮食不能进。此因阴衰而累及中宫之土，论常法土燥则寒凉乎土。此种因阴衰而土燥，则寒土之法，实不可行，寒土适以败土耳。法惟大振乎阴，使水旺足以滋润，而土自然不燥，土不燥则饮食日进，故曰入地室，自须问夜如何。地室者，指人中宫土穴而言。入者用法入于中宫也。问夜如何，即顾其阴而用法之谓。盖土病欲用理土之法，究之土病由阳亢阴衰，则舍土而治水，亦不用理其阳之亢，盖节外生枝也。何谓月朗日阴？月阴也，主水。日阳也，主火。朗者，生光也。阴者，晦暗也。此阴长阳消之义。人有阴海无缺，而阳气衰败者，亦无异于月朗日阴。此种阴盛阳衰，水润土而土愈冷。因无火而中宫已属寒冱，水又是冷水，故中土亦为之衰败而不生化。土不生化，饮食亦依然不进。以常法论之，土衰败，则大培其土，殊不知此种土败，实由真阳已失所致，故但培其土，法亦未尝差谬，究不能收其理土之功。法惟大益其真火，使两肾中间一穴，真阳藏聚，则中宫之土，自然温暖生化。至理土之药，不过兼而行之，故曰守黄宫宜待日之出。黄宫者，中宫也。土色黄，故云黄宫。守者，安镇之谓。待日出者，即益其真火之法也。真火实藏于两肾中间一穴，世俗云两肾一水一火，误矣。肾实系于水，惟中间一穴是火，不可不知。此一节详言阴阳互为消长，而中宫受累，用法之不同如此。

覆箕忌垛堆，微微疏剔。凿垣防塌陷，缓缓推移。

吕真人曰：何谓覆箕忌垛堆？覆箕者，培土也。人当中宫之土，破耗衰弱，肢体羸瘦，不得不大用培土之法。然大培其土，又遇中宫破败之时，不能重载，大培之，必堆塞难以任受，谓之忌垛堆。然忌之而又不能舍此大培之法。若不变用周密之法，势必束手听其病之日益。故必于培土之物，略兼以去积之品，使培土不至酿成郁积，故谓之微微疏剔。疏剔，即指兼用去积一法而言。曰微微者，轻用之谓也。疏剔若太重，则培之无益，反恐伤乎土也。何谓凿垣防塌陷？垣者，中宫之垣，即中土也。凿者，破土之义。中宫之土何以可凿？因其内有远年之郁积，不得不用破土之法以除之。然在中宫强旺者，则直破而不须顾忌。有一种中宫土气衰弱，而夹远年之郁积，倘用急破之法，欲其速效，则积未去而土垣先崩，反至立危，故曰防塌陷。此种用法，惟有一缓法可以施，法于破土之物轻以着手，视其土若欲倾颓，则又轻轻扶持之，久久而郁积自去，土亦不至崩败，故谓之缓缓推移。缓者，即轻用破法。宽缓以俟其积消除也。若用法卤莽，必至土崩瓦解之忧，所以物有宜用而不能效，反至酿祸者，大率类此，学者最宜细辨也。

莫道相克不相生，使之贪生忘克。纵云能生不能克，亦虑被克难生。

吕真人曰：何谓相克不相生？相克者，如木实克乎中土。本来无生土之能，然有一种火衰而土败者，又非调理乎木，使木秀火兴，无以煅炼乎土。所以木虽克土，而非生土，亦不可执泥，以谓相克不相生。此等火衰致土败，实不怕培养肝木。盖木能长火，以煅炼中土，自有贪生忘克之妙。贪生者，木去生火之谓。忘克者，木既去生火以佐土，自不能克乎土也。使之者何？即用法长养木秀，令木长起土之生机。此种用法，与别样土败不同，最宜细辨。若执木克土之说以论之，则左矣。何谓能生不能克？如火本生土，原非克土之物，是火之本性也。然徒谓火生土，一遇水泛之时，则火亦生之不来，即用法亦然。欲长火以暖土，自不得重用益水之物，倘益水太重，反制火不扬，土亦安能受火之生？故曰被克难生。被克者，火受水制。难生者，受制无力不能生土也。更有一说，火乃生土之物，未可恃为能生不能克。盖火若益之太过，则火炎土太燥，生土者反克土矣，亦谓之被克难生，此等被克，是火太甚而土已焦枯，岂不是土被火之克？天地不外一中和，不可无相生，亦不可无相克。但生之过而克即寓于生中，生克二字奥妙千层，学者果能参究详尽，岂第医之一道云尔哉！

来去无情，转令情投意合。迎拒乱道，急求道泰居安。

吕真人曰：此一节就中宫之出纳而言。何谓来去无情？来者，物之进来也。去者，物之化去也。人之中宫不乐，则物之进来，有许多艰难气象，欲进欲不进，百物皆若与中宫不相宜一般，谓之来无情。又就其去言之，中宫颓弱，真气不能鼓铸，则所载之物，难以变化，或泄泻倾荡，将原物从谷道而出，即症候篇中如此来如此去也，谓之去无情。来去既无情，则生机渐息。法惟急用调理中宫，或只在本宫施其法，或杂出他宫用其方，务要来者来不滞其机，去者去不悖乎节，无情化归有情，谓之情投意合。何谓迎拒乱道？迎者，迎来。拒者，送往。亦即上来去二字之义。乱道者，倒行逆施也。人当每饮食之际，往往入而即吐，谓之迎乱道。或火或痰或肝逆，或肾气亏而不能安中宫，又或真阳失而寒冱凝蔽，合水火木金各宫受病，皆胎祸于中土，其根由多端，不能尽述。又如水道与谷道，本不相紊乱，水自水而谷自谷，然往往有水行于谷道者，谓之拒乱道。其中或郁蔽，或火蔽，或气蔽，或湿蔽，凝聚于小肠，又复夹入于膀胱，致水不流通，横行错流，故入谷道，种种弊端，皆不得徒见症而施治。法必须详究，其百出之端绪根由，方觉有准。然又不可等为小可而从宽，故曰急求道泰居安。道者，法也。泰者，顺也。法顺则中宫自安，而逆乱自息。合上下道以别中宫使之安顺，亦治土一大要也。

午马方临，勿向震宫请客。

吕真人曰：何谓午马方临？午马者，离位之火，亦即天马之位。在人身中，则指真火而言也。方临者，即离火方兴之义。盖人之真火不衰不减，自足暖乎中宫之土。火不衰则土自旺，生化无穷。纵或肝中之真木稍有不足，于理虽宜培养。然中宫之土既盛旺，生化既不息，自然周流运转，久久木亦终归于荣美秀发。若因一时真木稍弱，遂加以培镇肝木之品，则木动而火炽，火炽而土反被火烧而燥，土燥而肝木亦易生假火，不至烈火烧天而不止。所以人之真火无失，既能暖育中宫。真木略带微弱，自当置之勿论，故曰勿向震宫请客。震属木，震宫即指肝木而言。请客有惊动之意，故以为喻。男妇皆一例，勿谓妇人以肝主血为孕育之本，遂于真木稍微，而妄行动肝也。真火无失，中土不衰，只恐水不配对耳。学者可弗辨欤？

酉鸡不唱，安得艮宅迎祥。

吕真人曰：何谓酉鸡不唱？酉属金，酉位兑之方。酉又属鸡，故曰酉鸡。此藉以喻人之肺金也。不唱者，衰败无气也。人之金衰则气损，金究何而衰，上已论之详矣，不容赘述。但金衰气损，则因气之不运，遂至中土亦觉衰残。论常理金主气，金衰气损，由于土之不生，然亦有因气亏，而不运转，致中宫之土难运化者。此反恩为仇之变，他生我，我反克他。惟其因气亏而中土失陷，故曰安得艮宅迎祥。艮属土，宅者，宫也。艮宅即指人之中宫而言。迎祥者，安吉之谓。所以用法，有欲安中宫，必兼理其气，使之畅达运行，与理中宫以长其气一法倒用，自觉两不相同。此一节即秘经"欲求乐土，先积艮金"之妙义也。

赤龙放佚无归，唤醒黄童管辖。

吕真人曰：何谓赤龙放佚无归？赤龙者，指人之血而言。放佚者，泛溢而不归宗也。盖人之血周流于百体，活动而不凝滞。然当其泛溢，则不能安常固守，九窍皆可流出。又或血不归宗，泛滥而注于一处，则此处便有疮疡赘疣之患。然血之所以无归者，多由中宫之土，不能统摄。盖肝木虽能生长乎血，实赖中宫之土以统摄之，然后血有所归宗，不至泛溢。若中宫之土衰败，则血无所统，必有无端血流，或血注于一处等弊。盖血乃水木金三气合而化生，惟土可以统之，土衰则水木金三气不能镇摄，血岂不泛溢？此专就土败不能统血而论，与狂火强逼致血溢者大不同。既系土衰不能统血，而血始溢，法必大用振土，使土盛旺，而血自有统摄也，故曰唤醒黄童管辖。黄童者，指中宫之土德而言。土色黄，故云黄童。唤醒者，因其衰败而不振，好似昏迷不醒一般，故用法使其弱反于强，自然有灵醒气象。管辖者，即统摄乎血，使之不泛也。所以人往往益血反致血流者，皆其中宫之土不能担任故耳。土之所系，岂浅鲜哉！

白鸟渴饥失守，间将黄鹄拘联。

吕真人曰：何谓白鸟渴饥失守？白者，西方之色，在人则肺金。故白鸟即指人之金德而言，金主乎气。渴饥者，即气之亏损也。气既亏损，则不能巡行而守其营卫，犹之乎鸟之不守其巢穴。论常法，气亏亦当提振其气，殊不知有一种气之亏，由于中宫之土孱弱，不能进食，故气渐为之衰微者。若专振其气，而不兼理乎中土，则气旋振而亦旋衰，即振亦易犯气壅之弊。必使中土之气和畅盛旺，饮食渐进于流畅，而后真气自然发生。此种用法，与气损致土衰者倒用，惟气亏在理土以益气，故曰间将黄鹄拘联。黄为中土之色，故黄鹄特藉喻土德之神。拘联者，联合以致生生之妙也。曰间将，则非专理乎土，杂出此法以交济耳，即于提振法内加以理土。盖土为生金之原，前篇论之悉矣。今特举法之善施者而详言之，从可知土德之包罗至广，而统摄至繁也。

成大造之功，致广生之妙。培元赞化，经划每费苦心。虑险防危，处分自有善策。

吕真人曰：成大造之功者，盖天地一大造化。人生于天地间，而各禀天地之全。五行妙用，以土始，以土终，旋转亦成一个造化，古经所云"造化炉"，即取此义也。何谓致广生之妙？天地以五行生克制化，无非所以致万物之生生，无一物不受其化育，故曰广生。人身中五行运用，亦与天地相符，故有偏胜者，用法裁抑之，使之无太过。亏歉者，培养补助之，使之无不及。相亢戾者，调和之，使之无乖违，而后生生之功不息。致者，推详以尽其法，使人合天地之妙用，以成土德之终始也。何谓培元赞化？元者，即上谓三元也。三元亦始于土而终于土。三元有一亏歉，则疾病缠身，或禀受不足，或耗散于六欲七情，盈者亦至于歉，必有待于培。三元培则命基固，此其大纲。然其中自有许多节目，则赞化之功是也。赞化者，赞助其化。盖五气皆有化，或化水，或化火，或化金与木，皆自土起其根源。于其不足者，用法以佐之。如水不足则并理其金，即此便是赞化之功也，余可类推。然赞化与培元，大概自如此。其中斟酌变化，自有许多经理谋划，即上所言之法错综，便是经划之妙用。平时固贵苦心以穷究，临事尤贵苦心以酌宜，一涉疏略，功用未必可成。然理其常，不能保其有常而无变。赞化培元，是安顺时之调治。苟或于调治疏虞，而变固易生，又不得不加以防虑之功。防者，防御其患。虑者，参酌其御患之节度。危险即病根也。此中自贵善其处分。处分者，即篇内刚柔缓急之机宜。凭一心而图御患之策，必造至当恰好乃投之，谓之善策。此一节，皆合结调理中土之全功，而培元赞化，独详明于此者。因五气三元，皆溯原于此，亦归结于土，乃终其妙用也。

凭自然之矩度，致久大之化成。诀以口传，条分缕晰。学求心得，纲举目张。

吕真人曰：凭自然之矩度者，法周天水火木金四气运行，以为中土生生之妙用也。盖人之水火木金四气，虽寄托于土，而其妙用运行，实为中宫之土，佐生育之功。故理中土之法，不外凭此自然矩度，其中斟酌变通，不过因乎时耳，断无舍此成法强为更张，而可措其化理者也。惟矩度妙合自然，果能斟酌变通，以尽其细微，则水火木金四气顺，而中五之土气亦安和，斯生生不息，其化成亦居然可大可久，与天地之施生功用无殊矣，故曰致久大之化成。其中用法之诀，一一明注于篇内，虽未尝以口传之，实不无口传也。故特云诀以口传。言用法处，从此宫参互别宫，又从别宫回环参互此宫。一端之法，常变悉为透解，彼此互异，尽为申明，故曰条分缕晰。特恐学者粗心尝之，高自位置，不肯虚心以求实得耳。果能虚心玩索，日久自然贯通。言其大纲，而大纲可举，言其细目，而细目可张，亦何有医术之不能尽其详耶？

要而论之，法自分门，运生机于奇奇巧巧；品原别类，制权要于正正堂堂。

吕真人曰：此以下数节，总括通篇之大意也。何谓法分门？即上五气各分门类，而各宫之中，又有许多门类之分别。凡此皆所以调其戾者使之和，过与不及者使之中。人之五气妙用，其生生之机，原合乎大造，故调理之法，亦不外符大造以运其生机。但其中常变互异，经权酌宜，实奇外出奇，巧外生巧。然既本大造生生之理，则奇而不失为常，巧而不悖乎正，以人法天，太和自然保合。何谓品原别类？品者，药品也。药品亦不外五气分其性情，性情分则品类自别，其中自有互同互异，即一气而杂出别气，此宫可参彼宫之类是也。药品既觉纷繁，用法自在制其权要，合人之素禀，与目前之症候，及分途杂出，自得其先后缓急，轻重进退之权要。法立令行，攻守调和，虽有时偶用险法，然得其权要，则入险如夷，亦不菅正正之旗，堂堂之阵。天下断无舍理而行法，惟权要既明，所以不至流于诡僻也。

水性有吉亦有凶，合用则化凶为吉；火气或和又或戾，得宜则因戾见和。

吕真人曰：何谓水性有吉亦有凶？盖药品中禀水性而生者，多系滋湿之物。论其吉则枯木有时回春，旱干赖他济渴，无根狂炎，得此则息。此中妙用，不可胜纪，皆谓之吉。言其凶则禀水性而生之物，易长水湿谓之凶，故独云有吉亦有凶。究之凶即隐寓于吉中，然吉既有凶，何以可用？要在合用，如篇内言用水之法是也。法既调之使合，则水性之物，益水而不生湿，则凶者亦吉，故曰化凶为吉。即如水泛患肿，本来忌水湿之物，然遇阴海亏歉，而水泛者，得水湿之物，反能为功，但用法须有节度，不可使之窒塞耳。举一便知此中之妙用。何谓火气或和又或戾？火气者，即药品中禀火德之物也。其中有禀火而兼水者，有火而兼土，有火而兼木金者，其火之性为稍和。至于纯禀火德者则烈甚，谓之戾。以一火性之物，而兼众气，用法各因其所宜以施之。和者固常觉其和，然有时人当火德大败之秋，非极烈之将，不能复其中原。若畏其戾而不敢用，迟疑反至害事，此即大败求良将之意也。和与戾惟相其宜，果得其宜而用之，和者固和，即戾者亦何尝不和？盖火德扑灭时，必有此刚戾，始能回既倒之澜，是戾而后和也，故曰因戾见和。此一节上言柔，下言刚，于刚柔中自寓经权，以结上水火二宫之意。

金则灵蠢各殊，因时立制；木则刚柔相判，随事呈能。

吕真人曰：金何以灵蠢各殊？盖禀金德之药品，有司守者，有司行者，一静一动，自分灵蠢，于灵蠢中又别力之强弱，无非调和人之气，使亏者盈，窒者通，下伏者使之腾，上逆者使之降，彼此交济，互见功施。但不可执泥成法，先立成见于一心，务在参悟其妙，化板为活，随其所宜而用之，故曰因时立制。木何以刚柔相判？

盖药品之禀木德者，自有两途。同是禀乎木德，有禀阳木者，其性刚，与肝木之阳相契；有禀木气之阴者，其性柔，与肝木之阴相投。一刚一柔，截然各判，且刚柔有交济之法，自与纯刚纯柔亦各具妙用，不得混而为一。若宜刚而用柔，宜柔而反用刚，又或刚柔各宜各半，而偏于纯刚及纯柔，则必至功与心违。所以木德之刚柔，各有各之功能。人自当按事宜以行法，自觉功能克致，故曰随事呈能。此一节结上金木二宫之大要，而究归本于圆妙也。

燥土与润土有分，霸道与王道各胜。

吕真人曰：何谓燥土与润土有分？土者指药品中禀土德者而言也。同是禀乎土德，有禀土德之阳者，其性多燥；有禀土德之阴者，其性多润。在人中宫之土，亦有阴阳之别。有同是土受病，而阴土与阳土，自不得混而施法。中土之阳失其本真，则药品中之燥土，可以复中土之阳。土中阴耗，则药品中润土，可以回土里之阴。土德之药物不同，人之中土亦有别，故用法自当辨中宫阴阳，以别乎用燥土与用润土，故谓之燥土与润土有分。此结上中宫治土之法也。何谓霸道与王道各胜？霸道者，垂危倒颠之候，不暇计其症之根由，又不能宽缓以调法，生死在旦夕，用药一投不胜，则无可再图。非用霸道，不足以济目前之急。凡暴症危险者，可以为功。王道者，人之病既由渐而至，又不在危急之候，自当溯其起于何宫，止于何所，变出何症，一一分其根株原委，或清除其源，或截其去路，宽缓以图成。用法周密，而并无矜奇立异，谓之王道。究之霸道之法，用后亦须王道以济之，乃可永断其弊。然危急之病，若无霸道，则后之王道安施？若无王道，则前之霸道，亦难善其末路。所以法有交济，不得偏尚，故曰各胜。各胜者，即各擅其美之谓也。但治病之法，惟王道为较多耳，不可不知。此节末一句，又统结上五气各宫用法之大意。

所谓清浊咸宜，亦即正变不悖。行法符星辰之顺逆，布治按气候之盈亏。

吕真人曰：清浊咸宜者，统言用法轻清则易上浮，重浊多沉于下，酌其轻清与重浊，以定法制，务使浮沉得当。何谓正变不悖？正者，正法也。变者，变法也。法虽分正变，究之百变亦不失乎常理，原非舍理而行险。然其中更有多寡异同之数，不可有分毫之过差，亦不可有分毫之不逮，故谓之不悖。如抱薪救火，因谓之悖，即一杯之水，救一车薪之火，亦谓之悖。不悖则法之细微无不合矣。行法符星辰之顺逆者，盖星辰即上所谓星之正变造就也。或顺生，或逆克，或以生为克，或以克为生，又或即生即克，即克亦即生，顺逆旋转，制化自寓，微妙千层。用药之法，务要符合乎此，则妙自环生而不可穷。然既知星辰顺逆之妙用，尤须合二气之消息。气候即二气也。盖阴消则阳长，阳盛则阴衰，阴阳自为消长，故治病必按其盈亏，以定法制。若违了二气盈亏之节度，则治法之大本已失，法从何生？适见聪明误用，卤莽害事耳。此一节与下节结上首段，以终一篇之意也。

添减必究来因，去留亦依实据。先辨物以求统宗，复酌理而期归宿。在在妙转移，方方通玄奥。神明有主，制作无差。可作续命之师，独擅济人之术。倘期进此，当自勉旃。

吕真人曰：添减必究来因者，盖用药之法，有彼此互异之不齐。如同是一样治法，有时添之，有时减之，其中正非无所凭，而任意以添减也。必推究其所自始，谓之来因。即如土之衰，有因木假盛而克制者，有因火灭而至者，有因水涸而成者，有因气不能运而始然者。治法既非徒治其中宫，必兼治其原由，则或添或减，自当究其来因之轻重，以定添减之则。何谓去留？去者，有初用此等兼法，继又不可用，故去之。留者，有初用此兼法，继又复用之。然非徒凭臆见，轻为去留也，此其中有实据焉。实据者，内职之转移变化，著于脉，并著于症，确有可凭。于其可凭之实据，察其内之去留若何，以定用法之去留，决不可妄猜妄疑。何谓辨物以求统宗？辨物者，辨药品也。统宗者，统领也。盖药品同是禀此一气，物物皆可为统领，即物物皆可为夹辅，故必因其所中之疾，辨别药品中以定何者为统领。假如物禀乎土，而土有阴阳之不同，其统领亦各异，不可不明以辨之，而后用此法得其主。不然，无主焉，可统领耶？然统宗既辨，其中斟酌变通处，实寓许多妙理，不审酌其理，虽有主帅，而夹辅鲜当，亦依然泛而无所归宿，故又须酌之使各当理，以期归宿于至极之准则。药之统宗既得，法之斟酌变通，既获归宿，自然操转移妙术，化凶为吉，化弱为强，无不可以操纵自如。由是愈造愈入深微，又何玄妙之难通耶？究其入门之先，首在一心之神明默会，确乎有主宰，用法按部就班，不可妄为诡异，以求法制，无所差移谬悖，乃可由渐而进于微。迨至理精法熟，自不啻为人续命之师，为人性命所寄托。而济人之术，可问世亦可问心。人特患自生满假，自生暴弃，不求进于道耳。如果心殷求进，此道实确有程途可循，门径可入。篇内法门，既一一详剖，互相参稽，源头自堪领会，人当勉为求进可耳。

天地心总论

浩浩穹苍，茫茫下土。既包含于无外，亦发育而靡穷。孰为主宰，依然主宰若存。谁是纲维，自觉纲维不坠。化工迭运，亘古常新。弭悖害之虞，往来自通消息。还静虚之体，布濩足见玄微。声臭皆无，旋来妙机一点。质形常寂，流出大用千般。按实数以穷推，仍然陈迹。逞聪明而臆说，莫究真元。阖辟互为其根，动静统归于龠。生生杀杀，不假安排。始始终终，俨如布置。无为而无不为，不一而归至一。是以道求散殊，宜观万物之理。倘若道寻源本，当究天地之心。妙在领悟，治心可获真机。奥待推演，明心乃通要旨。大雷不终朝，震动无过差之弊。狂风难竟日，怒号作畅发之基。夏长春生，任二气之荡摩，而功成告退。秋敛冬肃，随三光之旋转，而剥去复还。雨露下垂遍物，被泽不知谁为。土壤广育群生，成能未曾有作。虽云庚亦时生，生机何以不息？究其虚而常直，直道乃为厥宗。喜怒不干，爱憎无象。不自生而长生道合，不亲杀而反杀患泯。盖心无其心，真心是以永固。道无所道，大道乃觉常凝。要之大窍空空，四维依然不著。元阳耿耿，片刻莫可相离。言其刚则无物可屈，论其柔则有物皆孚。不变含至变之神，无无寓不无之用。圆神方智，合五德而产人身。受气成形，统三才而藏帝室。天赋人而人即天，地养人而人亦地。得其秘奥，自与天地同流。固此真常，可入佛仙胜景。心同即道同，立地顶天从此出。道泰则心泰，参天两地以是几。妙在行间，直泄苞符妙中妙。玄寻言下，且寓一身玄外玄。秘密难传今已传，深造先求其放。精微未到终必到，贞恒定底于成。苟能达兹，岂不懿欤！

天地心详解

浩浩穹苍，茫茫下土。

　　吕真人曰：此篇即天地以推究其心，惟欲究天地之心，故先即天地之形象体段以显言。盖天地之心，无形象可见，然无形实寓于有形。不有形质，不足以载乎无形。所以欲究其无形，必于有形之体段，举以发其端也。天之色苍，其象穹隆下济，谓之穹苍。浩浩者，广而莫可比量之义。又自地之体段言之，其质下凝安贞，亦广大而莫可量，谓之茫茫下土。此所谓既生天地之后，一大太极。吾闻清虚古佛云："未有天地之先，冥冥濛濛，只有罡风之惨烈，无一物能存其形质，到至极无极一区，只存不坏真灵，敛藏肃括于其间。"此乃开天开地之根本，言其有则不有，言其无实不无。真气未发，天不开，地不凝。在人未生之初，亦即如天地之未启，无形无质，其不灭之半点，若无寄，而实于无中寄。故欲言人之玄奥，先即天地以推详，知天地便可达乎人也。及天地将启之际，一点根源，从无极中发舒，阳气出而天为之开。阳极生阴，阴气长而地为之凝，合天地而遂成一太极，是皆从无极生出来。先从无形发出有形，既成形质后，而无形即寓于有形中矣。无形者妙用也。无形既寓有形中，是即天地既开后之妙用。所谓天地之心，自可于其妙用想见。若不从此处究明，则天地只是有形有质一顽物，又何从见其心？又妙用在活泼中，斯天地之心可推。总在不著中著，无存中存。不经指示，虽智过万夫，亦茫然莫窥其朕兆。一经指点，中材以上，皆可推究而明。必究明天地之心，然后可以修心。盖人之修心，不外尽人以合乎天地，造到无上境，亦不过从此着手。今欲使人同登觉岸，修心以达无上境，故首即天地以发明之。凡中材以上者，苟非自甘暴弃，欲为天地完人，欲造到仙佛，无不可于是篇先讲明，依此遵行以立基。此吾作是篇之本意也。学者其勿忽焉可。

既包含于无外，亦发育而靡穷。

吕真人曰：何谓包含无外？自其显者言之，天覆地载，无物不在覆载之内，其包含孰能出乎其外，于此已足征其量之广。自其微者言之，日月星宿之运转，风雷雨露之迭兴，其气机蕴蓄，一泄则无微不周。凡一水二火三木四金五土之理，日生克以成能，亦不能舍天地而可以有寄。又观川流河海，自开天地以来，终无倾泄，山岳奇嵌，亘古永赖，其安贞之量亦复何加？人心之含万有于靡既，亦一如天地之包含无外焉。观天地之包含，便可悟乎人也。何谓发育靡穷？发育者，生生之义，天覆地载，其中并育并行，不害不悖，终了又始，始了又终，无间断，无止息，虽属万物自为之，而实天地之真心使之，所以有靡穷之妙用。人心苟能复其本真，则真常凝固，物应不息，其妙处亦如天地之发育靡穷焉。此一节欲发明天地之妙用，以究其真心，先统言其功量之广大周遍，无有所遗。下文乃推言之，以究其无可名状处，于莫可名状处，即心之所流露，可以为修心之要领焉。

孰为主宰，依然主宰若存。

吕真人曰：何谓主宰？盖主有操纵调燮之义。天地间流形布散，自有而无，自无而有，更易变迁，何尝有主宰？即以四时之迭运不穷者言之，春则和暖可人，时至气候，自然如此，究未尝见其主宰之迹。推之夏火炎蒸，秋气晶明，冬气栗冽，无非时到气迁，皆不见有主。又如四时之旱干水溢，万物之康强夭札，亦何曾见其主使之迹。至于风雨云霰，倏然而发，又倏然而收，主使究属无从可见。

如此之类，指难胜屈。求其主宰而不得，故曰孰为主宰。然无主宰中非真无主也。世人只知天神地祇，五星十二气，神君为之主，以此言主似也。然犹其显者耳，究未足以语乎主宰之奥。盖天神地祇，五星十二气，神君皆宥于虚无真一之道，是天地一道之所弥纶，即太上所云"天法道"之意也。道者，二气之良能。统而言之，其实一气之默运，不动寓至动之机。所以主宰者实在乎此。彼神祇星宿，亦不过随道之妙机而敷佐之。惟其主宰在不动寓至动，则一气之机关，自可于此见天地之心。主宰之存，存乎此些子。至虚至灵，于不存见其存，故曰若存。人之有心，其主宰无形无迹，实妙出千层。内之所蕴万有，随发舒而皆不涉于迹象，亦一如天地之主宰。但其中只有两途，人只知有善恶两途，殊不知善恶之发，已在念头，已属发见之一途矣。吾谓两途者，心之主宰，从发用做去，则是治家治国之实境。原来使人有所执据，依此持循，儒者言之详矣。若释道，则实者反之于虚，发见者敛之于内，直从主宰不发处著手，常守其真一之气，以合天地之苞符，此谓虚实两途也。儒书教人，只在于实，恐人无所据依，不知孔氏于天道，何尝不造其精微，但不肯轻以启人，致人生惑耳。不然，何以演《易》如此其奥微透露耶？即如《中庸》一书，又何以发天道之奥窔？如此其入于玄耶？吾直决之，为从实者不能了生死二机。从虚直造到符天符地者，自是仙佛上乘境界。今特透明于此节，俾修心之士，知所从入焉。

谁是纲维，自觉纲维不坠。

吕真人曰：何以谓之纲维？纲者有统系之义。维者有支持之义。天地函盖于无外，四维不著，无所系属，无所支持。试观轻清上浮，一月一周，日月星辰，随之动转，河汉因之推移，天固未见其有待于统系。又观大地之广厚，河山赖以安固，人物赖以任承，究其体实居中，而无所寄，此地之不见有所支持也。求其纲维而不得，故曰谁是纲维。既无纲维，岂不至于坠？然天上浮，而丕冒者，亘古如斯。地下凝，亦奠定而永固。究其所以能如是不坠者，实于无纲维中，隐寓纲维。盖天地为积气之区，气乃灵物也。其永贞不坠，皆一灵使之。此一灵之默运，自成莫大之支持。其中浮沉升降，随乎气之呼吸。这点灵处，即无形无影之真气。于此便可悟乎天地之心，亦即可见其纲维之所以不至于坠也。人心苟能返其本来，这点灵，则无时不可驱使，周身之真气，亦不待假外物以维持调护，自然与天地同用，常获安贞之吉。举凡言中者不能外此理，言和者亦不能出此义。彼《心印经》中"知者自悟，昧者难行"二句，亦可作此段之括语。但患人各具天地之心，自甘丧失，卒至以凡终耳。果能不昧此中奥旨，失者修之使转，偏者炼之使全，又何圣之不可希，又何仙佛之不可造耶？学者其共勉焉可耳。

化工迭运，亘古常新。

吕真人曰：何谓化工迭运？即天地造化不息之机。万物各禀天地之气以生，当其气至，则物自无而有，当其气反，则物自有而无。有有无无，迭相旋转，其机缄实相为倚伏。其间禀得偏者，逢时期则荣，时过则瘁。假如物禀木德而生，逢秋则零。禀金德者，际夏则屦。其余可以类推。然皆互为其根，此中消息，皆自然之大化，充塞流行，无有间隔。大略看来，是物自为荣枯。不知荣枯在万物，而其消息之运行，实二气默为驱策，又皆真一之气所动宕。其功能之著，古如斯，今亦如斯，故曰亘古常新。观此便恍然于天地之心焉。人禀天地五行之全，其真一之灵，独具于心，炼之可与天地同其悠久。盖人心之真一，即天地之真一。其不能悠久者，因人被七情六欲，日行斫丧，致此心为血心、凡心、欲心，心之真一不存，而元阳散失至尽，则一团阴气充积，亦安得不死耶？人不知炼其心之真一为化工，反不如木石犹能久存。盖木能敛其真精于内，外虽遇肃杀，而内之真元不坏，至春来又复发生。石则恒固其不散之气，故能长而不敝，皆其根元不耗，所以能永久也。人所以不克存者，终日耗其元阳，不能炼其心，使合天地之心耳。有志之士，苟欲贞恒不敝，舍炼心一法，别无可期。吾故详为开示，俾学者知所从入，勿等吾言为炭冰，则圣神仙佛，未必终让彼以独步也。

弭悖害之虞，往来自通消息。

吕真人曰：何谓弭悖害之虞？悖害者，互相妨害。万物并生育于天地间，飞者自安其飞，潜者自安于潜，动植各安其动植，各遂各生，不闻互相妨害，其中分时分地而生育者，自不待言。又如星辰轨度，黄道赤道，日月运行，列宿旋转，亦各循各度，行度不紊，次舍不乱，亦安见有悖？至于地之产育，土之性不无稍殊。然其所产之物，实与之相宜。物随土气而生，气至而复，气往斯剥。物气合乎九土之气，于殊中自见合，亦居然顺行而不悖。究之不害不悖者，物象之机，而所以弭之使不至于悖害者，天地中和之一气陶熔鼓铸，自然万物各安其所，于此中和之一气，便可窥见天地之心。人禀天地之全，具天地之心，而往往互相悖害者，是自有生以后，或受气质之拘，或为物欲所蔽，至丧失其本来之真一，故三彭日肆其毒，而心已非厥初矣。苟能逆而复之，则一心即天地之心，而不悖不害之妙，自蕴蓄于中。将天地包藏于心，又何天地之不可参耶？何谓往来通消息？往者剥之义。来者复之义。天地以一生二，故二气日周流而不滞，气复而伸，则阳神也，气复而反，则阴鬼也。阴阳互为消长，其消者即长之机，其长者即消之渐。故二气一往一来，其盈虚消息，万物实咸通焉。善观物者，可悟天地之消息。既知天地之消息，而苞符之奥，自无不达。古来圣神仙佛，可与天地参者，不外一心，符天地之心，同其消息盈虚耳。人同此心，心同禀于天地，亦何惮而不求复其最初，使自见本来真面，以几于无极境界耶？学者勉之。

还静虚之体，布濩足见玄微。

吕真人曰：何谓还静虚之体？静者常寂之谓，虚者空洞之谓。天之行也至健，一日一周，动转莫过于此。何以云静？不知其动实出自然，非同物之震动。盖动从静出，故动而不害其静，以其德之本体常寂故也。地亦时有升降，何尝不动？然其动实随气之自然而不觉，动亦犹之静。天之日月星辰河汉常灿然莫可掩，云雷风电，每流露于其中，似不可言虚。不知云雷风电，日月星辰河汉，不过天之英光所发，实境即虚境。凡诸耀气，皆一灵之著耳。其德之本体，原虚而不著。又以地之承载产育言之，无在非实，何以云虚？然产育之物有实，而所以能产育乎物者，一活泼灵气耳。虚何如耶？合天地只还得一个静虚之体，故天地虽云有坏，而其静虚之灵不坏。静虚之灵，即所谓天地之心也。人苟炼此心如天地之静虚，则身虽坏，而其真灵长存，是即仙与佛也。何谓布濩见玄微？布濩者，指天地之气化而言。盈极而亏，阴极生阳，即易剥复之机，循环无终极。自其无终极处言之，天地亦依然一剥复，何况生于天地间之物？所以宰此剥复者，无极之真灵，谓之玄，固莫玄于此，谓之微，亦莫微于斯。但徒言玄微，人皆以为不可测。苟不即其玄微之妙理发明，则所谓复见天地之心，岂不是虚言耶？天地可见，其心不可见，于其不可见中发明，则不可见者亦无不见矣。修心之士，当熟察而求自得，庶不至终于凡庸也。

声臭皆无，旋来妙机一点。

吕真人曰：此一节就气化之莫测而言。何谓声臭皆无？有音可听谓之声，有气可闻谓之臭。天地之化育，见于物则有声臭，然不过物之声臭耳。言其化育之流行，未尝有声，而四时之号令自行，未曾作气，而万物自翕然变化，故道君云"大道无为"，观此便可恍然大悟。又云"大音希声，大象无形"，亦即此理也。于其无声无臭，自可想见天地之心，亦即可见天地以无为成其变化，此其中有机焉。机者真常之活泼，机动自动，上文若无主宰而主宰存，亦可于此窥见。盖天地化育之机，非同人间之机宜机变。人之用机，实有所为而为，甚而矫揉造作，故可言恶机，而不可谓妙机。圣人过化存神，颇得天地妙机，然于天地莫可名象之妙用。正未易全契，故圣人亦有所不能尽，必造到道之圆成，其景象颇似之。天地生人，全授此妙机一点，造到圆成，自是与天地齐一，非阻人以不能造，人自不为耳。果能保此心之真常，使之常应常静，不害不悖，则妙机日畅，依然旋转周流，渐臻至道，将希天之境地，亦无不可由渐而达，又何无极之真不到耶？人各有心，勿自暴弃焉可。

质形常寂，流出大用千般。

吕真人曰：质形常寂者，就天地之体段而言。此承上文静虚之体而申言之。天本动而不屈，地亦动按时节。然动实从静生，其体段常觉寂然，即《太上清静经》中所云"寂无所寂"之义也。其动原无止息，常令万物以不觉，故天地之大动，即天地之大静。一团灵阳之气，自然浑灏流转，无时不动，即无时不静。此寂字非死顽之谓。试观物换星移，是天地之动机也，其本体究若寂然常守。人苟能体认此中奥妙，自是修心上乘真谛，希天配天之径路，亦即法地配地之正途。气拘者可涤其血气之偏，养归中和，物蔽者可先放下万缘，澄心察理，无不可由渐而登于大明之上。虽云功效有迟速，及其成则一也。何谓大用千般？大用者，即天地化育之大用，上节已言之矣。大用而曰流出，是气之默使，自然彰著，如雷动风散，雨润日暄，其长养万物之功用，皆从气自然流出，举数端自可推类其余。人心苟能复还乎天地之真一，其大用亦自然流出，即如五官皆听命于一心，此心既真常应接，则五官自然各安其位，各合真常之妙，其余百窍，莫不皆然。由一窍生百窍，由百窍生千万窍，由千万窍而统归合成一大窍。到得此界，大用自觉洋溢而不可止息。自其散殊言，则大用千般。自其统会言，则万化归一极。此不过就其散殊，使人知修心至道，先要竟委耳，学者不可不知。

按实数以穷推，仍然陈迹。逞聪明而臆说，莫究真元。

吕真人曰：何谓按实数以穷推？实数者，即天地之度数。天之星辰躔度，黄道赤道，五星十二辰过宫，及经纬度数，出地入地之高下，并各方之迟速，不能尽述，皆谓之实数，即今之星学一流也。此种穷推，亦何尝非道之一端？盖古来造历明时，亦系人间所必需。然此推测之学，只便于知气候之交迁，可以为外用，并无与于身心。在推测者，亦第知天地之动转，有据可凭耳。究于天地造化之秘机，阆然无所得，且何以知人之所以能契合天地造化，故见天地之显象，而不能见天地之心。谓之陈迹，非谓陈迹之窥见，绝无所用，特涉于小道，非大道之所在，有志者未可安于小也。然欲究乎天地之至道，既不可以实数推，欲达至道之妙，又不可泥于陈迹，人遂多以为荒杳难凭。至上智之士，往往逞其聪明，以臆见论说，强猜误认，愈说愈荒，并无关于至道。岂知天地之道，不能外这个"一"字。固非陈迹可言，亦非流于荒诞。一点真元，诚一不二，贯上彻下，彼臆说与实数之流，亦安足以究其妙耶？知真元则知天地之心，亦即可以达修心之奥旨。学者固不可徒求陈迹，尤不可误逞聪明，须虚心静究，得其真元，庶不至流于小术，及诬妄一类。此一节统括上文，以起下文申论之意。

阖辟互为其根，动静统归于龠。

吕真人曰：何谓阖辟互根？盖天地不外一阴一阳，阳辟而阴阖。阳气主发舒乎万物，辟者有焕然一新气象。阴气主收敛乎万物，阖者有翕然收藏气象。然无阴气以收敛，则万物不能成，亦不能化。阴不能化，则阳气无以伏根。故必剥极而始复。所以阳气实伏根于阴。万物苟不得阳气以发舒，则生机不畅。试观当春之万物发畅，是阳气发舒时也。迨阳气发尽，则物之英华尽泄，而阴气又从此伏根，谓之互为其根。人禀天地阴阳，而只知血脉之阴阳循环剥复，而不知真阴真阳统辖于一心。其阖辟互根，直与天地之阴阳阖辟，不差累黍。特日被万种尘欲牵累剥丧，此心日流于昏浊，不能返照常明，故不知此中阖辟互根之妙用耳。自古圣贤从此造，仙佛由此几，舍此则上达无从，日流于邪恶，便为狂徒。何谓动静？动者非震动之动，乃阴阳会合，一点灵机运行于中之谓。静者非如顽石之谓，乃变态不测，中和内含，湛然常守之谓。即"一"字之义。动静即阖辟之机。何谓统归于龠？龠者橐龠也。盖"橐龠"二字，奥妙千层，核其真蕴之原，不外一"包举"二字。太上云"天地犹之橐龠"，亦即此意。动静之机相为循环，而统归至道包举。太上所谓"道法自然"，便以陶铸包举之真谛，即橐龠之奥妙。人心之机，其动静亦不出乎橐龠之外。盖天地一橐龠，人亦居然一橐龠，所关要在动静。若不先扫除物欲，则动为妄动，静亦非真静。橐龠不开，亦安能合天地之造化？至道所以不明于世者，皆由人陷溺于欲海，先无从入之路耳。修心者观此，便知从入之途焉。

生生杀杀，不假安排。始始终终，俨如布置。

吕真人曰：生生杀杀者何？盖天地不外生杀二机，其生也以此气化，其杀也亦同此气化。非生一种气，杀又一种气也。试观雨之泽物，风之动物，有遭之而遂其生者，即有遭之而殒其生者。推之春露秋霜，旸晦寒暑，莫不皆然。同此气化之流行，而万物之生机杀机，自然灿著，自然各别。在天地只默默绵绵，运旋真一之气，以驱策乎二气，流动充周于宇内，随物之相触，而生杀二机，自循环不息。在天地毫无容心，自其生杀之著见于物象观之，好似安排一般。然生杀实随物之自召，故曰不假安排。人心苟能复乎天地之妙机，则寂然内守真一，而二气自然相交迭运。举凡生清杀浊，亦不假此心之安排，有莫知其然之妙。人又何惮而不为耶？惟其生杀之机，随物自召，故无物不入于气化内，即无物不宥于生杀二机。其生也则为物之始，其杀也则为物之终。当其始，已寓终之机，当其终，又伏始之兆。始了又终，终了得复始，始终迭相流转而不穷，无非天地真常所鼓铸。自其气之默化言之，则无安排。然自其终始循环之垂象观之，好似有检点在其中，故曰俨如布置。曰俨如，则非真有布置也。人身中亦有万物，水火阴阳气血之类是也。其始而终，终而始，消息实与天地之气化，无稍差异。人心苟能常守真一，其始终循环，自然合乎节度。尽人合天之学，首以修心为要紧关头。学者可弗于此留意乎？

无为而无不为，不一而归至一。

吕真人曰：何谓无为而无不为？是就天地造化之自然，有一种不着底意思。无为者，天地之道，真常固结，只还得一个空洞寂然，并无所作用。但真灵默运于无象，无中而有自寓，即道所谓"无为"，亦即所谓"道"也。然天地之真灵默运，既无所作为，而万物之生也不息，成也不辍，变化流形，其成得一个含宏光景，久远功业，不论有知无知，有血气无血气，凡在覆载内者，莫不受其陶熔，故谓之无不为。然其无不为之功用，实自然流出，皆归本于无为而成，便可见天地以一点真常，自可流出无穷妙用。人所以妙用不著者，皆失其真常耳。真常失则不能应物，又何从崇效卑法耶？孔圣之上律下袭以此，仙佛之煅明珠、炼牟尼，亦以此。道同而名自异耳。孔圣不言牟尼，而实自具牟尼。观《中庸》一书，何尝不透解乎大道，特后世泥章句者自昧之耳。又观系易编中先天之大道，而其包管，何莫非修心明心之要旨？不知者徒作章句观，失之远矣。何谓不一归至一？盖天地流形布化，繁而莫可纪，九土之气候，亦各各不同，物亦因之各异，无非天地之流形，此所谓不一也。然其流形布化虽不一，而实无一物非真常所鼓荡而生化。真常即至一也。又如天地有时变幻不可测，可谓不一矣。然其变幻之不测，要皆从真一之气发来。凡所流露，无非归本于至一之真常，故曰不一而归至一。修心之士，苟能复乎心之真常，则周身内景，亦自有许多妙绪环生，而无不原于真一之鼓铸，则亦居然一天地也。道经所谓"造化炉"，即于此中妙义想出，非无根之谈也。识者自然得此中妙趣。

是以道求散殊，宜观万物之理。倘若道寻源本，当究天地之心。

吕真人曰：何谓道求散殊？盖天地间形形色色，无非至道所寓，即无非至道之布散。试观风云雷雨之布散，莫不各有妙理。风与雷乃阳物也。当阳盛之际，一感阴气，则风为之狂，雷为之迅。又或阳气降，阴气腾，阴阳二气，交媾和合，自然精英发露，而成云雨。所以云雨之兴，是二气交媾始成也。道之散殊，于此已可见。又如飞潜动植，亦皆至道之所布散。飞者多禀阳德，潜者多受阴德。动物不一其类，其体态动而躁烈跳跃者，阳气居其大半。动而柔懦者，阴气居多。至于植物，实感阴气而生，必赖阳气之鼓荡而始长。至阳极反阴，则百卉敛藏。推之川流山岳，皆道之散殊。山岳阴气凝重，得阳刚而永固。阳刚之气衰败，则山为之崩，岳为之颓，川渎亦阴气下注。阳气不能荡则泛，阳气过差则竭。种种散殊，无不可以验乎至道。故求至道之散殊，不能舍万物而求之，惟在观物察理，物理所在，即至道之所见端。修心之士，不可不先从道之散殊，于万物一一穷搜，以为由博反约之渐也。何谓道寻源本？源本者，即道之归宿处。寻源本，即因委穷源之谓。到得源头领会时，便知天地间万化之流行，悉原于二气之运转，二气又归于真一之主宰。盖道由一生二，二生三，三生万物。从万物之理而返归于一，是谓返本穷源。以此妙印合于一心，便可悟仙佛家"返还"二字之奥。曰究天地之心者，即以太极参悟到无极之真精。《中庸》喜怒哀乐之未发谓之中，可作天地心真解。佛曰"知空不空"，道曰"无无不无"，皆可以悟天地心。天地之心既悟，则修心之道得矣。

妙在领悟，治心可获真机。奥待推演，明心乃通要旨。

吕真人曰：天地之奥妙，探之则渊默靡穷，言之则形容莫罄。其散则品物流形，其聚则源头活泼。统而言之，不外一个妙机。不可以形迹求，不可以臆见推。要在善为领悟，由浅自可入深，因委自可穷源。苟能达乎源头妙蕴，自知天地之机，即吾心之机，而治心之真机自得。既得真机以治心，则本然之真一可还，天地之心遂契合而无间。特患人观为荒杳，不肯细参默会，乃终置此心于涂炭耳。然欲参悟天地之妙以治心，而妙机究未易窥测。况上哲之资，不可多得，中材以下者，未必遽能默会。故欲使人人共得治心之真谛，不得不为推演其奥。虽天地之奥妙，推演不尽，而因端竟委，得其真机以印心，则慧自发，又未必终不达乎精微，悟乎源头也。是以不惜支分节解以启后学，俾学者得以潜心领悟，于有悟处返照回光，以心相印，将天地之真常奥妙，愈究愈明，吾心之印证，愈行愈熟，久之神室自开，雪光内照，内者不出，外者不入，自成慧照无间。道经所云"照了"，即谓此也，"真人现在宝珠中"，亦即指此而言。总完得一个"明心"二字，故曰明心通要旨。人欲明心，可勿静究与？

大雷不终朝，震动无过差之弊。

吕真人曰：何谓大雷不终朝？大雷者，震烈之雷。雷何以大？阴气凝蔽，故其发也，震惊百里。盖雷所以动物，万物当阴气凝蔽之时，生机不能大畅，故大雷所以震动之，使阴气不能固结，有霹雳一声，自觉焕然一新气象。然雷惟其大而震烈，断无终朝如此震烈之理，不过取其破阴气之迷障，使万物骤发生机。所以然者，万物当阴气凝重时，各各有颓靡气象，一行以大雷之威，则障迷开而生气自然勃发。人只知大雷之威烈，而不知实为生物而然也。威不可过，故不终朝。斯震动乎万物，得其当可，而不流于过差。若太过震动，则生物而反伤物矣。此即恩威交济之义也。天地一阴一阳之运用而生物，阴气凝固，是阴之过差，若无大雷以破之，何以使之适中耶？于此便可悟天地之心。人苟法天地以修持，自当参透大雷动物之奥妙，以为内景之机缄。盖人身亦自具众物，即如魂魄气精，及意念等，皆是物也。当阴邪凝蔽，搔扰搅乱之余，亦有靡靡不能自振气象。不加之以威，则群邪不能退，故必仿大雷之震烈，斯阴邪自然退避，而不受其障迷。盖人心中之神即雷也。大震其神以驱逐，则阴邪去，而魂魄安其位，精气不摇荡，意念不杂乱，是身中之物各畅其生机也。阴邪既退，自当保养中和，不可矫揉造作，当归于着而不着底景象。若存心著意，矫强过震，则内景之众物反伤，不啻竟日大雷之伤物矣。天地不外一中和，人之内景，亦一中和而已。能反而归于中和，则真一不散，斯治心道备，何难入圣超凡耶？吾今泄露玄微，修心之士，应得门而入矣。

狂风难竟日，怒号作畅发之基。

吕真人曰：何谓狂风难竟日？风亦阳物也，当气固结之时，而万物不能畅其生机，一得狂风之摇动布散，则气不固结，而生机自畅。然风之狂，突然而发，亦倏然而止，断无竟日狂风之理。所以然者，风以动物，若竟日狂风，则物反受其摧折。不过气遇郁结不舒，得此狂风以舒散耳。气既舒散，自觉适中而止。此天地自然之道，是以狂风不竟日也。风惟狂，故其发也，如怒又如号，怒号之风，虽易折物，然暂而不常，则反仇为恩，因气候郁结，骤然之怒号，只破其气之结而不伤物，不特物不伤，转足以遂其和畅。气既和畅，物之生机自发而莫可遏，故曰怒号作畅发之基。此中聚散离合妙绪，惟归到中和而止。人禀天地之全德，内有疾风之妙用，当其未发，则伏藏于深幽处，一驱之以心中神，遂勃然而发，此风当内邪固结莫解时，一发而振撼之，邪之结者遂消散，邪散而中和内含矣。其主宰在乎心君，世人多不晓，吾试举一二以为则。假如目司视，其视之突然千里可至，此风也。然视者目，而所以视者神使之。推之耳之于声，鼻之于臭，口之于言，其从内而出，无非风之所流。但人只识用顺风，而不知逆风之奥。人苟达于此中微妙，则当内之邪慝固结，须使狂风回转一扫，自然荡涤消除矣。但以破其私累而止，常用则又犯一个着字弊，而真一反不聚。然必先放开外物万感之缘，使此心常定静，然后此回倒狂风之妙用可得而行，否则无主焉能驱使耶？说到此，人必闻而大笑矣。然说到此，道实入其关内矣。修心之妙用，莫先于此，学者苟不自弃自暴，当细求之。

夏长春生，任二气之荡摩，而功成告退。

吕真人曰：夏长春生者，即阳气发舒之义。万物皆负阴而抱阳。然阳气实发舒万物之本。当春乃阳气方兴之时，故物皆发舒。至夏乃阳气盛极之际，故物感阳气已足，则有壮长之观。阳气又藉阴气而发，所以孤阴不能生，孤阳亦不长。阳从阴出，互为其根，亦互相交感。无微非气之所及，不分昼夜，周流不滞。凡在覆载内者，莫不受其陶铸，谓之二气荡摩。任者，无所限制之义。盖阴阳二气，相摩相荡，无物不及，无时不然，在天地只自存其真一，而二气自然交合。当百物之未生也，阳气发而舒之，阳极而物气充足，是阳气之功已成，到此而阳气遂渐告退。在时序，则夏至是阳气之极也，而一阴生焉，不可谓功成告退乎？秋冬阴气渐长，收敛万物，到冬至而阴气已极，万物敛而又将伏生气之根，阴极又复生阳，故气候至此一阳生，又足见阴气敛物之功，既成亦告退也。举其大端，而二气之交迁可知。然气候之消息盈虚，统归真一所默为运。人亦不外一阴一阳之互宅，亦惟默运于此心之真一。苟能符天地之真以为真，则身中亦居然一天地之机械。二气不待理而自理。正气立，斯邪气自辟易，寒暑不入，真元常固。孔圣所谓仁者寿，即此理。释道所云"修长生"，亦即以是为基。三教一理，岂有异源耶？奈世人多昧昧不知返本，殊堪叹恨耳！

秋敛冬肃，随三光之旋转，而剥去复还。

吕真人曰：何谓秋敛冬肃？万物当秋冬而敛藏，已透解于上节矣。此节特举秋冬敛肃，以完二气荡摩之义。然秋敛冬肃，义实不尽于此。盖秋冬阴气主事，万物故敛藏肃杀。然阴气之行令，实转运于三光。三光者，日与月星也。秋冬日行南月行北，故月丽于天中。月乃阴象也，故阴气主事。究之日月行道，与春夏相反，实由天枢斗宿主之。北斗七星，主周天之旋转，而时序之气候因之。斗柄指西方之金，而秋气降，指北方之水，而冬寒之气降。可知日月之转运，因其行度之殊，而气候不同，统由天枢移动之机，使之交迁。所以万物敛藏肃杀，悉随气候，气候又随乎三光，故曰随三光之旋转。然旋转之妙，要不外剥复二机尽之。剥者，阴长则剥阳使之消而潜伏。复者，阴极而阳气之伏根又复生。物气当敛藏肃杀之余，英华全伏，到阳生而真蕴又欲潜萌，故曰剥去复还。在人一心之主宰独运，犹之乎天枢也。阴阳即日月也。心之真一，苟能凝聚其默运之妙，亦如北斗之转移，气之刚可使柔，柔可使刚，调停变化，有莫知其然之妙。举凡真气之聚散离合，无不随其卷舒。学者欲几此乐地，自当先把此心复其真一，亦何患不诣其极耶！

雨露下垂遍物，被泽不知谁为。

吕真人曰：雨露何以下垂？盖阴阳二气，和合薰蒸而雨露降，不论春夏秋冬，统系二气之所为。物逢雨露，固得沾濡，而遂其生发，亦系阴阳之和，而生机始畅。此雨露以和同之气候言，非等淫雨之及物，不为恩而反为累也。雨露之垂，无一不及，故曰遍物，即无一物不被其泽。天地造化之功，诚莫与并矣。然物受之，只自安其生发长育之常，不见其生，而生机自著，不见其长，而长育自成，在物固有莫之为而为之妙。然物之生长，由于雨露之涵濡，岂不似有所为？殊不知雨露之下垂，布散及物，实二气自然之薰蒸而出。在天地亦并无容心，不过只存真一，而阴阳自合。阴阳合而雨露自被及于万物，亦有莫知其然之妙，故统而谓之被泽不知谁为。被泽二字，自物言则物受其泽，自天地而言，是泽之及于物，是天地有莫大之功用，而皆不自知其功。人苟养此心合乎天地，则中和之气蕴积，内亦自有雨露及物之妙，即古经所谓"大洒须弥"也。然此理实渊深未易遽到。自其浅者言之，人苟心符天地之真一，其和同之气，发于情而不戾，著于视听言动，自有一种蔼然清淑气象，即孔圣所谓"粹面盎背"之谓。举五官百骸，无不受其泽，亦依然不待安排而自著，又何殊雨露及物，而不知谁为耶？造其显，则由显达微，无不可臻。学者何惮而不修？不患无成，只虞自弃耳。

土壤广育群生，成能未曾有作。

吕真人曰：何谓土壤广育群生？盖坤土含宏，无一物不在承载之内，即无一物不赖以生育，所谓万物无土不生，谓之广育，孰有能并其广乎？然育物虽广，而物之育，实自为育之。举凡胎生、卵生、湿生、化生，其蛰息孕育，互相以气感召。盖万物皆负阴而抱阳，物物一阴阳之交感，而生育遂繁而莫可纪，且迭起而不穷。物既以阴阳交感发生，实统归于天地一大阴阳之交感，始能成其变化，成得一个鼓铸陶熔之妙用，故曰成能。究之育物之能，一成无不成，亦只见其有成而已，未曾有所作为而始成也。真一凝固，二气自交，气交物自生育，飞潜动植，各得其所，并不见有造化之迹象，于此便见天地成物功用之妙。人苟真一合乎天地，则气不待驱使而自运，血不待调理而自和，性情不至矫揉而入于偏，视听言动，不俟防闲而自正，亦依然一广育之功能，且与天地同其无为之治，是以古圣参天地，赞化育，皆与天地合德故也。仙佛之真常应物，亦是无为自化之妙。圣与仙佛，岂有异致耶？总不外完得一个真一，其功用自然流出。不作之作，其作莫可限。修心之士，胡弗体此而求之？

虽云戾亦时生，生机何以不息？

吕真人曰：何谓戾亦时生？戾者疹戾之气，如雨淫旸淫，冬则雷电虹霓，春夏霜寒栗冽，皆戾气潜发之先征。万物皆赖阴阳之和，而后生机畅。雨淫则物朽蠹，旸淫则物枯稿，推之风雪霰露，能为生，亦能为杀。此皆天地间行令之常，不外一生一杀，不有生而物无所始，不有杀而物无所终。故当其生而杀机以伏，当其杀而生机亦隐寓之，即由复而剥，剥极而复之义也。所以万物终了又始，生机终无息灭。究其所以无息，在物不能自为，实天地之心主之。天地之心，即真一之气也。舍此真一，而天地亦无主宰。惟天地有此真一，虽有戾气之变，而中和不失。修心之士，欲得门而入，当究明天地生杀二机。假如人之七情，有时稍偏胜，是即戾之谓也。但人未能固其真一，当其七情一发而偏，遂不能反归于正，而一身之机，日久遂至于扑灭。苟能中和独具，虽情有时偏胜，必不能夺其真一，五气从何而损？五气不损，生机从何而息？循而至于中和纯一，则先天地之景象也。孔氏所谓"致中和，天地位，万物育"，释氏所谓"不垢不净，不增不减"，异其言，实同其义。下学将此理参透，勿忘勿助，未必不臻上境也。予日望之。

究其虚而常直，直道乃为厥宗。

吕真人曰：何谓常直？盖天地之体段，固属有形有质，曷从见其虚。然天地之形质不可言虚，而其渊默之心，则冲虚莫可窥测。所谓虚，即指真一而言，有比拟所不能尽，活泼而无可名状。直者，不屈之谓。凡物皆可屈挠，天地真常，实至刚而无时可屈。惟其虚，故有不蔽之真。此直从虚生也。亦惟其常直而不屈，故无杂气得入，是虚又从直生。彼执有形有象以论天地，安足以见天地之真？老君所谓"大象无形"，亦即此意。观此便知有形之天非天，有质之地非地，其真一之默妙，乃为真天真地。即如人之形躯，亦不过一色壳耳，非真人也。心之真一修到圆全凝固，如天地之虚而常直，便是真人。何谓直道？直者，即虚中不屈之谓。其虚而不屈便是道，故谓之直道。万物从此生，万化由此布。所以生物不测，悉原于不贰之真宰，故曰直道为厥宗。宗者主也。人只识天地之形体，而莫究天地之玄奥，是直等天地为顽然色壳，无怪乎其处于天地内，而罔然漠然，与众物同其荣枯。殊不知人禀天地之全，已身自有天地。果能法天地之自然，合天地之宗主，自能超出于庶类之上，为圣贤为仙佛，无非凭点灵光上做去。古来明训，岂欺人哉！人自不能反心以求耳。

喜怒不干，爱憎无象。

吕真人曰：何谓喜怒不干？喜者，即天气清明，地气和蔼，有一种清清淑淑气象，固谓之喜。物华人康，风若雨顺，宇内太和，皆谓之喜。怒者何？如烈风迅雷，旱干水溢，固谓之怒。天冥地动，物夭民灾，皆谓之怒。然当其喜也，不过阴阳二气之调畅，自然流出一种美景。究之天地只自固其真一，毫无所摇。当其怒也，虽云由常而变，出于自然，亦系民物之气，盛炽而不平，以戾召戾，故天地之气始生怒。究之天地之怒，实阴阳二气之相剥。在天地亦只固其真常，而绝无所累，故谓之喜怒不干。人所以不能永贞者，可喜之事扰其心，可怒之事动其心，此心日役于喜怒之情，循环不已，或喜未去，怒复来，或怒未已，喜又集，纷纷逐逐，无时了期，使此心之真常，日渐剥丧，至于剥极而无可复，则一身已无主宰，二气亦为之不交，神明消沮耗散，是生理已尽，亦死期将至时也。修心之士，首当参透此理，方可得门而入，亦方见有可着手，否则绝无捉摸矣。所以太上云"下士闻道大笑"，正为此故也。何谓爱憎无象？爱者，笃厚之谓。憎者，倾覆之谓。天地生物本来一体，何有爱憎于其间？所谓爱憎，实于物见之。假如春露秋霜，物有得之而荣者，有得之而悴者。推之雷雨风日，莫不皆然。在天地只有真常之默策，使二气周流，安有爱憎之迹象？不过自物受之，一生一杀，便似爱憎耳。人所以真常不固，多因爱憎二念，日往来于一心，憧憧不绝，神明亦被牵连出去。神明去，而真常所以日消散也。苟能屏绝物累，可爱之物不动，可憎之物不扰，常使此心清清净净，如皓月之当空，自觉灵明一片，神常内守，久久而真常自固。真常既固，而情欲愈觉不能扰，自成一个默默绵绵景象。此乃修心之要紧关头，知此则门可入，造到无上境，亦从此进。后之学者，可勿加之意乎？

不自生而长生道合，不亲杀而反杀患泯。

吕真人曰：何谓不自生？盖天地之生物，皆不外二气鼓铸，而物自然生生不息。在天地只自默然安其真一，是天地之生物，不待天地生之，实听物之自为生生，故谓之不自生。惟其生物听物之自生，故天地之真元，常固而不散，此义上文言之详矣。天地之真元，既生物而不散，故能永贞不敝，是以长生之道，莫完备于天地。故谓之长生道备。人苟能法天地之真一以治心，则一身之生生不息，亦不待计较经营于外物以养生，亦即不自生之意也。然不计较而生自畅，真元自觉常固，不为外物所耗，长生之道自得。所以世人不知反求一心之真常，终日劳碌于外物，以为治生之计。未寒思衣，未饥思食，得衣得食，又思美衣美食，既得美衣美食，又虑大数不远。以此治生，非求生之道，乃取死之道也。所以然者，真常皆被欲耗散，久久阴阳乖戾，或郁结而不舒，亦安得不死？太上云"强梁者，不得其死"，盖指人心中思虑之强，日夕百计图谋不已，亦即此义。学者欲求生道，可舍其真而图其假耶？何谓不亲杀？盖万物有生即有杀，此不易之理。究之万物之杀，是万物自为之。盖物气尽则杀。在天地不过二气旋转，何尝有亲杀乎物？只默固真元，而听物之气尽自杀耳。惟其不亲杀物，而杀机不能夺其本然之真一，故能永久。不至反杀，谓之反杀患泯。人心多生杀机，始则以杀机害物，杀机愈重，愈耗其本然之真常。真常尽则死，非反杀而何？

所以戒杀一道，是除杀机之义也。人苟能除其杀机，则此心蔼然有一团中和之气，真元自不夺，血气亦觉和平。反杀从何而来？此一节乃修心塞流之功，所以防真元之走漏，亦一要紧关头也。学者其可忽乎？

盖心无其心，真心是以永固。

吕真人曰：何谓心无其心？心即天地之心也。盖天地之心，不外真一所固结，冲漠中自然能使阴阳二气潜交，水为之升，火为之降，露雷风雨，自然布散，日月星辰，自然旋转。当其气之至，万物自然发生，及其气之反，万物自觉收藏。千端变态，万化流通，亦似有许多经营布置于其间。然究乎天地之心，只存真一。真一所默策，而大化自行，实未尝有作为于其间。然不特无所作为，并其所以作为之权，亦觉寂然不动，好似无心一般。盖因物付物，不待表著其功，而功施莫掩，只此真元固结，成得一个无字之义，故曰心无其心。惟其无心，即此便可见天地之真心。亦惟真心独具，是以不灭而永固。人亦禀天地之气而生，心本具天地之真常，而人所以不能永固者，皆因欲心剥丧其真，假如爱心有所偏胜，则心之真元耗，恶心胜，而心之本真亦为所夺，此犹其浅焉者也。能使心无偏胜而心自平，但犹有迹象之未化，必造到冲漠中自具一点真灵，寂然不动，如天地之无心，而物自化，斯为至妙至玄。果能涤除欲念，则心中自平，由平而进至天君泰然，则万种逆情不能动，此心自觉定矣。由定而几于静，由静而达于空，则慧自生。从此造到不增不减地步，则圆成功候，亦居然一天地之真一固结，可与天地同其太虚之体，即可与天地合其玄玄之妙用，在儒则谓之"下学上达"，在道释则谓之"返本还源"，其实一理也。古经所谓"后天返先天"，亦即此义。盖天中有地，地中有天，单言天者省文耳。无非反其本真，乃得历劫不磨。世人读书不解，不知三教本源何在，妄议以为彼此绝异，不肯细究，无怪乎道之不明于天下也。悲夫！

道无所道，大道乃觉常凝。

吕真人曰：何谓道无所道？此指道之返于先天者而言。上道字，指先天之奥妙，即所谓天地之真常也。下道字，作循字解。盖道之散见于人伦日用，则有实迹可循，如仁义礼智信，发于君臣父子一切伦常间，自显然有其程途实际。儒书教人循途守辙，皆凭此后天之道，使人确确有可着脚，自不肯轻言先天之大道。因人系中材以下者多，若不以此立教，遽示以先天虚无之大道，势必使人毫无捉摸。非谓儒中之圣，遂不通先天大道也。先天大道，言其无则无中自有，言其有则有中归于无。纯乎真一之气鼓铸，而二气自合，五行自全，无声无臭，有言之而莫可形容之妙，即《中庸》所谓"上天之载"是也。太上云"道可道，非常道"，亦即此意。盖先天之道，不外真一独固，并不可以指其迹象程途，故曰道无所道。人实禀此真常之至道，而具于一心，发之则为五常，返之则不外这个"一"字尽之。天地此一，人亦同此一，一者不二之门，从此一生出，自成无边妙界，此道之归宿统会源头，谓之至道，不亦宜乎！凝者，有安固之义，万化皆归本于此。真一原来无可名状，然至道既归于太虚，若并名状抹煞，又将何所指而明之？故名之为道。后天则实，先天则虚。从后天做起，反到先天，正所谓返本还源，无上境界也。天地真一之至道，圣人知之，而不轻以语人，特以实为教，使人易循。若释道，则专从虚无下手，舍实境而求证天地真元，其实一理也。修心之士，亦必造到真一圆成，方可了手。世人动以得道二字，为仙佛常谈，不可施于儒，正不知儒之所学何事，圣人之于天道又何在，人日梦梦，何时始醒？兴言及此，能不再三浩叹！吾愿学者虚心求进以共证之。

要之大窍空空，四维依然不著。

吕真人曰：何谓大窍空空？大窍者，举天地包含之体段而言。天主覆，地主载，水火阴阳，迭运于其间，一升一降，昼夜升沉不息，有包举无外气象。于莫罄形容中，从而拟之，自成一个大窍。

虽万物并生并育于其间，充塞盈满，有似于实。然究其气化之鼓铸，运于无形，成于无为。物充实，而天地之大窍依然空洞。惟其空，是以真灵莫可测。其灵之莫测，即真一所在，而天地之心于此见。人苟欲使此心符天地之心，先将万缘放下，内逐邪慝之累，昼夜回光返照，则真元渐渐发生。斯由一自可生二，二生三，三生万化，即古仙真所谓"一窍生百窍，百窍生千万窍"，而统合成一大窍，周流运旋，无所间隔，到此时节，人心即天地之心矣。所以然者，由大窍既生，而真元已独固。真元固，而其体段亦居然一天地之空空，无上乘之境界，如此而已。何谓四维不著？四维者，指四旁而言。举四维而上下可推。不著者，无所倚著之谓，即空字之义。盖天地之大，其大无外，更无物承任乎天地者。既无承任，安得所有倚著耶？天地乃积气之区，积气自然凝固，上下四旁，不待有所倚著，自能安贞，气之为功，岂浅鲜哉！人果能固其真一以合天，则气之鼓铸，亦与天地之造化同。凡气之所充周，而一身自然奠安，其真灵之运转，亦空空而不著，只此真常宰乎二气，以致其悠久，又何待倚著乎物而后能耶？特患放心者不知求耳。此节以下多系总束上文，以终一篇之意。但其中有待疏剔分明者，则再为申之。

元阳耿耿，片刻莫可相离。

吕真人曰：何谓元阳耿耿？元阳者，指天地之真一而言，非阴阳之阳也。盖天地之真主宰，只是一点元阳，二气藉此以维持，五行赖此以统括，然后大化流行，万物因之发育。耿耿者，贞固常存之谓。天地之形质有坏期，而此元阳则无坏。惟其不坏，故谓之耿耿。人亦禀天地之元阳而生，但人自有生而后，气为之拘，物为之蔽，七情耗之，六欲扰之，遂至日渐消磨，至于消磨尽而死，遂一团阴气，又复坠入地下轮回。虽阴中微带些阳，而阴气主之，所以为阴鬼也。圣神仙佛，纯是结束元阳，销烁群阴，自成金刚不坏真体，形质虽坏，而此真不没，上升于太空，皆由修心之功，造到与天地同体，所以舍心别无可用其修能。人苟能绝其嗜欲，自然元阳渐复，非有他巧妙也。何谓片刻莫可相离？盖天地之大化，运于五行中，二气司其权，实元阳之真握其枢机。有此元阳，而后二气自交，五行自相生相克而成化，无一刻可离。此元阳一刻不存，则二气不交，五行不代迁，万物安得有发育？而造化之机息矣。《中庸》所谓"道不可须臾离"，亦即此义。人之百体，皆听命于一心，而一心之真宰，只一点元阳，主乎一身之化育。修心之士，苟能参透，则一心自与至道大适，无虚假，无间断，造到至诚无息地位，自是片刻不离也。人法天地而修其心，人道自与天地之至道合一，放之则弥六合，卷之则藏于密，卷舒可以随意，亦何患圣神仙佛之不可为耶！当共细为尝之。

言其刚则无物可屈，论其柔则有物皆孚。

吕真人曰：此一节，专就天地之真常而言。以天地真常而言其刚，实无有并其刚者。盖万物之生生化化，运转于五行，宰制于二气，合二气五行，而悉原于真常之固结，而握其枢机。所谓动静之宗祖，万物之源头，大风不能散，大雷不能摄，大寒大暑不能伤，即至天地坏期而不少灭。其气实常伸于万物之上，何者得而屈制之？故谓之无物可屈。人能体天地之真，以修持其心，造得真常应物，常伸于物上，不坏不灭，直至体肤不存，而此真身，自结凝而超举，何有轮回六道所能拘囿耶？三教圣人，皆从此入手，亦从此了手，人何惮而不为？又自天地之真常而言其柔，实无有并其柔者。盖真常之固结，发之实流通于无外。举凡天象之斡旋，由此真常策之，地道之降升，资生畜产，亦此真常使之。至于万物之布散流形，生化终始，又何一非天地之真常所鼓铸？故于其应物无遗，见为至柔，无一物不在熔铸中，谓之有物皆孚。孚者，相感应之义也。人能固此真常，则一身之动静云为，二气五行，无不贴然从令，亦居然天地真常之柔而应物。此刚柔妙蕴，即河洛中动静生克，所谓阖辟之真机也。人欲修持真心以合天地，可勿详究诸？

不变含至变之神，无无寓不无之用。

吕真人曰：此一节亦就天地之真一而言。何谓不变含至变之神？盖天地之真常，不坏不灭，无可屈挠，其本体寂然，可谓不变矣。然其真一之本体，虽寂然不动，而凡在天覆地载内者，其生生变化，迁流万态，无非此真一之气，所默为主张。故以万物之生化流形观之，则觉其至变，自其主宰于真一之气言之，则统归于不变之妙谛，故曰不变含至变。至其变出之妙言，故曰神，《易》所谓"变动不居，周流六虚"是也。人能体天地而固其心之真一，百邪不夺，万魔不散，此心之真常，亦觉寂然安贞而不变。凡一身之聪明恭重，及内之二气五行，自然流转，亦依然含至变之神焉。何谓无无寓不无之用？无无者，虚而又虚之谓，即所谓道也。盖天地之真常，存乎杳冥，成于太虚，故云无无，即指真常之道。然道皆归本于太虚，无形无质，而其中自有可着手。即如万缘洗涤，此心还归于虚，从虚中自生出一点灵来，应物不倦，是所谓不无也。从无中下手，自然跃出灵妙，用之靡竭，人特患不守其虚室耳。能守虚室，真灵自生。太上所以云"无无不无也"，庄氏所云"虚室生白"，亦即此义。知天地之真心如此，便得修心之要领。此合体用而详言之，学者皆当细为究也。

圆神方智，合五德而产人身。

吕真人曰：此节推言天地之所以赋予于人，以明修心可以合天地之本。何谓圆神方智？盖天地之真一，有一种活泼圆妙，周行运旋，不落于迹象，并不滞于方隅。圆如何耶？举万化众生，繁而莫可纪极，其气化之源头，悉归于真元之一点。可见此点真一之气，遂可为万化之提纲。神何如耶？又自气化之分晰者言之，一物自布一物之化，此无妨于彼，彼不夺于此，彼此不相紊乱，井然有条。方何如乎？至于化育之昭彰，灿然莫掩，物物各异其宜，而气化无不翕然停当。智何如乎？天地之真常，既具方智圆神，其流出则有五德，五德，即五气之德也。合而赋予于人，故曰合五德而产人身。

观此便可见人之赋予于天宝地灵，各具此真常于一心，无分智愚，皆各具足，不过既落于形质，稍有清浊之殊耳，无不可修而全之。人苟寻此真界以修治一心，不论儒道释，皆到真一凝固正定完满而止。譬如行路，从此途可到那极处，从彼途亦可到得那极处，但舍此而入于邪途则不得耳。学者自当辨明，不可误入于歧途，斯则予之所厚望也。

受气成形，统三才而藏帝室。

吕真人曰：此节就人之禀天地真元具于一心而言，以见修心合天地之本也。何谓受气成形？盖人自诞降之初，皆各禀天地阴阳二气而为气。气禀于天地而即授于人，人先受此气，而后成此形。天地为积气之区，人亦为积气之区，有是气乃有是形，亦惟有是形，乃可载是气。舍形而气无可寄，舍气而形不能存。然二气又统括乎三才。三才者，即人身中之三元也。合二气三才，实统领于真一。真一独藏于心，谓之藏帝室者，以心为最尊，故曰帝室。帝室之真常不散，则生理固，而生机自畅发无已。真常一失，而气亦随之，盖理宰乎气，所以人之生理既尽，则气返而归，此乃生死存亡之机关。人能固此心之真常，百炼弥坚，自成金刚不坏。无论形存，即形亡亦生也。苟失此真常，纵使形未坏，而心之本真已死，亦不得谓之生。世人不明生死二机，以为形在是生，形不在是死。殊不知千古来圣神仙佛，形何常在耶？究何曾死耶？举世梦梦，日就昏瞆，日流逸欲，不肯返本穷源，复其心之真常，无怪乎终于凡庸也。终日经营谋生，实终日寻死道，安得人共回头，一醒大梦，吁可慨已！

天赋人而人即天，地养人而人亦地。

吕真人曰：何谓天赋人而人即天？盖天以真常主宰乎二气五行，以此全德赋予于人，则人之真常，即天之真常，人之五行二气，即天之五行二气。所以人得天之全德，独为万物之灵。人之身中，实包含乎天之度数，而真元直符乎天，谓之人即天，举其最初者言也。

何谓地养人而人亦地？万物本无土不生，亦无土不成，人独禀乎土德之全，故真常特厚，敛之则为无名之真一，发之则为信，于其真实之流露处见之，所以人赖土以养生，犹其浅也，具乎土德之真元，而人始异于庶物。谓之人亦地者，亦自其最初言也。大道无土，不能启其端，无土亦不能归结。此中妙理，人实罕喻。试以其显者言之，自可恍然大悟。土之德是信也，信乃真实之谓。人欲体道，无真实何以有始？无真实何以成厥终？先天之大道，何莫不然？所以修心之士，虽贵养其静虚之体，尤患入于顽空，即此故也。观此节，而人得天地赋畀之全可知。苟能不自暴弃，举天地之赋予于我心者，保而养之，使天地之真常，恒为我心之真常，日新月异，积而至于极诚无间，自是配天地功候。心之为用，岂浅鲜哉！吾愿学者虚心静求之。

得其秘奥，自与天地同流。固此真常，可入佛仙胜景。

吕真人曰：何谓得其秘奥？此承上天地以真常赋予于人而言。秘奥者，即天地真一之奥妙。天地以此而永固，人亦以此而成道。圣人得之，贤者得之，即至平等凡夫亦同得之，初无彼此之别。但人得之于生初，而丧于生后，百端情欲干于中，万种邪魔摇于内，日渐剥丧，得者亦如其未有所得，是以独让圣贤以造其极。缘上智之人，不落邪魔之障，心地时觉清明，故上达之功，有加无已。中人以下，日即于浸淫，日失其本真。下达之事，亦有加无已。至于剥尽此心之真常而心愈昧，遂谓圣神仙佛，非人所能为。殊不知人人同此心，心心同此道，苟能常保其生初之所同得，培养孔固，不为耗散，自然超凡入圣，与天地同德，即可以与天地相参，谓之同流，不亦宜乎？由是思之，天地之真常赋予于人，人可不求所以固与？真常何以固？斩断邪魔以固之，总不外存养省察功夫，做到纯熟，则真常不期固而自永固。此真常炼到固时，即所谓金刚不坏之身也。观此便知古来圣神仙佛，皆从这点灵光地上下手修去，自然克臻其极，谓之入佛仙胜景，非诳人也。儒则云"圣神"，释则云"波罗蜜"，道则云"无上境界"，名殊而实同也。圣神仙佛非有余，人亦非不足。已到者，非阻人以不能。未到者，当奋起大愿力以求。方寸地含无边境界，人何惮而不逍遥于乐地耶？予日望之。

心同即道同，立地顶天从此出。

吕真人曰：何谓心同即道同？盖人具此心，有生之初，天地特赋予以真常。论其本来，人人之心，皆与天地心相合无间。但有生以后，嗜欲累之，日渐消耗，则本同者或至不同。苟能放开万种尘欲，澄心独造，斯真常之失者日以复，不固者日益固，到得空洞而无所不包，粹然止于至善，则人心亦居然一天地之心，谓之心同。心者载道之区，在天地一道之弥纶。人心既符天地，亦一道之固结，道亦乌乎不同？心即道，道即心，人自与天地合其德，藏之则具一浑沦太极。发而为用，其功施自有莫可穷，且有不能尽其形容之妙。然人合天地，即可补天地之缺憾，即《中庸》所谓"致中和，天地位，万物育"之意，"至诚尽己性，以至尽人性尽物性"，亦此义。佛道所谓"利益一切，灭度众生"，道家所谓"广法度人"，皆同此功效之无边，谓之顶天立地，不亦宜乎？从此出者，言功施之无量，皆本此一心之真常流出，舍此别无所施也。吾愿人心之本同天地者，勿失其所以同，既失者，当力求复其所以同。又何道之不明于天下耶？

道泰则心泰，参天两地以是几。

吕真人曰：何谓道泰则心泰？道者，即天地真常之至道。天地以此赋予于人，人苟培养孔固，则内蕴之真常，油然自适，故谓之道泰。真常不昧，则此心仰不愧，俯不怍，有天君泰然之乐，谓之心泰。在儒者无入而不自得，释道则圆寂之候，无无不无之境也。人何不洗涤妄虑，寻着当来旧主，以期与道合真耶？果能造到心随道泰，自不愧为天地之完人。一心包举乎天道，自可与天同其光大，谓之参天。参者，并立之义。以一心蕴蓄乎地道，可与地同其含宏，谓之两地。两者有对待之义。合参天两地，而皆原于心与道一，使可恍然于人心，为修持要地。能从此修持，则可进乎大明之上。不从此修持，则入于污下。圣凡之判，实判于此。功力所争，亦争在此。人可勿于此加之意乎？

妙在行间，直泄苞符妙中妙。玄寻言下，且寓一身玄外玄。

吕真人曰：妙在行间者，指此篇内逐节推演而言也。始从天地之真心究明，见天地之心无异于人，再从人之所得于天地赋予发明，而见人心直符乎天地。合天地与人，其真元一以贯之，此为修治一心者发明真种。凡合天符地之奥妙，无不寓于逐节推演之内，故曰妙在行间。但语归平淡，人视之，必以为浅近而忽之。自吾视之，淡而弥旨，特患人不肯静心玩索耳。果能澄其心以玩味，则今日看之见为浅，明日看之便见为深，愈看愈觉意味之内含。举天地苞符秘奥，实一一泄论于篇内。谓之妙中妙者，以妙义有表里之殊，愈究而愈出也。人非尽昧，吾非自矜，愿学者按次参玩，便有恍然大悟之期。玄寻言下者，玄即真常之玄理。今既泄论于篇中，凡欲究修心玄要者，自不待他求，可于言下求之，日久自然有得。盖知天地真常之玄奥，自可返而归于心中，未明者求其明，未证者求其证，即证而未完满者，求其几于完满，完满而未坚固者，求至于坚固。奥实千层，不一而足，无不于言下寓之，故曰寓一身玄外玄。吾自得遇于钟离，亦即把此玄奥修持，迄今不知几历春秋矣。自明尤冀共明，自证还思同证，是以笔之于书，不惜支分节解之劳，亦欲体上皇度人救世之苦心，俾有夙缘畸士，得所从入云尔。世当共谅之。

秘密难传今已传，深造先求其放。精微未到终必到，贞恒定底于成。苟能达兹，岂不懿钦！

吕真人曰：秘密者，即天地之秘机。盖天地秘机无声无臭，本来莫罄形容，中人以下，未可与语，语之易启迁笑。必上知之士，语之乃觉易晓。本来难以传授，然举世蒙昏，又属堪悯。故今特承上命，不惜劳瘁，详为分剖，而难传者传矣。人苟得其秘密之头绪，非可浅尝辄止，得一而足也。道之细微，愈入而愈深，必用深造之功，勿忘勿助，造到完成，方可了手。但用功之初，首在求其放心，将万缘放下，使此心常定，然后知从入径路。若不先求其放心，则猿马奔放，终无可入之期也。然世有一种半途自惑之徒，得半而自限，又安能得其源头？盖道途有层级，历一程更有一程之末至。苟能不自暴弃，虽精微之极功，不能一蹴可到，终亦无不可到之理。惟在人贞其心而不惑于歧途，恒其力而不衰于末路，则入一境忘一境，积而弥高，安有成效之不可几耶？所以古来修心入道之士，首贵立起大愿，只以大道为归，一切世境之荣枯，置之度外，有一息尚存，此志不容少懈之心，未闻有不成功者。有志之士，特患不知心学何在，致欲从末由。今既著为是书，果能参究，求妙理之明达，则修途显，道之归宿亦了然。此书自足为求道之阶梯，人人可由此直上，岂非吾辈矢愿度世之美事乎？

五气心法总论

　　佛土之宫，神洲之宇，七宝罗全以供养，五气交济而纲缊。一穴含光，分垂自见万象。三田独贯，兼管常握元纲。内藏生克，克处自是逢生。外多合离，离时依然求合。秋冬堪符奥妙，春夏亦法权宜。截长补短，求合天地之中。去杂归纯，直调阴阳之理。既错综而参伍，尤慎守而安居。号绛宫，名赤县，名号何止一端。谈认祖，言归宗，言谈非有异致。为圣为贤由此达，作仙作佛以是几。不求妙用，垂老亦觉无成。苟获真机，霎时居然有造。理本至微，不愤不启。道非可隐，与知与能。法有待于推演，修始免乎迷昧。原夫木德内含，春风常流和煦。仁道至粹，淑气降自维皇。本根能固，枝叶自繁，嘉树得活泽而滋生。芽萌莫遏，大林赖神刀以剪刈，卉毒皆清。丙丁不发阳光，婀娜之柔条堪济。戊己偶染阴浊，茂密之美荫可遮。百炼归元，万魔远害。太和保合，久久真一自回。至道精微，时时防维宜密。至若火中正气，实光照乎大千。夏令当权，每推原于二七。蕴之则义方内具，发之则刚烈外流。顷刻燎原，急法清流善下。终朝烹鼎，宜择美樾频供。最喜旭日东升，尤嫌阳乌西坠。得其节度，依然称物平施。反厥本来，自觉刚中特立。法本玄微，须观太阳之迭运。理苟明达，可入神室而调停。制心奇功，莫难于此。安神妙法，已统括之。气有发亦有收，待秋金之敛肃。心不违亦不御，合礼制之防闲。虽云大绳不钥，守仍合乎规中。纵令古民无知，行且循乎矩内。拥金城之固，戎马曷来。履白雪之寒，强兵不用。得火就范，既可随作方圆。以水淬锋，自不流于柔钝。灵明地上，活动俨若泉流。智慧囊中，静深直似渊海。曲直圆方，原随器物。东西南朔，莫逆本真。可止狂暴炎飙，能长发舒嘉植。勿壅之而横滥，宜导之使顺行。荡泻无关，真元亦觉难蓄。激扬不节，本色必至渐亏。得此真机，骊珠终期在手。循兹妙诀，兔魄自可入怀。此理既极详申，欲修自宜细究。中土含温润之德，大信统化治之宗。合水火而成能，中孚为质。并木金以为用，无妄秉灵。狂澜赖以止蓄，允执厥中。掣电藉以收藏，为物不贰。悟此关头，自是圆融境界。臻斯奥妙，难将底蕴形容。默而守之，道在是矣。要之大道不离方寸，致力首辨五行。顺逆推来，皆成妙谛。浅深按去，直到真元。两大玄微，从兹着手。万源分派，以是为纲。人无异心，心无异理。惟愿好修之士，共入至德之门。斯则神圣所慰怀，亦即天地所默眷也。

五气心法详解

佛土之宫，神洲之宇。七宝罗全以供养，五气交济而缊缊。

吕真人曰：此一篇分别人心五德，使修心者知所从入，故篇内逐段推演，反覆详剖其妙用。何谓佛土之宫，神洲之宇？佛土者，佛国之土，至清至洁，盖佛国安于无为，无杀生害物，故秽浊无从著于土，所以土洁。佛土既极其洁，则佛所处之宫可知，言此以比人之心，佛经所云"清净土"，即此义也。宫本四面墙垣而中虚，人心亦有此意概，故以为喻。人心惟本来清净明洁，乃可以佛土之宫拟之。神洲者，即所谓三大之神洲。仙真所寓之区，亦一尘不扰。宇亦宫也。人心本来不染一尘，自不啻神洲之宇。此二句原以比人最初之心，句中佛字与神字，最宜细玩。盖人心清洁无尘，内具一点灵光，即佛与神字真种，故此二字，未可大略看过也。何谓七宝罗全供养？此即佛宫神宇内之事。七宝者，珊瑚、玛瑙、金、银、琥珀、珠玉是也。佛土宫、神洲宇皆用此结成，异采流光，晶莹朗彻，不分昼夜，皆无晦冥。供养者，即安妥之谓。言此以比人本然之心，光明不昧。盖人心不著物累，中藏一点真灵，有普照大千景象，一如佛土之神洲宫宇，以奇珍结成晶莹景况。心不昧而真灵安妥，亦如七宝宫宇，安妥神佛焉。何谓五气交济而缊缊？五气者，即水火金木土之五气。盖佛土神洲不分四时，五气无倚毗，有一种阳和清淑气象，无过寒，亦无过暑，百毒不至其地，古佛圣神居此，其乐孰加。缊缊即气候无偏之谓。人心本具五气之德，无乖无戾，有一段纯和气，亦如佛土神洲之五气绸缊，故古经云"收合绸缊见本来"，是此意也。此一节，首揭人心粹然之本体，以立通篇提纲，下文乃即五气妙用，逐节推详，皆所以发明心学之门径也。

一穴含光，分垂自见万象。三田独贯，兼管常握元纲。

吕真人曰：何谓一穴含光？穴者窍穴也。人心自具一灵窍，天地真一之机，实寓于此。光者，神采发越之谓。然神采之光虽发越，其本体实收藏而内含，故曰含光。丹书所云"不神之神"，即此义也。何谓分垂见万象？盖一心之神光，敛之不过一粒之粟，迨神采一著，自觉光透百骸。举凡耳目之聪明，皆此神光之透达，手持足蹈，亦系此神光所充周。以一点神光分布，而一身之作止语默，悉根此而流，即造到参天两地，功满宇宙，德及万世，亦无非此一点之光，分布出来，不可谓分垂见万象乎？所谓粒粟中有大千华藏世界，即此也。何谓三田独贯？三田者，上中下三处丹房也。贯者，有贯彻之义。举上中下无非此不神之神所巡游，万魔自然退走，而不能藏慝。心所以为身之主，主极立而群邪自觉退避。何谓兼管握元纲？兼管者，即统辖乎一身之百司也。元纲者，即三宝之提纲。握者，有操持之义。盖一心神明出入，精气随之，试观人于日夕间，心神静，则气不粗而可住，一躁而气自浮。又如神劳而精减，观此便知一心之神明，于三元中，独为提纲焉。此一节发明心之枢机，俾学者知关头要地也。

内藏生克，克处自是逢生。外多合离，离时依然求合。

吕真人曰：何谓内藏生克？盖人心既具五气之德，五气自有生克，太过者损之，谓之克，不及者益之，谓之生。其中生克妙用，不能详剖于此，下文逐节始申言之。观到下文，便可恍然生克妙义也。克处逢生者，假如太过者节制之，是克。得所节制，自可反归于天地之中，非克处逢生而何？此生克之理，即归本于河洛，但人不知此中妙义，放而不求，遂至此心之五气日偏，至于偏，则只见克而不见生。果能参究生克奥义，时加存省，五气自然各归其根，又安见心德之不可全耶？何谓外多合离？外者就一身之气而言。假如目之于视，耳之于听，口之于言，是气也，即所谓外也。其余可以类推。合离者，即就心中之神，与之相离相合而言。譬如奸色乱声，最易动人之心以视听，心为所引，是与之合也。一心反于虚灵之舍，自能不视不听。即视不见听不闻，亦一如不视不听，所谓离也。何谓离时求合？末一合字，与上合字不同，作合道解。盖当声色之牵引，一心神明内守，能不见不闻，是离却外物牵累，一切尘界不夺，此心自安虚灵本舍而合道。是离外物之时，即合道时也。故谓之离时求合。人苟克达此理，力用此功，久久一心自登大明之域，造到广大精微，亦有何难？在人自为耳。此一节亦浑言心法之妙用，学者须究其所以然也。

秋冬堪符奥妙，春夏亦法权宜。

吕真人曰：何谓秋冬符奥妙？秋者，金也，主敛藏制节，在人心则为礼。人心既禀金德，自有敛束制节之气，直符合于秋。冬者，水也，有活泼动宕之义，在人心则为智。智之德似水，人心既有智之德，即水德也。水德无滞机，而气管于冬，合金水二德而蕴藏于中，自有许多妙用，迭出不穷，故曰符奥妙。何谓春夏法权宜？春者，木也，木之德和煦慈祥，在人心则为仁。人心既具木德，其蔼然慈祥之气，直比于春气之可人。夏者，火也，有刚健果决之气，在人心则为义。人心既禀火德，其刚健果决，无异于夏气之烈，合木火二德而具于一心，自有权宜之用，时出而靡既，故曰法权宜。此一节言人心本然之五气，以见妙用之有本，举四德而包乎土，故此不言土德，因四德非土不能成故也，下始详申之，其中屈伸消长之妙，不能透解于此，下始逐节分晰之。

截长补短，求合天地之中。去杂归纯，直调阴阳之理。既错综而参伍，尤慎守而安居。

吕真人曰：何谓截长补短？长即太过也，短即不及也。盖人心五气，本自中和，无太过，无不及，一自落于气质中者，遂有时而偏，偏则有过不及之殊焉。假如木德太过，则偏于慈祥，遂有不当爱而爱，且于慈祥中，亦毫无差别。必假金德以节制之，火德以裁抑之，谓之截长。又如木德不足，则失之戾，必待水德之慧以开导之，使之复其本然，谓之补短。其余各气之德，可以类推。此中实具有妙蕴，不能毕述于此，下文始详发之。然太过者既裁抑之，不及者复引伸之，自觉无过不及。既能无过不及，便是中道，故曰求合天地之中。何谓去杂归纯？杂者，五气之岐途也。纯者，五德之正道也。假如木德之仁，苟杂出岐途，则必有等物类于眷属者。孟氏所谓墨子兼爱，亦即此类。举一端而五德之杂出，自可类推。修心之士，皆当去其杂出之岐途，反而归于正，故曰去杂归纯。既能反而归五德之正，则阴阳之理，自然平顺。盖五德包管于二气，一刚一柔相配。五德杂出，刚柔不能适中，纯则刚柔各当。阴阳不外一刚一柔，即所谓天地之至理也。调者，有配合相济之义。何谓错综参伍？盖五气之德，本来互相济美，其蕴之机缄，互为根芽，与天地间四时之消息，无少差别。学者穷究此中微妙，亦当互详其义蕴，故曰错综参伍。既能互详其微义，则万派千流，无不通贯而得之矣。既得尤虑其失，故必时加存养，慎而守之，不使有物累，安而居之，不令遗忘，久久五气自然各返其根，而心德全矣。此一节承上生克二字，申言下手之功，以起下逐层申论之意也。

号绛宫，名赤县，名号何止一端。谈认祖，言归宗，言谈非有异致。

吕真人曰：何谓绛宫赤县？盖指人心而言也。绛以其色言，人心有绛色，外有包裹，有似于宫，故曰绛宫。心又赤色，且心中之神属火，火亦是赤，县字即藉以喻其所包之宽广，故谓之赤县。此乃心之名号。后世好道谈玄者，代不乏人，遂纷纷各异其说，愈说而名号愈多，令人看之，不知所说为何物，今特依最初之名号，显而揭之，亦不止一端矣。古经言"赤县老叟"，洞经言"百司诣绛宫"，是最初名号之一证，其实则心也。从可知谈道者，舍此区别，无可着手，心之所系，岂浅鲜耶？究之名号之殊，不过想其形似，亦犹之儒者言方寸耳。何谓认祖归宗？盖人心禀天地之真一，为百善万化之源头，是祖也。以真一化出五气之德，是源头之分派，即宗也。但人自有生以后，七情迷其本窍，六欲伐其真元，正不知何者为百善之祖与宗。然其本根，则未曾灭，虽迷昧剥丧，犹有可以复者存。是以历代圣师，把治心之学，笔之于书，欲使迷昧者得以体认，既离而未泯者得所归依，故不惜谈之娓娓，言之叠叠。但其所言，大率藉物取譬，甚至演说支离，反致迷者愈迷，强猜误解，欲启人而反迷人，为害曷可胜言！要不若认祖归宗之说，为最始，最直捷，原其所言所谈，不涉怪奇，与儒书同归一致也，故曰非有异致。但古之圣师，语多简，在上世之士，人欲少而心地清明，一览便悟，不待逐节琐碎以申解。然正未可概诸后世，是以欲为无量度人，不得不先发明心学之宗祖，亦因时起事之本意耳。学者当共喻之。

为圣为贤由此达，作仙作佛以是几。不求妙用，垂老亦觉无成。苟获真机，霎时居然有造。

吕真人曰：为圣贤何以由此达？盖人心五气之德，乃万善纲领，人人同之，初无彼此之别。但人为气拘物蔽，昧此五德，不知修省，遂让圣贤以独造耳。苟能认此真途，无不可以上达。可知圣贤皆不外此五气之德，锻炼而成，非有别策也。又观仙佛一途，亦必认着此五气之德，百倍其功，千魔不改，万难不退。静则此五德之固结，此炼其体也。动则此五德之推行，此炼其用也。内外交修，总不离乎五德。德高而神自固，神固而轻举则为仙。静极与天合其静虚，不生不灭则为佛，无不从修心得来。人亦同此心理，皆可以修心而几及于仙与佛，又何惮而不为耶？世之甘自暴弃者，皆谓圣贤仙佛是生成的，不可作而致，此等甘为下流者，无论已。然有一种人，论其志亦欲上达，但空口言道，而不知道之所寄安在，罔然枯修，置五德之妙用于度外，不肯细为考求，只一味闭目死坐，或虚谈邪术，殊不知本元已失，欲因此而成圣贤仙佛，是直捉月于水中耳，老死岂能有成耶？吾特不忍人终于迷昧，故欲以为圣贤仙佛之真机，昭示于世，俾人欲为圣贤者有其路，欲为仙佛者识其途，道自无不同，所分者顺逆耳。人苟参透此中真机，随其志所向，自无垂老不成之患。论其程途，则行之不尽。然究其致力之时，一从真机上著手用功，即时便与凡庸差别，故曰霎时有造。世之妄谈三教，指释道之正宗为异端者，是入地室耳。后世人自错为，岂释道二祖之咎耶？吾今泄论，细为参详可也。

理本至微，不愤不启。道非可隐，与知与能。法有待于推演，修始免乎迷昧。

吕真人曰：心学之要，首篇既推原天地，于此复就五气而言，其交济之妙，其理可不谓微乎？惟其理至微，是以待于启迪，然后昧者可得而明。然世多暴弃之徒，自暇自逸，甘置其心于无用，不克发愤立志，想作顶天立地，恒安为人下而不辞。此等人，愈颓而愈昧，虽力为启迪，依然如聩如聋，诚不屑教诲者也。今作此篇，纵极详明开导，条分缕晰，亦不足以觉此顽懦之辈，启亦犹之不启也，故曰不愤不启。究之道在人心，实须臾不可离。惟不可离，是以必待详剖。不可隐而不可宣。盖道虽入于微，不经指示，则昧然罔觉，一经分别详言，虽难知者可知，难能者亦无不可能。所以欲隐而不忍隐也。然详剖其理，只令人知道之寄于心。究竟生而浑全者，不可多觏。有所偏者，必待炼而始纯，亏者有待反之，此其中盖有法焉。法不推演则不备，如下文逐段逐节，是即推演乎修心正学之妙法也。修心妙法既详，有志心学者，自可无迷昧，致趋岐途之虞。此以上皆总叙心学之重，而下乃申言五气交济之妙，下手功自隐寓于中也。学者当细求之。

原夫木德内含，春风常流和煦。仁道至粹，淑气降自维皇。

吕真人曰：何谓木德内含？木德即天地中和之气。人自有生之初，皆各禀天地之清和，此气既托于一心，即《易》乾坤首德之元也。其本体寂然不动，无可形状，只有清和内含耳。其清和处，即所谓木德。但人被物累之后，鲜能见此道之隐寓。第言其德之本体，依然人不能明。试即其发露处言之，则恍然可会。盖木德之本体，虽无可状，一发于情，自有一种和煦之气，不刚不暴，蔼然粹然，如春风之习习怡人。春风亦木德所发，故其风最和。人心木德发见，亦与春风无殊焉，故曰春风常流和煦。观此便可知人心之本真，合乎天地四时，即可见前篇天地心非虚语矣。何谓仁道至粹？盖木气之德，即仁德也。在人则谓之仁，在天地则谓之元。仁与元一也，不过分先后天耳。先天是仁之本体，后天是仁之用。孔圣只教人从后天致力，恐入于太虚而人无可捉摸故也。其实孔圣何尝不言先天至道，观其系易便知也。究之仁之本体虽无可见，而造到欲静理纯时，自恍然如见。其本体粹然不杂，至精至微，于无可名状中，从而言之，是直一淑气耳。此淑气非后起之缘，实有维皇降之于生初，圣神仙佛非有余，世人非不足，其本来原自不增不减。人苟能从此认著，率炼涵养，从其发处做到熟，便反归到本体地上，养成一团，自有莫知其然之妙，尽人合天之功，岂有他哉！如此而已。学者当澄心以体认，其途自不误也。

本根能固，枝叶自繁，嘉树得活泽而滋生。芽萌莫遏，大林赖神刀以翦刈，卉毒皆清。

吕真人曰：何谓本根能固？本根即木德之本体，固有安固之义，即根深蒂固之谓也。盖人心禀乎木德，其本来原自能固。但恐培养无功，嗜欲累之，固者或至动摇。果能功深培养，不为物累，则此木德之气，蔼然常存，谓之能固。此就其未发之本体而言，学者最宜细认。有本根自有枝叶，枝叶者，自其蔼然之气流露者而言也。人心内藏清淑和厚，故其发于情，则有万物一体，宇宙度内之怀，发于言貌，则有粹然至善之丰采。其妙绪所流，实更仆难以悉数，特举一二以为例耳。惟其发见靡穷，故曰枝叶繁。何谓嘉树得活泽滋生？此言交济之妙也。嘉树即指木德。盖木德之美，有体自有用，虽具滋生之妙，然必凭心中这点灵慧，充畅而驱策之，然后其生始勃然莫遏。所谓活泽，即指心中之灵慧。因智属乎水，故云活泽。孔圣所云"智以成仁"，即此义。但儒书只从实处言，此则统先后天而并致其力也，细玩便知。曰芽萌莫遏，即生生不已之谓。观此便知修心者欲尽其木德之体用，不可不澄心以养其慧，慧光发而仁道易全焉。何谓大林赖神刀翦刈？大林亦指木德而言。神刀者，金德也。盖人心蔼然太和之气是木德，然最易涉于流，一至于流，而木德飘荡矣。必赖金气以收敛约束，乃觉矩镬在抱，而一心始有廉隅。金德即无体之礼也。得此无体之礼以约束，则蔼然者不至流荡而入歧途。世间和而流荡无节者，即此木无金克之弊，此理四子书何尝不明显，所分者虚实耳。何谓卉毒皆清？卉毒者，指木德之杂气而言，如同是木德之慈祥，一入歧途，则非其正，所以必待廉隅之限，而后不流于驳杂，谓之卉毒清。观此一节，便可恍然于上文生克二字之奥，及克处逢生之理矣。学者静参之。

丙丁不发阳光，婀娜之柔条堪济。

吕真人曰：何谓丙丁不发阳光？丙丁者，火也，即指心中之火德而言。火之德主乎决，其决处，即义之本体也。人心义气直立，好比阳光之火，显烁而不昧。心既具此火德，自能见善斯迁，知过速改。但人被物累之后，阳光之火德衰残，此心遂有一种萎靡不振之气，谓之不发阳光。然则欲使火德克振，当何以致之？必仿乎木生火之妙用。盖木德乃蔼然纯一之气也，能复其蔼然纯一之气，自然生出一种正直光明，有不可屈之义气，是即木德之长养乎火德也。谓之婀娜柔条堪济者，婀娜柔条，盖象木之舒秀，取以喻人心木德之粹美也。世间枉用邪心者，既失其正直光明，端由肫诚之本真先坏。所以心学之微，妙言莫罄，茫茫然求之，不究明此中根由，何以著手？有志心学，欲遵化神者，须将吾言深体之，无不可得其要领，始难而终归于易，特患人不肯反求耳。此一节以仁长义之妙法，合体用皆此一理，亦相生之义也。

戊己偶染阴浊，茂密之美荫可遮。

吕真人曰：何谓戊己染阴浊？戊己者，土德也。土主信，而载乎意。阴浊者，邪慝之累。土德本洁而安敦，一染邪慝之累，则诚实之真意，化而为伪妄之私。秘经谓之"土毒"，是土德诚实之真，受其病也。邪妄之意存于中，至阴至浊，故谓之戊己染阴浊。此皆后起之邪缘。何谓茂密美荫可遮？即指木之真德而言也。盖木之真德，粹然和厚，好比茂密之美荫。人心土德宰乎意，最易动而流入于邪妄，得此木之真元，纯粹安敦以镇之，自觉邪妄不可入。纵或偶染，移时便消，是木之真元，克乎土之邪杂也。以木之庇荫于土，故曰美荫可遮真木之德，可制邪缘之土，是克之义。既制邪缘之土，则阴浊去，而诚实无妄之真土自还本然，是克中寓生之义。人苟欲由心学以求上达于大明，将此木制土妙理参透，认得真机下手，又何邪缘恶魔之能入？又何诚一不贰之不可几耶？人不自求耳。

百炼归元，万魔远害。太和保合，久久真一自回。至道精微，时时防维宜密。

吕真人曰：何谓百炼归元？百炼者，功深培植之谓。盖就木德之本体而言也。木德本体，原自有纯无疵，但人自有生以后，不免嗜欲纷投，即不能无歧途之错出，而于木德一本源头，自不能无迷昧失却之患，所以有待于炼。气浊者炼之使清，气杂者炼之使纯，气散者炼之使聚，气不充者炼之使振，务期百炼以底于中和，则心中自有一团蔼然太和之气矣。由此再加存养省察，时深保护，返到寂然本体，是滴滴归元时节也，故谓之"百炼归元"。何谓万魔远害？万魔者，合世尘之欲，统谓之魔，皆足为害于一心。然能害乎出入无时之心，而不能害乎浑全寂守之心。盖百炼时，已将万魔制伏，到得归元时，真元充足，此心自如坚城，任群魔之攻而不可破。

惟其魔攻不入，此心不受累，故曰万魔远害。何谓太和保合？即所炼之真气也。木德之真气，系天地之至和，既能百炼，自然保合，此即《道藏》中所谓"不无"也。太和既能保合，愈久而愈虚灵，直符天地静虚之本体，无有而无不有，谓之真一。此从百炼归元后，养到此无上境，谓之真一回。回者符合之谓，自其反之者言，故曰回。然功候虽到，而初达此真一境界，犹恐未尽安贞，故尚须密其防维。所以然者，以此真一之至道，至精至微，初达而未尽安固，恐稍有些走作，便于真一境上，未尽云固，所以必贵慎而养之，以功防维之，则永贞不敝矣。此一节乃至妙之功，五气皆当如此炼法，不独木德为然，学者不可不细为参悟也。

至若火中正气，实光照乎大千。夏令当权，每推原于二七。

吕真人曰：何谓火中正气？火乃离明之象，有刚决不曲徇之德，故谓之正气。在天地不能舍此气以化育，在人亦不能离此气以为裁制。人自有生之初，皆各禀此火德，有此火德，斯一心不至游移也。何谓光照大千？盖火德乃离象文明，有此文明具于中，则凡一身之作止语默，动静云为，合五官百骸，无不可以照管，无不可以裁制。人身中万化毕具，包管无穷，亦居然一世界大千，惟此火德离明可以照遍，故曰光照大千。试按人心离明之气，倏然达于目，而视自明，倏然达于耳，而听自聪，倏然应于手足，而手足自觉持行，不可恍然于火德之裁制照应乎？举一二而余可推。言此以见人心之火德，为用甚大，不可不炼而归于正也。何谓夏令当权？在四时，夏乃火德主事，火德明健，当其掌令权时，万物亦皆有畅达明健之气。人心具此德，亦如夏令之明且健，百物畅发，有一种荣盛之观，不著一毫衰败气，火德之焕然振兴如此。学者自当反求此德于一心，而索其妙用。何谓推原于二七？在河洛二七火也。河洛一天地之全体，二七之火，位镇南离，最是文明之主。所以古经言人心火德，皆云南离二七，正以人心包乎天地，其奥妙实推原于此也。人苟克知此妙而用其功，又何至火德之衰败，而昏柔不振也耶？此一节浑揭火德之要，以开下文分剖之意。

蕴之则义方内具，发之则刚烈外流。顷刻燎原，急法清流善下。终朝烹鼎，宜择美榾频供。

吕真人曰：何谓蕴之则义方内具？此就火德之本体而言也。盖火德至明至健，当其蕴于中，寂然不动时，只觉廉隅常厉，方而不圆，此乃人心本然之义也，故曰义方内具。观此便知本然之义，即生禀之火德也。何谓发之则刚烈外流？发者即火德之动，盖火德未发，则默然明健中存，然有寂即有感，及其有感而发，则刚烈不可屈，有一种浩然气流露而充塞，有荣辱不可夺，死生不能怵之概，此义之发用，即火德之流露也。人心失此火德，则静而不明不健，动而退弱萎靡，所以火之德为不可失焉。何谓顷刻燎原？此就火德之落于气质有所偏者，推究所以养正之功也。亦以发者言，盖火德一落于气质，则过刚不中，一发便如烈火之燎于原，令人不可近，此火德之流出而入于偏驳也。既入于偏，自有养归于正之方。惟当狂火之情勃发时，急以退弱自持，或悟到受者难堪，或悟到亡身及亲，则此心头之狂火自冷，如此之类，谓之以水制火。盖水乃冷淡之物，至弱至柔而善下。虽有至烈之火，反为所制，此相克之法也。惟以弱制刚，以冷制热，故曰法清流善下。何谓终朝烹鼎？此藉鼎以喻中和之火德也。在《易》火风为鼎，有木火交济之象。终朝二字勿泥。鼎之为义，木火交济，变化调停。人心本然之火德，亦常赖木德以长之，实取义于烹鼎。但恐木德颓残，不足以振其中和之火。然木德有落于气质者，又不可不辨。故必认得本来粹美之木德，乃足以长乎中和之火，以养成浩气充塞也，故曰择美榾频供。美榾即良木也。此一节燎原二句，是以克逢生之义。下二句，是以生为克之功。

最喜旭日东升，尤嫌阳乌西坠。

吕真人曰：何谓旭日东升？旭日藉以喻人心之火德。盖日属火故以为喻。日当东升时，阳阳和和，有渐长气象。人心火德，苟如旭日之升，则气振而不失之戾，突然一出，光透万千。人心火德，养到浑全时，其明健内含，一发而百骸照遍，自无一丝邪秽，所能藏慝，又不流于燎原之烈，是真比之于东升旭日，最为可喜也。何谓阳乌西坠？阳乌，亦日也。日属阳，日中有乌，故云阳乌西坠者，日将晚而欲沉西隅时也。凡日当西坠时，其神采渐收渐入于晦冥，是即火德退败之象也。人心火德，苟日消一日，则亦渐入于昏迷，而不能自振，与阳乌西坠无殊焉。此皆由具此火德，日即于逸欲，不知生克培植之功，故至此耳。火德一败，虽明知善之可从而不从，道可造而不可造矣。心中火德，其系于人之成败若此。学者可勿将此中妙谛究明，以求下手之功，务使如旭日之升，不为阳乌之坠乎？此一节上句是法，下句是戒。言此以见炼火德之功为不可忽也。

得其节度，依然称物平施。反厥本来，自觉刚中特立。

吕真人曰：何谓得其节度？此就火德养成无过不及而言也。节度者，无过不及之谓。盖人心火德本体，自是纯和底气象，落于气质，或易流于偏胜。惟用调养之功，过者有克之之法，不及者有生之之法，卫持调护，使归纯和，而节度无不得矣。既得火之节度，其发用自随所施而皆当。因物裁制，不亢不馁，依然合大造之施生，称乎物量，无少差忒焉，故曰称物平施。何谓反厥本来？反者有自博反约之义，即由万派而归宗也。本来者，即火德之本体。阳明刚健，是谓火德之本来。人苟从涵养功深，火德之大用无不周，反而归于内健不屈，此之谓反厥本来。既能由火德发用上归到本来明健之体，是即火之真面目也。有莫知其然之妙，实无可形容，于无形容中，从而拟之，直揭之曰，刚中特立。火之本体，至刚亦至中，反到此境地，内健不屈，自有独立不惧之气，常充于内，此火德成功无缺时也。火中自有乐地，世皆梦梦，安得达此中趣者与共证之？

法本玄微，须观太阳之迭运。理苟明达，可入神室而调停。制心奇功，莫难于此。安神妙法，已统括之。

吕真人曰：何谓法本玄微？此盖就火德涵养之法而言也。玄者，幽深之谓。微者，精细之谓。人心火德欲准法以涵养，非深究此中玄微，则功究无以致其周密。然玄微之法，实有可指而拟之者，不观于天地之太阳乎？迭运于昼夜，普照于大千，不过刚，不过柔。太阳火德也，人心禀此火德，其迭用亦一如太阳迭运，法亦准此不刚不柔以为涵养。苟能养成功候，自觉火德合于太阳矣。然其中涵养之法，实有至理。苟能明其理之浅深源委，则法亦无不明，可了然得下手之功，不难反其神而入于神室，以调停乎火德之作用也。神室即心也。"调停"二字，包管许多妙法妙义在其中，即用功之节度也。但理必先明，乃可致力耳。合而计之，制心虽各有奇功，然最难涵养裁制者，莫如火德。因火气易动难静，所以较各气为难操持也。然正未可畏其难而不求所以裁制之，为其所难，而稍易者有余地矣。人果移此涵养火德之功，一一参究其功，此便是安神妙法。盖人心中之神，纯是火，裁制涵养乎火德，即安妥其神也，而无不统括于言下。但患粗心者不克细为考核，得一不免废百耳。学者果不自弃，试为尝之。

气有发亦有收，待秋金之敛肃。心不违亦不御，合礼制之防闲。

吕真人曰：何谓气有发亦有收？气指上所论之气言。人心木火二气养成，自觉光辉发越，然不有收敛，则散漫，所以必须收。收者屯束之谓。究之木火二气，果何以生而敛之？必有赖乎金气焉。金者，西方之气，于时为秋，谓之秋金。试观天地间化育万物，无非气之所为。当春和煦气舒，而百物畅发，是天地之仁德发见也。际夏刚健气布，而百物壮长盛强，是天地之义德发见也。当此发扬到极，故藉秋金之气以收敛之。斯生机不至泄尽而息，是金气最主敛肃，如宫室之有门户屏蔽。人心亦然，木火二气发扬既至，则必待金德以敛藏之，而后英光不至外流，故金德有济于木火，又不可以不讲焉。试就金德存于心者言之，金气主敛肃，有是金德于一心，自觉约之使不漫，随所作用，皆有准绳，故曰不违不御。既能使此心不违不御，是即此心之礼也。盖自其本然言，则曰秋金敛肃，自其当然言，则曰礼制防闲，其实一理也。世人只知外面揖逊为礼，此乃礼之末，非礼之本真也。当于此中妙理，参究明达，便恍然于礼之真。所以先哲云"礼以固肌肤，束筋骸"，此语深达礼之真，即秋金敛肃之义也。此一节揭明金德之重，以起下文申论之意。

虽云大绳不钥，守仍合乎规中。纵令古民无知，行且循乎矩内。

吕真人曰：何谓大绳不钥？绳者规限之谓。钥犹锁钥也。此是秘经语。凡物拘拘于绳墨之规限者，皆不足云大绳。大绳则浑忘乎绳墨之迹，惟其忘乎绳墨，故不比锁钥之束缚。人心金德，其本体实浑忘乎防闲，即大绳不钥之义。然不钥而实无不钥，盖有敛束之神，而无敛束之迹，不待矜持，而操守自存，故曰守仍合乎规中。规者则藉以喻乎极则。丹书云"常守规中"，亦即此意。但言常守，则犹有矜持之别耳。金德还到本然，无防闲明防闲自寓，是此境界也。何谓古民无知？此亦古经语。民指气言。气之浑朴，寂然内守，有相安，无相剥，好似太古之民，无知无识，老死不相往来，故藉为喻。人心养到金德浑全，朴质无华，其气之浑朴，依然古民之无知。反之之功，到成就时，本体原无别也。天下惟无知之民，最易荡佚于矩之外，然由养成功候所致，则无知而实无不知，而所知归到灵光地上，不散溢于外，所以气存浑朴，一若其无知，而所循行常不逾矩也。此行字就内言，矩字亦指金德本然之防闲而言。此一节透明金德本体中之妙，俾学者知所归宗，庶不致等于望洋之叹也。

拥金城之固，戎马曷来。履白雪之寒，强兵不用。

吕真人曰：何谓拥金城之固？金城者，藉以喻人心之金德。盖金德主敛束防卫，可取义于城，故曰金城。固者有周密完固之义。拥者安赁之意。人心之金德既完固，亦居然一城之卫防，任外邪之纷纭错起，千般万态，一切群魔，皆不能扰害。不特不能扰害，且不能近，有远远退避之概，好比城固而戎马无从乘间而入，故曰戎马曷来。此"戎马"二字，即藉以喻邪魔也。人苟有志心学，将金德养成，亦何患群魔之扰也。何谓履白雪之寒？白雪者，金气凝寒而结，冷淡莫过于此。人心养成金气之德，其尘欲不干，冷淡直比于白雪，故曰履白雪之寒。何谓强兵不用？兵者有遏敌之义。国家有敌侵扰，乃有待于强兵。人心见累于群魔，斯有事乎振其遏邪之气，故御邪犹之乎御敌，厉气亦等于厉兵。所以《太上经》中，兵字有作气字解者。人苟金德完成，自有冰霜之志，既无邪魔之扰，又何待厉其御邪之气？如御敌者之先强兵也。此一节发明金德之功用，使学者知所向往也。

得火就范，既可随作方圆。

吕真人曰：何谓得火就范？盖人心金气之德，本来严峻内守，守之过严，易涉于顽，所谓顽金不能泛应。又必赖火德以柔之，不观持守过严乎？但知守己，遂忘天下，一切济人利物，皆畏首畏尾而不敢为，此即无火之顽金也。从外言之，而内自可推。火乃义气，凡内之廉介过严者，一充之以义气，自泛应曲当，不至流于死守，谓之得火就范，即秘经所谓"金入火乡，化顽成器"之谓也。儒言有守有为，亦即此义。但此就实事言之耳。何谓随作方圆？即泛应无不当之意也。盖金德虽易流于顽，既得火之正气以陶熔，则守而不至于绝物，行而不流于滥纵，有可方圆之妙，是为成器之金。但世人心多陷溺，先已失其金之德，火从何而施？此一节为金顽死守者通其蔽，使之得所受用，即克处逢生之义也。有志心学者，当熟玩之。

以水淬锋，自不流于柔钝。

吕真人曰：何谓以水淬锋？此乃金水交济之义也。造利器者，火炼之余，必以水淬之，而后其锋始锐。人心之金德，既济以火而成其用，犹恐用流于锐，故必赖智慧以济之，斯能委曲以达，无微不周。智慧即水之德也，其义无殊于造利器者之淬以水，使所用敏捷，不至有柔钝之虞。盖人心中礼节之明闲，是金德也，必得慧光佐之，斯一身之作止语默，为此心之金德所防闲者，可以无不曲当。

观此便知礼之妙用，又赖智以周之，不可不平心以养其慧焉。金德虽具于一心，而往往滞于一隅，不能圆妙曲当者，皆未得以水淬锋之妙耳。此一节，承上节金得火就范，而详言调护金德，使所用周密之极功也。心学之微，昧心者固不能通，粗心者亦不能入，学者欲达此中妙趣，可勿澄心以细考耶？

灵明地上，活动俨若泉流。智慧囊中，静深直似渊海。

吕真人曰：何谓灵明地上？此指人心而言也。人心至灵亦至明，谓之灵明地。然心之本来，虽至灵至明，而一自后起之缘纷至沓来，锢蔽而憧扰之，则灵明日失，而灵者不灵，明者不明矣。究其灵明之本根，未必全失，犹有可以复之。苟能将此心放下万感之缘，人欲渐消，斯灵地渐复，久之养归完满，亦不异于生初，好比三五夜月，自生明于初三，至圆满而止也。既能复其灵明，则慧光内含，而水德之内藏，自有莫馨形容之妙。试就乎水德之活动而言之，无时滞机，直不啻泉流之活泼。所以孔圣云"智者乐水"，又云"智者动"，以其机之相似也。人果能养成一心水德，则一心有无边智慧，千里可达，百世可知，正不等于察察之小慧，果尔则一心即智慧之囊也。盖智为水德，一心既为智囊，自觉静深而莫可窥其底蕴，无殊渊海之不可测焉。人共知渊海之深，而究莫量其深。智之静深，亦居然一渊海也。此一节首揭水德之具于心，以起下文申论之意。

曲直圆方，原随器物。东西南朔，莫逆本真。

吕真人曰：何谓曲直圆方随器物？此言水德之活泼不凝滞也。人心之妙用，有时宜曲者，有时宜直者，有时当圆，有时当方者，若滞于一隅，便不能称纯德。惟水德之智，则不滞于一隅。时而曲也，则有委婉缠绵之致；时宜直也，则有劲遂不阿之情。时而圆，则与物无违，有不自固执焉；时而方，则坚确不易，有不为私徇焉。合曲直圆方而无不当，不啻有形之水，其圆方曲直，随器物而著也，故曰随器物。水德之智，既不滞于一偏，能随著方圆曲直，则其发于用，自非地之所能限，言乎东西，而东西无不可达，言乎南朔，而南朔莫不可通，真有无入不自得之概，故曰东西南朔，莫逆本真。凡境遇行不去谓之逆。水德之智，周流不滞，随境皆通，何逆之有？本真者，即指水德之本体而言也。此一节承上申言水德之泛应各当，俾学者知所向往，亦以引起下文缕晰之意也。

可止狂暴炎飙，能长发舒嘉植。勿壅之而横滥，宜导之使顺行。

吕真人曰：何谓可止狂暴炎飙？此就水德足以制火而言也。炎飙者，火之气。曰狂暴，则火非中和之火，乃燥烈之火矣。假如怒气勃发，是狂暴之炎飙也。然当此狂火勃兴时，惟水德乃可止之，委曲中兼以退下，便是水。人心虽极盛怒，一有委曲退下之水德萌动，而狂暴自息，是谓可止狂暴炎飙。不止一端，特举此一端，自可悟其余也。何谓能长发舒嘉植？此即智以成仁之义也。嘉植者木之美，即上文所论木德之仁。盖木德之见于用，谓之发舒。然木德一味宽厚慈和，不有水德之智慧以济之，则宽厚慈和，或流于愚拙，究不能协于中。所以水德有庇于木，不可不澄心以待慧生也。又如木德蔼然慈祥，自是本真，然一心苟入于冥昧，虽有所触而不发，惟养得此心慧光灵活，则此蔼然慈祥之气，自如良苗逢甘雨，其长发有莫遏之机。水德之有关于木德，岂虚语哉！此乃生生之义，故曰能长发舒嘉植。然水最动摇，其气不静，苟纵其所流，便易泛滥无归。所以一心之慧，又必时加敛抑，使慧光之水德，常寂然内照，渊然内含，不至横逞其智以妄动。语云"聪明反为聪明误"，即为此也。惟水德忌泛，故曰勿壅之而横滥，此防其弊于未然也。然又有水德之慧，被外物摇动牵引，妄肆横滥者，则当速为绝其牵引，去其蔽塞，则水德自归于正而顺矣，故曰导之顺行，此除其弊于既然也。学者苟能参透此中妙理，又何患智之凿耶？但恐粗浮者不知静究耳。

荡泻无关，真元亦觉难蓄。激扬不节，本色必至渐亏。

吕真人曰：何谓荡泻无关？此指水德之流动太过而言。盖人之智慧内含，苟过于动，则泛滥而靡所底止，是等于川流之放溢直奔，毫无振收耳，故曰荡泻无关。关即摄收之谓也。究之水德飘荡，其关蓄在乎土。土之德朴诚质实，惟济以诚实之土德，而智慧之动，便不至于放滥。苟失其诚实之气，而智之动，断无有不滥也。然不特放滥已也，滥久，连水德之本真亦觉失却。盖水之本来虽主乎动，然动者其性情，而其体段究属静深渊默，所以水之德，不有诚实之土以制之，必至滥久而失其本来之静深也，故曰真元难蓄。真元即指水之本然而言。何谓激扬不节？激扬者，用力以期水之流动也。人有内具智慧，而或强逞其慧者，苟势至时可，偶然为之，亦无甚害。倘长恃其智，而妄为逞动，犹之乎水本静深，而激之扬之，且次次激扬之也，故曰激扬不节。何谓本色渐亏？本色者，即指水德之活动也。如人心好妄逞其智，不知节制敛抑，日久必连其活泼之本色，亦觉亏损。盖慧从神动，妄逞其慧则神耗，而活泼之机亦失，故谓之本色渐亏。此一节，发明所以裁成乎水德之功，有志心学者，最宜细为讲求也。

得此真机，骊珠终期在手。循兹妙诀，兔魄自可入怀。此理既极详申，欲修自宜细究。

吕真人曰：得此真机者，即指上文所言水德培养生克之真机也。人心共禀天地之气，即同具天地之灵，但自知诱物化而后，不免斫丧。是以贵得培养之真机，凡过则裁抑之，不及则长养之，久久而水之一德，自然充满洋溢。迨至还归本然，则慧光内蕴，朗激晶莹，到此境界，正不啻探骊得珠也，故曰骊珠在手。何谓循兹妙诀，兔魄可以入怀？此即上句之义，特重喻之，以明水德养成为最珍耳。盖人心苟能依此习炼，诀自恰在个中，炼到水德成时，胸里洞天，光明普照无外，好比明月当空，万境澄澈，而其实只蕴藏方寸地上，是举明月而抱之于怀也，故曰兔魄入怀。人心具此苗根，特患理有未明，故无从下手耳。今将此等奥理详而申之，以贻后学，俾学者览之可以了然，不可谓理无由明矣。特患人不肯细究，则终无进步。倘有欲修真心之士，纵令踏破芒鞋，亦未必得指点如是详尽也。有志者可勿细究欤？

中土含温润之德，大信统化治之宗。

吕真人曰：何谓中土含温润之德？盖五行惟土居中，其气温而不戾，润而不枯，五行皆自土气生出。人心之禀乎土德，亦至温至润，有真实无妄之气，此真实无妄，便是土德之本体。试思木德之仁，离了土，则仁非实意；火德之义，舍了土，则义无真情；金德之礼，违了土，则礼涉虚假；水德之智，失却土，则智为邪智。土德之所系，岂浅鲜耶？自古圣神仙佛，只完得一个土。丹书千言万语，亦不过归本于中宫一土，但语多支离，假物相喻，致愈说愈蒙，令人迷目耳。五行无土不生，亦无土不成就，合水火木金四气，而必归本土德，是谓大信。大信者，真实无妄之谓。观于水火木金各气之德，而皆归到土德之真实无妄，然后成厥德。不可见土德为统各气之德以成化治乎？故曰大信统化治之宗。宗者，主也，又统会归宿之义也。此一节首揭土德为五气生成之本，以起下申论之意也。

合水火而成能，中孚为质。并木金以为用，无妄秉灵。

吕真人曰：何谓合水火成能？盖指土德之有赖水火二气以维持也。土德浑厚质实，而易流于顽钝。有水德以济之，则质实而有活泼之机矣。有火德以辅之，则浑厚不失之懦，诚实而有刚果之气矣。所以土德又须藉水火二气以挟辅之，其能始觉益著，故曰合水火而成能。何谓中孚为质？中孚者，一诚之通复。盖土之一德，既维持于水火二气，可以活泼刚果，而其本体实完得一个诚字，故曰中孚为质。人苟究明土德赖水火成能之妙，参伍以致其功，又何净土之不可见，黄宫之不可入耶？言到此，微矣妙矣，功用成矣。石破天惊，鬼当夜哭，所谓知终终之也。何谓并木金为用？盖土德浑厚纯朴，造得浑全，而木德和煦之仁，自运转于其中，是将木德并入于土中。土德静镇安贞，养得完成，而金德之廉介操持，自周行于其内，是金德并入于土中也。故谓之并木金以为用。然木金二气之妙用，既并入于土中，而土德完成，只见浑然中和纯一而已。一点真实之机，贯上彻下，始终一无妄之理，故其灵，无妄者，亦一诚之运转也。秉灵者，即以此贯乎终始，无虚假，无间断之谓也。人苟养成土德，而木金攒簇，则圣神可几，仙佛可为，又何至终囿于凡庸耶？此一节上半截，言土待水火二气以匡之，下半截，言土得木金以斡旋之，学者不可不细意参详也。

狂澜赖以止蓄，允执厥中。掣电藉以收藏，为物不贰。

吕真人曰：何谓狂澜赖以止蓄？狂澜者，水德不安其位，至于泛滥，即内慧妄动，飘流之谓也。惟其妄动飘流，故必赖土德之静镇安固，乃能止其慧之飘流。所以人心之智慧，往往不能自禁，时时妄动横肆者，皆未能养其土德之浑厚质实耳。苟能养成此浑厚之土德，自足以止其智慧之横肆。所以太上云"大智若愚"，即此义也。何谓允执厥中？允者，信也。中者，不偏不倚之谓。土德诚信内含，既能止蓄乎水德，则水德易动而流于偏者，亦同归于不偏不倚矣，故曰允执厥中。何谓掣电藉以收藏？掣电即行雷之令，火之最刚烈迅速者也。人心火德之迅速，偶触即发不自禁，何以异于掣电？然火之气，原来伏藏于土，惟土德完厚，则火德自与相因相属，而不妄发动。人苟养成土德纯厚，火气自然安静，直不啻收而藏之土中，故曰掣电藉以收藏。既能收藏乎火，使不妄发，则火德内充，而并不见有火，只见土气之诚一不贰而已，不贰即诚之谓也。此一节详言土德之反庇乎水火二气，俾学者识交需之妙义焉。

悟此关头，自是圆融境界。臻斯奥妙，难将底蕴形容。默而守之，道在是矣。

吕真人曰：悟此关头者，盖指土德之妙机，与各宫之气回环契合也。人特患执迷不悟耳。苟能于此关头恍然大悟，则以土德调护乎水火木金四气，又以四气之成能，维持乎土之一德，久久功深效见，打成一片，结成一团，五气还归本体，则融洽靡间，圆光无碍矣，故谓之圆融境界。修心功候，到此乃为纯全，即天地统会于一心时也。人果能从此致力修持，臻于圆融之境，将见五气德备，有渊乎莫窥其征兆，欲即其中藏之底蕴尽为形容，不可得矣。然造到此境，其外虽无别功，而慎守之功，实不可失。其慎守之功安在？惟默默绵绵，养其浑全之气，以俟其牢固不散而已。此中玄微，不可名状，故特名之为道。太上云"道乃强名"，即此意也。舍乎此，而道无可求，亦安可造？谓之道在是，谁曰不然？但愿同此禀气者勿忘勿助，以求咸归于至道之门，斯不负吾著述之苦心也。

要之大道不离方寸，致力首辨五行。顺逆推来，皆成妙谛。浅深按去，直到真元。

吕真人曰：此以下总结上文，而终一篇之意也。大道者，凡人所得于天地之至理，道无可寄，实寄于人心，而一心包举乎大道，故曰大道不离方寸。然索其本来，则浑然全体，无所亏歉，一自物欲牵累而后，不免迷失，而本体之浑全者遂歉矣。惟其歉缺于有生以后，必待致力以复之。致力又恐泛而无据，故必先辨别乎人心之五行，始觉致力有据。五行者，即上所论之五德也。辨之非徒推究其粗迹，如篇内所言之五气功用，参伍错综，互相济美，务必一一究明，把一心虚与印证。苟能恍然于五气之交济，则心学之功，自有实落，非徒空而无据。何谓顺逆推来？顺者，即上文所论五气之相生也。逆者，即上文所言五气之相克也。其中更有以克为生，而始见生生济美者，总不外顺逆二字赅其妙蕴。在善用其功者，自见妙谛之层出焉。然其妙谛虽靡穷，其功候不无浅深之异，究不可躐等而进，务贵由浅入深，如流水之进必有序，迨至功积日久，入一境便煞一境，不觉自到源头活泼地也，故曰到真元。所患半途自限，得一自足，终难造此上境耳。惟愿学者以深造期之。

两大玄微，从兹着手。万源分派，以是为纲。

吕真人曰：两大玄微者，即天地之大化。人禀天地五行之气以生，一心自具五气之德，此中盈虚剥复，实至玄至微。然玄微之理，虽层出而靡穷，究不能出乎五气之外，故欲求心学之全功，使五德之歉者，复其本体之全。其玄奥之极功，要不能外乎篇中所言，五气交济之妙用也，故曰从兹着手。何谓万源分派？万源者，道之散殊也。道本由一生二，二生三，三生万物，其散殊实有莫可纪极之数。如大地江河，其支派愈分愈出焉，故曰万源分派。然派虽分而为万，正非繁杂而无所统摄也，其中有纲焉。纲者，统领乎散殊之万派也，即指五气之德言。以五气之德，作万殊纲领，不啻万派川流，皆统领于江淮河汉。人能把此心五气之德，涵养调护，循此盈虚交济之妙法，则五德完，而大道万派之纲领，俨然在握矣。又何至终于庸庸，负天地之赋予耶？自古圣神仙佛，不过先人以造其极，非拒人而独步。人又何畏而不细求心学之微，以期超凡入圣乎？愿学者共勉之。

人无异心，心无异理。惟愿好修之士，共入至德之门。斯则神圣所慰怀，亦即天地所默眷也。

吕真人曰：人得天地之真灵，而蕴之于一心，万理依然毕具，合圣凡智愚而皆同，纵有不齐于有生以后，而原其生初，自无一不同也，故曰人无异心，心无异理。但上哲之姿，不累于物欲，自能知所从入。中材以下之辈，人欲牵之，私意蔽之，而入德之门，究不免迷昧。今特将五气心法，详为剖晰，以昭示后学，夫岂好劳哉！亦惟期人共知所修持，共作好修之士，以相与有成，入于至德之门耳。由此门而进无上之境，亦不难几。纵或气禀万有不齐，而心学既明，德亦日进，将见人心不贰，至道昌明，等而上之，则为贤为圣，为仙为佛。质之神圣望人之怀，自堪快慰，即天地赋予于人，亦尽泯其憾。人苟有此极功，则其人为天地之完人，非即为天地所默为眷顾而笃厚者哉？此吾著述之意，所以不能已也。

无碍心印总论

　　人身之内，有灵谷焉。太阳出入于其间，神龙隐约乎其下。光流万彩，雾縠皆消。气吐千祥，蛇蟒远遁。大川广漠，咸静寂以纳日魂。庶汇群生，亦欢欣而承气化。言功施则周行无碍，溯体段则浑穆难形。心学苟得还元，方斯妙境。道藏以是为至，随意卷舒。莫谓三教分途，同归此中极乐。倘求一心印证，试把其妙详陈。维彼执中允协，过化存神。灵光所被，民物自然咸麻。德意潜流，云山无从相隔。千里之遥，神行依然咫尺。百世而下，慧照奚啻目前。从心所欲，妙实莫知其然。不约而孚，机更难并其捷。静含动而动亦静，若时出之渊泉。常寓奇而奇如常，表大经于宇宙。配天配地，有浩乎靡既之藏。即诚即明，得悠然不尽之用。修齐治平，内耀全则恢恢如游刃。经权常变，素灵具则洋洋若顺舟。不分其美而美自彰，不损其气而气莫遏。纯儒功臻极地，神明之无碍若斯。后学果能循途，道岸之诞登一也。言及虚空法界，大妙由大觉而生。清静功修，能化以能诚为本。收万物之灵以为灵，昙花焕发。合两间之气以为气，玉宇馨流。涅槃虽云常住，恒河难量布施。彼岸既超，白雪莫方其洁。阿僧入定，赤日曷比其光。不着半点杀机，万种邪魔潜迹。惟凭三品真乘，亿载人类托灵。独具华藏，无终无始。大开普照，靡间靡遗。既空空而非槁，亦色色而皆真。袭其形似，实后人之通弊。达兹奥妙，见古佛于无言。舍利国中，风清月白。简篇言下，水碧沙明。欲印心者，于此求之。至若道教真宗，印心亦归无碍。天机逸趣，存想难合自然。剑利情柔，断邪缘于顷刻。根深蒂固，放大慧于居常。日见当来旧主，在后在前。独显不测神通，无方无体。灯明万岁，常存湛寂之中。芽吐毫端，忽插云霄之上。守有存无，密室堪藏廿八宿。还原反本，幽径自具卅六天。纵横自在随所行，夷险俱忘莫不乐。豺虎既伏，何自怵惕孩婴。露电堪观，尽足欢娱耆叟。境原无奇，世多错认。语必中的，人自释疑。不作奇险之谈，惟望智愚皆达。是知心者藏道之区，印心即可以印道。道者宅心之本，明道亦所以明心。灵台无滞，教教咸其本原。大愿克完，人人堪离苦海。寻坠绪之茫茫，领源头于默默。随其身之所处，无不会厥祖宗。任众口之相讥，究何损于分量。斯至道赖以不没，即心学得而长明焉。

无碍心印详解

人身之内，有灵谷焉。太阳出入于其间，神龙隐约乎其下。

吕真人曰：此篇欲详发人心无碍境界，俾修心者得所印证，合三教而一以贯之，故首揭明心中之藏，以为无碍印心本原。人身内，何谓灵谷？盖指心中之窍而言。人心之窍，中空无物，如谷焉。惟其中空如谷，而真灵寓之。谷中既有真灵，故曰灵谷。人所以灵者心，心所以灵者，以其虚而无物，而真灵得寓。儒云"至虚至灵"，"活泼泼地"，释云"极乐国"，道云"杳冥之乡"，皆此灵谷也。但人同此灵谷，而不能保其灵者，缘无形之私，袭入于其中，则空者实，真灵遂无所藏而散。一至真灵散，则此谷成为死谷，邪秽丛集，心遂不能无碍。欲印心于无碍者，不可不先将此关头究明也。何谓太阳出入其间？太阳者即指人之元神。盖一心本为藏神之区，神为本然之阳火，故谓之太阳。其出也由此而后应于五官百骸，其入也则反而归于此。但人多出少入，或出而应于目，则目视无制，乱色摇之，出而应于耳，则耳听无度，奸声动之，至于百体，莫不皆然。愈出而愈纷，愈纷而愈扰，昼夜不静，久而衰耗，求其长为碍心而不可得，何况无碍？学者欲臻无碍境，当先从入字实实落落用功，便不至散失其元神。天地所以能光明普照者，有太阳耳。人亦何莫不然？观此便知收神为修心要紧关头，惟一"入"字诀赅之。但不发明，人无从着手耳。何谓神龙隐约其下？神龙者，指人之识神而言。凡识是识非，及一切利害之私见皆是。盖人之识神，顷刻摇掉千里，如神龙焉。识神与太阳之元神，所别者在阴阳耳。元神有阳无阴，识神则阳少阴多。识神亦藏于心中，但较元神则在底位，故曰隐约其下。此识神亦人人所具，即三彭之统会也。但人皆从此运用，日事虚度，则识神愈觉张侈，遂以为智过万夫，殊不知智为私智，并非光芒普照之慧，实一凡夫耳。且识神妄动，而元神亦易耗散。所以三教圣人，皆物来自照，慧光遍及，此神智异于私智也。人苟知识神不可妄用，于无所着处，养就神光，自能普照无碍。修心之士，切勿认假为真，庶不致终坠于冥冥也。此一节详别人心神明，使人知正途与歧趋，不可不细为辨也。

光流万彩，雾縠皆消。气吐千祥，蛇蟒远遁。

吕真人曰：光流万彩者，盖指人心神光而言。神光之流，何以有万彩？人身百体五官，又复统乎万几之照燎，而无非此心一点神光发越所及，正如日丽中天，容光必照，故谓之光流万彩。彩者，有辉光之义，人人同具此神光，苟能养得完成无缺，其光辉之焕发，自觉万彩流布。于其万彩之流，已具无碍本领矣。何谓雾縠皆消？雾縠者，烟霞之类，即障迷之杂气也。人心念虑之纷纭，及泛情妄意，无端而起，又无端而伏，起伏相为循环。此心之真神彩，多被他障住，无异于雾縠之障迷，使大地不能晴光。然雾縠之障，实由阳光未极闪烁故耳。一心之光，既流万彩，举凡邪妄念虑，皆消除净尽，无一毫之障隔，不啻日中辟除雾縠，于此便恍然一心无碍光景也。何谓气吐千祥？气者，即心之真精。盖就其明耀言，则谓之光。自其蔼然充周言，谓之气。人心造到功候完成时，皆蔼然粹然之气蕴积，不发则已，一发自充塞于宇宙，所谓浩然气即此也。当其发而见于功用，有化及草木鱼鸟之休，故谓之吐千祥。盖卷之则藏于密，放之则弥六合。三教圣人，实不外乎此。惟其千祥可吐，已见无碍本真。何谓蛇蟒远遁？蛇蟒者，凶毒之物。举此以喻人六识之恶根。人心之真精，可吐千祥，则片念圆融，渣滓皆去，又安得有六识之恶根能伏藏耶？人之六欲足以戕其生，无异蛇蟒之肆毒，故以为喻。六识除而三彭之毒消，亦即此义。惟其邪恶消灭不起，故曰蛇蟒远遁，于其发用处，亦见无碍景象。人心同具此真气，无不可养归此无碍妙境，但人自弗为耳。此一节极形容心中无碍乐趣，欲人求其径路也。

大川广漠，咸静寂以纳日魂。庶汇群生，亦欢欣而承气化。

吕真人曰：何谓大川广漠？盖人身中五脏六腑，自成山河大地规模，正不啻天地包含内之大川广漠，一宫自有一宫之司，无异于州市郡邑，各有主理焉，而无不统握于天君。何谓静寂纳日魂？日魂者，即指心中之真宰而言。心中真宰，属阳火之精，故以日魂比之。纳者，有收藏安定之意。然收藏安定，必有待于静寂者。盖人一身之内，木宫藏魂，土宫载意，苟或昼夜不静，妄意乱动，魂与相随，势必连心中真火之精，牵引出去，妄行乱飞，欲求反归本舍，决不可得。所以欲使阳火真神，敛藏安定于心窍中，必先绝其妄意，使之寂然不动，而后真神始觉藏纳。好比宇宙间川谷，必风恬浪静，而日之精气，始能招摄以为生化也，故曰静寂纳日魂。此二句乃为印心无碍，正本清源之要功。何谓庶汇群生承气化？此举有象以明身之内景也。就妙用上讲，盖人心之真神，既藏纳而安定，则耳目口鼻众司，自然听命而各归其根，无妄视妄听妄言等类之弊，极其功用之妙，且有不待视而自明，不待听而自聪，合各官而皆成妙外之妙，是五官尽贴然承受一心之真气化，好比天地间日精独丽。举凡人与物，无不赖此以生生，故直喻以庶汇群生承气化。此二句承上日魂而申言功用之妙，是无碍所见端也。人欲造到印心无碍境界，离本体而用无从出。用未纯全，亦见本真之有歉。学者可勿细心体认以图成与？

言功施则周行无碍，溯体段则浑穆难形。心学苟得还元，方斯妙境。道藏以是为至，随意卷舒。

吕真人曰：何谓言功施周行无碍？功施即从发用处见之，上文亦浑言之，此特承上以开下文详论三教之意。盖一心元神发越光辉，其功施实不可限量。大则无处不充，小则无微不入，活泼周流，捷于影响，故谓之周行无碍。何谓体段浑穆难形？体段者，蕴藏之本真，即上文所言未发用之本体也。粹美渊深，有莫可形容之妙。惟此体段浑全，是以能周行无碍。浑穆即幽深玄远之意也。人特不知反本，至拘于物欲，逐流飘荡，无所归宗耳。果克放下万感之缘，澄心内造，由五气之分途，层层炼到纯熟，返而还归本原之地，无声无臭，蕴藏万有，是谓心学还元。则存之莫窥其朕，发之莫遏其功，自然与吾所论之妙境吻合。有心心相印，不差累黍处，故曰方斯妙境。心苟能印证于无碍境，则心即道，道即心。质之上界，《道藏》之秘书宝典，更无他妙巧，此乃最上真乘也，故曰道藏以是为至。到此地位，化之又化，不待矜持，并无迹象，只觉真意一动，万化流通；或卷或舒，皆随乎真意之动静耳，故曰随意卷舒。此意字非同凡夫之意也，最宜细玩。此一节乃承上以起下，申论三教之词也。

莫谓三教分途，同归此中极乐。倘求一心印证，试把其妙详陈。

吕真人曰：自古三教圣人，无非自修心造到无碍，因各把生平所得力之原原委委，敷之为教。论其迹，则似有分，究其本源则一。乃自后世粗浅谬妄之徒，袭乎道貌，并不知道之所寄安在，致愈趋愈歧，而教遂显分为三。不知人同此心，心同此理，三教圣人当日，原不闻舍心理立教。人果细为考求，便知三教一理，非有分途也。学期归宿，皆造到此心圆融无碍，此境乃极乐之境，儒到此，释道亦到此，故曰同归此中极乐。然则人无论其为儒、为释、为道，亦皆以印心无碍为正宗。特患人甘暴弃，置此心于无用，则道终无可几耳。苟力求所以修心之法，要恒其心力，实无不可印证于无碍也。但此中奥妙，诸说纷纷，即如孔圣演《易》，非不寓此中奥妙，然解释者究未昭雪。所以后之学者，看之不明，遂不复精求。至若释道之书，后世推演者，又多好为矜奇立异，藉端隐喻，甚而藏头匿尾，使人迷目，而心学亦隐。吾所以不辞劳瘁，务必穷形尽相以分晰之，人如不以吾说为迂，此中奥妙，非真不可显直剖晰也。以下乃详陈此无碍之妙，欲印心者细熟记之。

维彼执中允协，过化存神。灵光所被，民物自然咸庥。德意潜流，云山无从相隔。

吕真人曰：执中允协者何？盖人受天地之中以生，万理毕具于一中之内。此中以发用言，则无过不及之谓。自其本体蕴含万有言，则寂然粹然，不增不减。执者，持守安贞之义。允信也，协合也。古之神圣，由诚一不二，造到至中之本体圆成，则此心寂然粹然之中，常合而不离，谓之执中允协。此中字之奥，千古神圣，历历相传，以为心法，即以为道统。后世口耳之学，只知有中之名，究不知何者为中，亦但粗知日用事为，略合乎中之陈迹，究乎古圣心传之中，实昏然莫达。心传之中，其不明于世，亦已久矣。试考古圣执中，其心法妙用，有可历指。当其本此心至中之纯德，而发其光，言皆天则，而为法为程，事尽天经，而不违不御，凡所施及，自然民物焕然变更，正不待有所驱策，而化自行。或至中之德，寂然存主于一心，则聪明恭重，不待安排，自然各著，神妙何如耶？此就一身功用之神妙言，他如恭己无为，而四方自潜移默夺，何莫非存主此中之神妙乎？妙绪不能毕述，观此亦知过化存神，不外印心于无碍为之。何谓灵光所被？灵光者，即此心存主真一之耀气，皆就发用上见，神圣言行经纶，悉本内耀而著。举天下之民，罔不藉以遂生复性，而功用究不待强为，不可谓自然咸庥乎？此无碍之一证也。何谓德意潜流？盖观神圣心体浑全，本此发为真实无妄之意，隐然默念天下生灵，是谓潜流。虽极之千里之遥，有是德意，自有是功施，断无有云山之隔之者。从可知古圣心传允执，不论所存所发，妙用自觉广大无边，不即可恍然于无碍境界与？此以下数节，皆就儒学心法，而详言无碍之旨也。

千里之遥，神行依然咫尺。百世而下，慧照奚啻目前。

吕真人曰：此承上节申言无碍之妙用，以足其意。凡物有形质者，其用皆不能迅速。若一心之神明，造到圆光无碍，自非时地所能隔。试以地言之，事在千里，可谓远矣。然事虽在千里之遥，而神明完固，神行而理自通，理通而事机悉达，千里实不能隔其烛照，直与事之在咫尺间者无以异。观孔圣当日，许多关山旷隔之事，目不曾见，而竟洞若观火，非千里咫尺乎？何尝有待推测？总不外此心之真神，养得完全，自觉明珠在抱，比日月之光华，无处不照。观此便知儒者，养到此心如镜无瑕，其照燎不隔，亦一印心无碍尽之。又以时言之，事在百世下，更觉渺而难知。然此心既造到慧光灼灼，事纵在百世下，理实从慧而达，原不假术数推算，自能不出所料。但圣人当日，不肯轻笔于书，以骇人听闻耳。百世下既可悉达，正不啻近在目前也。从可知为儒者养到慧光无碍，自是无上境界。世之冠儒冠，服儒服者，徒以文字之陈迹，炫耀于一时，实鸿毛及朝露耳。何不反而求真实之学，同登上境耶？吾愿为佳士者共勉之。

从心所欲，妙实莫知其然。不约而孚，机更难并其捷。

吕真人曰：从心所欲者，盖指心体浑全时，神光遍烛而言也。人心万理毕具，养得此点灵光灿烁，则五德自随欲而流。举立过绥动，不待安排布置，自然各著。任此真意所发，无非合天符地之妙谛。此功候已到化地，与有所为而为者迥别，故曰从心所欲。此欲非凡夫之欲，乃真一流露之意也。到此境界，妙行层出，并不自知其妙，惟真意动而功自彰耳，故曰莫知其然。佛云"观自在"，即此境地。道曰"妙行"，亦此时节光景。凡印心无碍，苟于真常活流时，犹自知自觉，则无碍之体段尚未尽全，必到此莫知其然，方为无碍上品。何谓不约而孚？即《易》所谓"信及豚鱼"之妙用。凡士人君子，欲信孚于俦类，无不有待于约，若至诚如神之上境，则本此心之诚一，流露于动作语言间，物自隐为孚信，即道所谓"大信不约"是也。此中妙法，实气相感召，其功之捷，孰与并耶？此就发用中之外一层言，以见心德布施之无碍。人共禀此圆灵，后之学者，可让圣神以独步，不求所以攀跻欤！

静含动而动亦静，若时出之渊泉。

吕真人曰：何谓静含动而动亦静？盖指心之本体养到浑全，真机活现之景象而言之也。人心果能从五德炼到纯熟，还归寂然粹然之本体，常觉深沉静默，何思何虑，可谓静之至矣。静极而神室开宕，冲漠中莫可测其涯际，内有不可名状之真元，于静极中，贯彻上下，只可得而知，不可得而言。此种灵活神光，从静极生出，谓之静含动，是至诚无息功候。释道所谓"阴极生阳"，即此义也。然真神流动，实从无妄之本体跃出，非以意为之。故机动而本体仍浑然静寂，毫无所摇，谓之动亦静。此种动，非引动之动，亦非震动之动，乃真灵活泼。若认妄动为动，则失之远矣。静非死灰顽石之谓，乃神宇广大，清淑内蕴，有似于廖廓空明，尘雾不障光景。若认冥顽死板为静，则又梦梦。所以静动二机，为天地生化之奥突，人得之而可以成道。学者必究明此中真趣，乃得修心要领，方可印心于无碍。今之儒生，多不解心中动静二机之妙，所以读圣人之书，亦不过徒为记闻，老死牖下耳。究何益于赋予之本真耶？何谓若时出渊泉？渊有静深之象，泉有流动之机。泉在渊本静也，而渊之本体既充。泉流之活泼，自然莫遏。当其随时活流，而于渊之静深本体，究无所亏，以其本源之充足也。人心动静之机，何以异是？此一节乃印心无碍之真谛，修心之士，尤宜参究也。

常寓奇而奇如常，表大经于宇宙。

吕真人曰：何谓常寓奇而奇如常？盖心体浑全，随其所流露，而万化休和，是真常之活著，此乃常也。然古之圣神，有同是无碍之心德活著，往往流出有与蔼然太和之气异者，假如动而流出怵惕维厉，又如动而流于风化，使人心震慑畏威，如此之类，皆谓之常寓奇。然奇变无非自一心无碍之本体，自然发出，原不等矫揉造作，故随所发而皆合乎天理之节文、人事之准则，奇而不失乎真常，故曰奇如常。此从其变而征心德之无碍也。观此使可晓然于太上经中所云"道法自然"之义。何谓表大经于宇宙？经者常也，使人可秉执以为常，谓之大经。范围不过便是大。至圣本一心之真常，流露于貌言，及至于风规，纵或权变不一，而无不曲中时宜，合陂瀄而不悖，不可谓表大经于宇宙乎？无碍境界，必到此乃为足云。苟所发而有一强为，不能通达，尚未可云无碍也。印心之功候，岂易诣其极耶？惟功候未易到，学者所以不可自恃焉。

配天配地，有浩乎靡既之藏。即诚即明，得悠然不尽之用。

吕真人曰：此合以上数节，所存所发之无碍，而总言体用之广大。何谓配天配地？盖天主动，地主静，动静不失其常。天以无所为而行化，地以无所作而生成。其机莫遏，其象莫名，神圣心体，诚极而流，有如是之默妙，故谓之配天配地。配者，合而有助之谓。天地造化有缺憾处，神圣则本此真常可以弥之。从可知天地健顺之德，圣神直以一心包涵。欲以窥测尽其藏，实浩乎其靡既也。此以包涵无所限量见其无碍，一物有遗，不在并蓄之内，则仍有碍而不能达。惟此无不包，自无所遗，是以无碍也。人苟能从众理散殊会通，寻到本源地上，养得纯全，亦一神圣广大无碍之心体焉。用功虽分劳逸，成功并无低昂，人何惮而不为耶？何谓即诚即明？此指无碍境界之由于生来而然也。盖上圣有生而即如天地之诚一不贰者，真常内固，此心自常如皓月之当空，举万物莫能逃其洞鉴。此明由诚出，不假修持，而心之真常耀气，自能无所隔碍，故谓之即诚即明。何谓悠然不尽之用？悠对迫言，极诚而明之功用，宽舒永久，非同迫狭。即如照无私照，明可常明，其用亦安有穷期？故曰悠然不尽。然生而即诚明者，不可多见。必待修持以复其极诚无妄之本真，则印心于明照不尽之境，亦与得之生禀者无以异。此一节，上是全体之无碍，下是大用之无碍，心苟印证到此，儒者之功力全矣。

修齐治平，内耀全则恢恢如游刃。经权常变，素灵具则洋洋若顺舟。

吕真人曰：儒者之学，功施无过修身齐家治国平天下。然空谈功施，从发用上支支节节求其陈迹，断无有四达而不碍者。万化起于一心，必求此心真元养到浑全，积久自发其光。盖身与家国天下之理，到此心养得粹然浑时，固已包涵无遗。此心常觉洞然，如日当中，谓之内耀。统家国天下，皆此耀气布施，是家国天下尽入襟怀内，可随是真元之耀发出，遂觉毫无挂碍。好比善刀者，批却导窍，无有间隔，故曰恢恢游刃。此可见逐末之学，不从本源上求其圆成，未有不阻碍百端也。圣神所以能四达不悖者，以其心体先造到无碍境，乃有此乐事耳。何谓经权常变？此就圣神布施中，有许多不齐言。化行有万古不易者，有因时为则者，此通经尤贵达权。有按常理可推暨者，有待斟酌变通者，故守常又须知变。合经权常变之不齐，而窒碍丛生矣。人欲经权常变皆无碍，徒从发用一一讨求，断无可造。惟于此心能不失其最初之灵，加以修持养育之功，则素灵内具，物来顺应，自不须节节茹度，摧天下之疑难，无虑阻塞而不通，好比顺风扬帆之舟，洋洋然所之无碍也，故曰洋洋若顺舟。天下无无本之学，此印心无碍，所以为要紧，亦为上乘，习心学者其思之。

不分其美而美自彰，不损其气而气莫遏。纯儒功臻极地，神明之无碍若斯。后学果能循途，道岸之诞登一也。

吕真人曰：何谓不分其美而美自彰？美者，盖指心德浑全之体而言。凡物有所布施，则必待分而予之，而后功施始见。若心德浑全，其功施所流，无不被及，美可谓彰矣。而究其心体内藏之美，全者恒全，毫无所减，是不待分其内美以布施也，故曰不分其美而美自彰。观此便见一心造到无碍境之妙。何谓不损其气而气莫遏？气者，即心德之耀，与有质之气不同。凡有质之气，发越久则本原必亏损，一损而不复发越，是遏矣。若心德养到纯全，耀气自然焕彩，愈发越而愈闪烁，如日月之久照而不敝，是一心耀气无所损。惟无所损，是以长发而莫能遏也。无碍之妙，实无有加焉。此二句，承上文印心无碍而统结之，皆纯儒至极之功。凡体用无碍处，悉归神明之默为贯澈，故直谓之神明无碍。人特患甘自弃其心，乃终让神圣独证无碍境，而诞登道岸耳。苟能反求灵明地上，循厥修持程途，勿忘勿助，久之而心之真元自复，养到纯全，亦居然一无碍妙境，而道岸之登，实非有异于圣神也。谓之一，岂虚语哉！吾愿儒生共勉之。

言及虚空法界，大妙由大觉而生。清静功修，能化以能诚为本。

吕真人曰：何谓虚空法界？此指佛道之门而言。佛以虚空为修持，此心万缘汰尽，一物无所牵，故谓之虚空法界。法界即心也。其持心一有所染着，此心便不能符合于太虚。惟将万感尘缘，看得破，放得开，而此心自到虚空之界，亦犹之儒言遏欲存理耳。何谓大妙由大觉而生？妙者，灵慧灿著之谓。凡人心染着尘缘，则如有物以塞之，此心便实，而冥顽不灵。古佛万缘净尽，心既同于太虚，一点元神，出没隐显，慧光遍彻，此大妙之生生不已也。大妙生时，功已将就，然当其下手，非有大觉无以几。大觉者，将世间万事万物，凡有形质者，恍然能觉悟为虚妄幻境，有敝壤，有了期，人处其中，抱此形质，凡事物不过逢场作闹，且连自己形质亦不能久留。其可常留者，惟此无形质之一点真灵，藉此形质而寄寓于心，若不藉此形质，及时养育，则此灵不能固，迨至形敝，则无所寄，究从何而养育耶？是以古佛下手，先贵能觉悟此真伪两途，方能认定反真路径，到虚灵慧生，其妙实自喻而不能自言，惟其先在觉悟孰为幻孰为真，故曰大妙由大觉而生。清净功修者，即上虚空二字里面事。清则离却尘浊，静则不入纷扰。惟能清能静，而心体乃得虚空。所以未到虚空，必先清静以为修持，故曰清静功修。到得功修完满，慧觉充足，又与初醒觉不同矣。于其慧觉圆成，普照大千，自然能度生死苦，谓之化。然此化地，是无碍上境，非一蹴遂可几。其初必贵此心诚一不杂，然后乃得归清静以渐进上理，可知化地实本于一诚而始，故曰能化以能诚为本。此一节，首言佛道印心无碍本领，以下乃申言之。细观便知作用源头，释与儒相符也。

收万物之灵以为灵，昙花焕发。合两间之气以为气，玉宇馨流。

吕真人曰：何谓收万物之灵以为灵？盖万物负阴抱阳，无非天地之灵布散而生。是万物之灵，即天地真一之灵也。古佛印心之功造到完满，将天地阴阳之灵，合而蕴蓄于一心之内，而万物生化源头，已翕聚而无一毫之散溢，则万物之灵，尽归一心矣，是谓收万物之灵以为灵。何谓昙花焕发？昙花者，即真灵所结，无形无质之真身。如云英之灿烂，奇葩之鲜新。焕者有光辉之义。发者著也。真灵所结，光辉发越，故谓之昙花焕发。后之学者，徒看几句空门奥义，不解其所以然，遂自以谓真元已得，上境已造，殊不知口耳之学，一心罔然，并未曾翕聚万物之真灵，真身从何而见？无碍神通，又从何而几？今详开示，自宜参悟其微。何谓合两间之气以为气？两间即天地也。其气之流行，至轻至灵，无时止息，亦无处不周，而要皆真一所流。人之生来，原禀乎此。但人为百邪耗散之，不能合住于此心耳。惟古佛印心功全，举天地真一之清气，含蓄于内而不散，则浩然内充，谓之合两间之气以为气。何谓玉宇馨流？玉宇即指心而言。天下惟玉为纯洁无瑕，宇有中虚外密之象，心无异于是，故直以玉宇比之。馨者芬芳之谓。一心真气内充，举万种邪秽皆涤尽，自然因洁而馨生，故谓之玉宇馨流。此中微妙，可得而知，不可得而形容。人苟能印心到此境地，是内之无碍也。安得有志者勉力几此，相与默默共证耶？

涅槃虽云常住，恒河难量布施。

吕真人曰：何谓涅槃常住？古佛奥义，涅者不生之谓，槃者不灭之谓，非死灰是不生也。凡夫之心，猿马奔驰，举万感之缘，皆足以牵引，愈引而猿马愈奔，无时安静，好比蚤虿之跳跃，则谓之生。不生者，本体寂然，真灵内藏，而常觉杳冥，若于穆之天，毫无奔投跃动之情态，谓之不生，即谓之涅。不灭者何？真灵凝固而不散也。凡夫之真灵，多被凡欲销烁耗散，故一团阴邪，而此灵遂灭。佛之真灵，圆光无碍，亘万古而常存，何灭之有？故谓之不灭，即谓之槃。心体到此，是无上境也。惟心体之灵光，不生不灭，寂然内守，故曰常住。此种寂然真灵内固，自常人论之，皆谓不生不灭之佛灵，无功施于世，此清静寂灭之讥所由来也，岂足以知佛哉？佛虽真灵寂守，而本此真灵，普作无量渡人，由一人得保守真灵之妙，传之人人，由一时而传及后世。凡达此微奥者，纵未遽登上境，而天真自不丧失。此中真功施，实无可限量，非如后世邪僧伪尼，以秃发出家为教，遂谓得佛真谛也。果如此，诚何补于世耶？古佛只以无碍大悲心渡人，欲人人共保此厥初生来之本真，使此真灵不昧，结成不生不灭，其功德之布施，果有限量乎？故曰恒河难量布施。恒河者，域外不可比量之河，言其广而莫可测也。究之佛以真灵渡人，其布施之无量，实一如其未曾布施。其导人归还本真，非有所施予。惟其无所施，而布施所以难量。印心无碍，以此为极功。观此便觉古佛亦不过以持心为教，以无碍为归，非有异说也。后之误入佛教迷途者，当反而求其真也可。

彼岸既超，白雪莫方其洁。阿僧入定，赤日曷比其光。

吕真人曰：此就后学功候将成境界而言。何谓彼岸既超？岸者，道岸也。凡人心坠尘缘，千般劫磨，万种愁苦，此心之真灵，混入于恶道而分散。好比大海茫茫，纵具禀此天地英灵，乃沉坠于其中，齐归汨没。惟能不入障迷，惺然回头，寻着此心真谛，反归本来地上，养得真元充足，万邪潜消，则此心常在道岸上行，不沉欲海，谓之彼岸既超。此际光景，乃一尘不着时也。以此心之体言之，光明朗彻，无一毫瑕垢之留，其皎洁实到极处，即白雪无以比也，故曰白雪莫方其洁。何谓阿僧入定？佛义，元精耿耿谓之僧，阿者，大也。人同禀天地大元精，而藏于心，所以有灵气知觉，但被物欲牵累，此元精之灵气，遂引而出去，久而无所归。惟把万缘放下，寻着灵明地上，用功修持，朝夕起居，只有理无欲，久久而元精自复，真灵内固，举众邪不能牵，常默守此雪光之窍，谓之阿僧入定。到此时，则一心之真宰，光辉灿烂，比之于赤日，其光灼殆尤甚焉。盖赤日能照昼不能照夜，此心真慧，无时不照，故曰赤日曷比其光。

惟洁胜白雪，光逾赤日，是以能无碍也。世之指佛道为迂谈者，吾谓其并昧儒学之真宗。果能达其微，一明自无一不明也。学者可勿察乎？

不着半点杀机，万种邪魔潜迹。惟凭三品真乘，亿载人类托灵。

吕真人曰：何谓不着半点杀机？此指心体浑全时，满腔慈和而言也。人心酷烈处，固是杀机，即刚猛处，亦是杀机。惟心德造到浑然粹美，则并无一刚猛气，此心直与天地同其慈和，故曰不着半点杀机。慈和内充者，最易混于尘欲之邪魔。殊不知此种慈和，实从百炼得来，心体如铁城之固，慈和已归到圆寂，不假严厉之杀机，而群邪自不能入，故曰万种邪魔潜迹。此以和柔见心体之无碍也。何谓三品真乘？三品者，中乘上乘，最上一乘也。三品之真乘，皆同此本源，而功效自有高低层级。凡印心无碍者，皆从此中层级，由渐而进，不可躐等，待功力到，即臻圆成，便可为天地完人，而灵光无碍，百劫不磨矣。从可知人禀天地之灵，不可不求所以保之也。然欲保此真灵以造其极，必循此三品真乘之层级，乃可几于不磨极地。是三品真乘之功，实隐系于人真灵之聚散存没，古如是，今如是，后世及无尽世亦如是。故曰亿载人类托灵。此一节，上半截言无碍心，下半截言印心无碍之功候不可凌躐，有次第之程，学者当知所渐进也。

独具华藏，无终无始。大开普照，靡间靡遗。既空空而非槁，亦色色而皆真。

吕真人曰：何谓独具华藏？华藏者，清虚极乐世界也。华藏世界，与凡尘迥别，无风雨寒暑之忧，无兵戈瘴疠之苦，无死亡疾病之患，乐莫乐于此。人心苟依真乘修到功候完满，此心之景象，亦一如上界华藏之乐，故曰独具华藏。何谓无终无始？凡有所限量者，可以终始计之。华藏世界之乐，并其乐之迹象亦浑忘，何有边际之可名？何有时光之可计？合边际时光而无所限，真有不知其所自始，不知其所终极之概，故曰无终无始。心苟修到华藏独具，其光景之无量，亦一如华藏之无终始焉。何谓大开普照？即此心真耀之光照无碍也。上文言之详矣。凡光照有所限量者，则必有间隔而不能照之处，亦必有照不及而遗漏之处，皆不得言普。若此心既光照无碍，自觉无间隔遗漏。此二句承上数节，而总言印心无碍之妙。何谓空空非槁？大凡空洞无物者，易流于枯槁。若此心造到无碍时，自其本体言之，万籁皆寂，群邪咸消，可谓空而又空矣。惟其空空，而内之真灵，愈觉活现，其妙境实层出靡穷，何槁之有？故曰空空非槁。何谓色色皆真？世人皆以色言色，是幻色也。若一心到无碍时，有如玉树之荣，琼花之灿，皆空中现出，此乃不色中色，是谓真色，与形质之幻色迥异，故曰色色皆真。此二句又从无碍推言本体景象之高超，人非隔绝不可为也。在乎迷途克醒，真径克寻耳。

袭其形似，实后人之通弊。达兹奥妙，见古佛于无言。

吕真人曰：何谓袭其形似？盖指持心者不达本原真谛也。古佛当初，不外从本原上修持，复其本来真元，使此灵光地上，一尘不着，斯真灵凝结，自然印心无碍。后世至道不明，心法蒙昧，致持心之辈，徒于外貌装模作样，日闭目以枯坐，守此血心，并不知心中之作用，亦安得真元凝结，灵明来复耶？此种形似冒袭，实老死无成，为问谁是从本真寻路径，以期印心无碍？形似之伪学，不知凡几，欲以盲修臻无碍境，岂可得乎？故曰后人之通弊。果能知其弊而惺然觉悟，反寻原本，去伪归真，则持心奥妙，未必不可推求而得也。吾今著为此书，将持心妙奥，竟委穷源，尽剖晰于言下，亦冀斯人同达耳。苟能参求悉达，则下手之功，不误趋于歧途，自可循序渐进，以冀于古佛心体无碍一境也。然妙由默中领悟，又不可徒执几句书旨，挂在口头，至等口耳浮游之学。盖佛以心妙契，尽其心之妙，即于无言中便见古佛，非以声音求之也。惟于妙处契之，即见之。能见于无言之下，则一心无碍境到矣。人可不去伪以求真耶？

舍利国中，风清月白。简篇言下，水碧沙明。欲印心者，于此求之。

吕真人曰：何谓舍利国？即指人心而言，佛义，养成舍利无价宝，是真灵凝固也。故舍利国乃系人心，非如世之伪僧，火化灰余，遂目为舍利也。顽然无灵之物，安得云舍利？盖舍有安之义，利者资益之义。惟此真灵凝固后，不假矫揉造作，能安然而利益一切众生，此乃舍利二字真解。人苟循此修持一心之法，修到此心真灵不散，则此心便是舍利国，其中乐趣，正自无边。略以其概言之，气则如风之清，景则如月之白，粹美莫当，故曰风清月白。简篇言下，即指吾所剖论之篇章也。凡所言持心，无不透其源源委委，俾人参究易明，不敢作为隐僻之言，以误后学。故篇内所言，无非如水之碧，如沙之明也，故曰水碧沙明。特恐人视为迂谈，置一心于度外耳。果欲印心求合无碍境界，舍此别无可参求也。学者当于言儒处，互参其理于佛，便知儒佛同此一心之本源。于言佛处，互参其义于儒，即知佛亦与儒共本此心真元而成。至下言道处亦然。果能互参到明，则无不恍然于持心妙奥之相通也。人当静究之也可。

至若道教真宗，印心亦归无碍。天机逸趣，存想难合自然。

吕真人曰：儒与释心法，上已言之详矣。又试以道教言之，道教亦自有其真宗，非如后世伪道，以喃唱拜跪为道也。此种伪徒，空袭道之名，以喃唱索人财物，实污乎道门。兴言及此，殊堪浩叹！岂知道者，生天生地之妙理，人得之而寄于心。当日道教开基之圣，其真宗实可推源而得。真宗安在？始终不外以印心为本。盖心者万化之根，舍此别无所谓道。以其归宿言之，此心亦造到无碍为上境，故曰印心亦归无碍。统而言之，儒以道为归，释亦以道为归，外乎道而人将安寄？不过后人强为分别之耳。究之道教之印心无碍，不详为别白，昧者从何而明？试就其持心进步之功言之，惟以一心放开万缘，凭此真灵契合乎天机，动则随动，静则随静，机从理生，理充机自畅，机畅神即活，而无不出于天然，故谓之天机逸趣。苟或尘垢未净，则机趣不生，神亦不活，自当以习静为功，务期尘垢悉为消灭，不使一毫稍留，乃可望天机之畅发。倘未到此地，而妄为胡思乱想，则识神躁动，真神潜伏，纵有知觉，亦不过窥测之见，非真觉也。揆之自然慧觉，因天机流动而著者，相去远矣。强解与灵悟，自有云泥之别，故曰存想难合自然。此就持心初进而剖别真伪，使学者知所入门，不至误趋于左道也。

剑利情柔，断邪缘于顷刻。根深蒂固，放大慧于居常。

吕真人曰：何谓剑利情柔？剑者，盖指人心中之慧剑而言。人心自有生以来，皆各禀天地之灵以为慧，但被物欲纷扰，五气之德拆散，则此慧不凝。惟能保守涵养此慧，合五气以锻炼磨洗，此慧自凝固而坚刚，无微不入，实无物能屈。如神剑之在抱，谓之剑利。此剑非有形质之凡剑可比，其锻炼则以天地之精英，以阴阳五气，为打磨淬砺之具。其用则神妙活泼，莫可窥测，印心无碍，首凭此为本。情柔者，真情之发，清和温柔，不着半点猛烈气，谓之情柔。盖情稍涉于猛烈，则本体之慧易伤，好比利剑成后，又复加火，成者反至于败。惟此慧剑光芒，济以和柔之气，则刚而不缺，柔而不屈，其妙用自觉神速而快当。纵有万种邪缘，纷纭交集，把慧剑一挥，顷刻便断绝而不能扰，比之龙泉太阿之斩妖魔，更觉轻捷，是谓断邪缘于顷刻，此乃无碍之要紧关头也。何谓根深蒂固？盖人既炼成此慧剑在胸，可以顷刻断邪缘，从此涵养，则五德可造纯全，真一亦可凝到五气全。真一凝时，无异百围之树，根深百尺，瑶池之果，数千年不殒落焉，故曰根深蒂固。有此纯全功候，永无磨灭，此心便如日月之经天，无微不烛，且恒久而照无穷期，故曰放大慧于居常。于此可不谓无碍境乎？此一节，上半截是功，下半截是效，学者首宜究明，乃不至误入歧途也。

日见当来旧主，在后在前。独显不测神通，无方无体。

吕真人曰：何谓当来旧主？盖人自有生之初，莫不各禀天地之真灵，惟有此真灵，乃可运旋五德，以权衡乎万化。此灵历劫不磨，固为万化之主张，尤为人身之根蒂，入而聚则生，散而出则死，是盖从始生时禀受得来，故曰当来旧主。但人被物欲混扰后，终日猿马奔逐，此灵应接百物之纷投而不暇，故不得入定安稳，亦安有凝结之理？此真灵既不凝结，纵令偶然反照，又何从而见之？惟深达至道者，其心先已把邪缘退清，真灵不为外诱所牵引，自觉常安稳于一心杳冥之内，功候愈深，则真灵愈固，时时回光反照，而此点真一之灵，为万化主者，不啻常常见之，故曰日见当来旧主。所谓在后在前者，即活泼非常，有瞻之在前，忽然在后之意概。功候到此，而一心之本体，圆光无碍矣。既有是无碍之本体，其妙用之流，自不可测。正不待假乎法术之驱策，而后始功施也。所以神通广大，悉由道生，道寄于心，道弥高而神通愈觉其不可测，谓之显不测神通。世人谓道家凭法布施，殊不知法从道立，总不外将一心之本真，修到无碍，不待立法而法自行，彼以法测道教者，左之又左矣。何谓无方无体？此正形容其神通之无碍也。凡事限于方隅者，则有所滞，而不得云无碍。拘于体段者，则泥在迹象，亦不可言无碍。若印心无碍，其神通之显出，有非方隅体段所能拘限者，故曰无方无体。此一节实言道教持心功候既到，合体用皆归于无碍乐境也。

灯明万岁，常存湛寂之中。芽吐毫端，忽插云霄之上。

吕真人曰：何谓灯明万岁？灯者，盖藉以喻人一心之真灵也。人自有生之初，莫不各禀天地之真灵，二气辅之，五行维持之。但人自有生以后，七情六欲，内外交侵，引此真灵分投于万物上去，久之而生初所禀受真灵，日渐耗散，则本灵者，遂入于昏迷。故欲复此真灵，首在把七情六欲，以脑中慧剑一齐割断，凡一切尘缘，人不能舍者我能舍，则此心渐归于定静，而此灵光地上，自复还其本然。从此进步，炼到真一凝固，而慧光之灼灼，有普照大千，百劫不磨之妙用，在道偈谓之“万岁灯”，今所云灯明万岁，盖即此也。世之伪学一流，谈东说西，徒记诵几句道偈，不知所言何事，所藏何理，一味执拗，把古圣神仙佛所语，空藉以为口头禅，究其妙理存于何所，一概置之，不克反心推求，无怪乎老而无成也。又有一种浮浪人等，胸无定见，任人指东话西，先入之言为主，遂不复考其是非，此亦卒归于无补。欲寻真宗印心无碍，必须使此无形无色一灯常明，方为入道有路，否则终坠迷途耳。究此无形无色之万岁灯，非可以意为，亦非可以一蹴几。所以然者，此慧光之无碍，在湛然内含，寂然不动中寓之，故曰常存湛寂之中。于其常照常存处，自是无碍光景，到此功候，则胸里有洞天矣。世之舍印心而求玄者，亦犹之树木之无根，而欲求其枝叶之发生耳。有志者当反而求之。（芽吐毫端，忽插云霄之上，二语衍文，盖亦指慧光而言也。）

守有存无，密室堪藏廿八宿。还原反本，幽径自具卅六天。

吕真人曰：何谓守有存无？有无二字，乃道教持心要义。盖无者，万缘消散，一物不染，即空空洞洞之谓。有者，即于空洞中见出一点灵光之谓。人心虽同具此一点灵，然被物欲纷扰蒙蔽，而此灵遂失却。一心只有物欲存于中，为累作害，则本有者无，本无者有，有无二字颠倒，而此心之本真坏矣。故欲复其本然之所有，必先使此心一尘不染，空诸一切，将此心先造到无字之一境，然后真灵可复。至真灵复，则无中生出有矣。又须慎重固守，合言功效之次第，故曰守有存无。何谓密室藏廿八宿？密室者，即指一心而言。盖一心至深至密，非人所能窥，故谓之密室。人心既能自无境生有境，固此真灵，则其光耀之分达于五官及众体，无不各具光明，各存耀气，好比众星灿列，周围旋绕，以拱乎北辰焉。凡五官众体之光明耀气，悉一心所发，故曰密室藏廿八宿。何谓还原反本？即有反归于无之谓也。盖神光只存内照，久而并其内照之迹，亦漠然不自知，使合乎太虚之冥冥，即神反太虚之义也。故谓之还原反本。道偈言"炼神还虚"，岂有别旨耶？何谓幽径具卅六天？盖一心之神，既能还归本原太虚，尽泯其迹，则此心自是毫无障碍，如三十六天之清虚极乐，只有仙佛之真灵法身居处往来，全无俗尘侵扰，故曰幽径具卅六天。幽径亦指心而言，即深幽之意也。此一节乃道教印心无碍之次第，特以本体言之，学者不可不求所以几及也。

纵横自在随所行，夷险俱忘莫不乐。豺虎既伏，何自怵惕孩婴。露电堪观，尽足欢娱耆叟。

吕真人曰：何谓纵横自在随所行？此即无碍印心之境也。盖人心多因物欲牵累，则终日戚戚，或顷刻暂忘，旋而又复牵挂，将尘垢为此心之牢狱，愈拘愈紧，终身无解脱之期，又安得纵横自在？惟先把孽缘割尽，此心毫无羁系，自归空界，寥阔无边，如天地包含，内无所挂碍，则此心真灵，自活泼不滞，周流靡闲，有一种不拘不束气象，故曰纵横自在随所行。何谓夷险莫不乐？夷者，宽平泰顺之谓。险者，患难危急之谓。一心既造到纵横自在境地，则随所入而无不自得，不论所处或夷或险，皆视之漠然不相关，只自觉道大适耳，故曰夷险俱忘莫不乐。此乃印心无碍现成光景也。何谓豺虎既伏？豺虎者，盖指六识之恶根而言。六识恶根，害人真灵，无异豺虎之害人身。六识乃外之豺虎也。伏者有潜匿不起之义。内之六识不生，外魔亦无从侵扰，亦谓之豺虎伏。此心既无邪恶牵累，则真灵自结，常有安定不惊之乐，内之孩婴，何有怵惕耶？孩婴即一点之真灵凝结者便是。由是真灵耀气，充周于百体，注射于五官，如露之滋，如电之采，清淑浏亮，只可默默自知，而究莫可形容。于无可形容而细为象之，其清亮之气，直如露如电，故曰露电堪观。何谓欢娱耆叟？耆叟者，盖藉以喻人之元神也。欢娱者，怡悦之谓。一心之慧光清亮，而元神自泰然安适。此一节，由内推到外，复由外说归内，反复推详，总完得一个无碍景象，皆从活处参之。倘或执著一法以按图索取，则直等刻舟耳。凡事有执著者，皆非至道，况欲印心无碍乎？学者当细思之。

境原无奇，世多错认。语必中的，人自释疑。不作奇险之谈，惟望智愚皆达。

吕真人曰：此结上数节言道教印心无碍之意。何谓境无奇？盖道教之真宗，亦不过保守此真灵，从活处体认天机。先从无处下手，使此心无一物之累，再从有中持守，真灵活现，终从有而反归太虚，不着实迹，便是到无碍境地。较之释及儒，其宗旨固无异，其圆成境界，亦非特标奇新也，故曰境原无奇。特后世未知玄奥，而好为探玄者，不得正宗，遂自作聪明，妄猜妄谈，至流入邪僻。且创为异说以教人，误己又复误世。此种惑乱道教真宗之徒，为道教之罪人，即为三教之恶魁，良可深恨！此错认一弊，所以流毒不浅也。欲挽错认之伪道，以归印心真宗旨，是以著为是书，把正宗奥妙，一一推演，又不敢稍涉怪诞，恐贻误乎后学。只为将证道真宗剖晰，实无一语，非要旨焉，故曰语必中的。所以然者，因以前印心证道之书，虽未尝无隐寓真谛者传于世，但语多险僻，教人反至惑人，所以视此为戒，欲人齐归觉路，共晓印心之功，同入证道之门，一览此书所语，便可将凤疑一齐解释也。吾所以不敢为奇险之谈，盖为此故耳。因人有智愚，苟语出奇险，则上智者或可明，中材且不易达，何况愚夫愚妇耶？欲为无量度人，是以语忌怪险，非吾不能为隐僻也，特恐贻误后人耳。

是知心者藏道之区，印心即可以印道。道者宅心之本，明道亦所以明心。

吕真人曰：此以下数节，乃总结通篇之意。心何以为藏道之区？盖人禀阴阳五行之气以生，此理包管于一心，即此真灵，亦默寄于一心之内。道惟藉心而后有所寄托，故人之有心，其用非他，乃藏道之区也。苟能将持心功夫做到纯一，此心自印证于无碍境，能印心无碍，则心即道而道即心矣，故曰印心即印道。然就其初下手言之，贵先把道之微奥，一一穷究其旨趣，常存主于一心，则此心乃得在道上，不至混于物欲。真宰存而真灵始生，所以然者，因道为宅心之本，离却道而心先无存主故也。惟即道之微妙究明，而存诸心，则道明慧自生，故曰明道亦所以明心。每见世之人，想登仙，望证佛，务图长生不死，至贪生畏死念切，妄求外术，种种虚诬，不知从此灵明地上养育保护，真灵安结？且一心先存贪生念头，即此便是欲之恶根，与道相碍，是贪生而实非求生之道。况劳劳于着意强袭等外术，以求长生，殊不知耗厥真灵，此灵先死，是取生即取死也。至道不明，人心日失本真，安得谬妄者，反寻此心真元，慎重保守，以归至道之一途耶？

灵台无滞，教教咸其本原。大愿克完，人人堪离苦海。

吕真人曰：何谓灵台无滞？灵台者，即指心而言。盖人之心超五脏而特出，有高据之势，至虚至灵，故目之为灵台。但人被邪缘牵累，则失其虚灵之体，而神为之沮丧，随所动皆是荆棘，不能圆通无碍，是滞也。此心神明造到圆融，纯是天机流行，谓之灵台无滞。此中光明，是本原地上得来，论其功，是一心本原之功，言其效，是一心本原之效。推之三教，皆不能舍此而别有成功见效也，故曰三教咸其本原。世之分三教以为有歧趋者，可细将此理逐节究明，便知其本原之真谛。儒如是，释如是，道亦如是，无稍差别也。何谓大愿克完？大愿者，无量救济之愿。有此大愿之功德，乃非空谈无补，方为内外交修。儒则云齐治平，及成己成物，释道则云无量度人，其实一也。后之学者，既能得此印心之道，尤须心存救济，体天地之心，代天地行化，弥天地之憾，是谓大愿克完。果如此克完大愿，便可入圣超凡，脱苦海之无边，而登极乐。人人依此修持，无不可同归上境，故曰人人堪离苦海。所患甘为凡庸，以为圣神仙佛，系生成不可造，不肯把修途持循耳。又有一种自满自足，得一不复求进，亦终莫可造。至于误趋歧途，舍心源而求异术，听伪学奇衺一流惑说，东搬西弄，欲以此求证道，是犹入地室而观河汉紫垣之章也，其可得乎？吾愿后学细为思之，勿自误也可。

寻坠绪之茫茫，领源头于默默。随其身之所处，无不会厥祖宗。任众口之相讥，究何损于分量。斯至道赖以不没，即心学得而长明焉。

吕真人曰：何谓寻坠绪，领源头？绪者道之统绪，于其将绝而续之，以接千古之真传，使之不终坠，故曰寻坠绪之茫茫。源头者，道之宗。领者，有会通之义。于无声无臭中，独能会通其宗旨，谓之领源头于默默。由是道足于中，无人而不自得，可随身所处，不论荣辱穷通，皆以道为乐，无不于道之统宗会合，举天机大化，尽入乎襟怀内，所谓印心到无碍时也。凡人道未深者，最易惑于浮悠之口，一生谤议，遂为他所夺。殊不知德修谤兴，自古皆然。惟深于道者，一心有主，自可任众口之讥，依然自得，只自乐其乐，忘乎流俗之谤议。所以然者，道乃得于天，成于己，一心与天地相流通，其分量之完满，虽众口相讥，反之道之分量，究何所损耶？人苟准此修持，造到分量完满，自足为至道之所寄托，诚倚赖其人以不没于天壤焉。道学即心学，道学既全，心学亦与之俱显。由一人而普及人人，不又可长明而不至迷失乎？印心无碍之功效，于篇内寻之，无不得其全矣。

性命洞源总论

两大会宗，三元合一。先五行而定位，配八卦以成能。仪象未生，理自存于混沌。质形既降，路实判乎阴阳。本相合而相离，遂不纯而不固。大顺推行，莫符地天之泰。僭差为用，难调雷风之恒。电火飞扬，玉露飘空则伏。月光沉坠，斗枢动转还升。神龙摇首到咸池，灵龟喷浪。活虎轻蹄步南极，彩凤流音。种大树于中州，终成奇果。采神芝于北岸，蕴蓄异香。落在冥忘，如胶投漆。反归潜寂，若帷内灯。理本至奥，谁共探源。道非可离，自当索解。原夫五常迭运，犹是性体之流。六气安平，悉系性光之发。枝叶茂繁，当寻生生所自出。涓滴涌决，宜悟汩汩之从来。溯冲虚于岩谷，声应可达真灵。对冥漠于玄黄，机缄直符本相。去有象而归无形，大象依然如睹。从至变而参不动，百变不易厥中。物物皆同，惟人独备。层层反转，入圣还真。性道之微，数言可括。配天之学，亿载难移。破却杂说纷纷，推到源头默默。不坠世途伪学，性自克完。欲依仙佛全修，命尤宜固。命基何在，耿耿元精。命蒂安归，绵绵真息。或遍三关而鼓铸，或作六合之恩波。清浊攸殊，分清自然别浊。盈歉靡定，由歉亦可求盈。刚柔成配对之能，动静司化行之柄。琼花未放，西池蓄聚金波。玉兔逢生，南宫收藏紫电。高高下下，相见咸休。忽忽飘飘，循环常续。任暑寒之倚伏，却邪恶之逼侵。药求长生，须认先天真种。道寻不灭，亦归太极全图。苟辨别之不明，恐持循而失实。是以细为剖晰，杜绝歧趋。庶几进获安详，复完赋畀。究之性者命之本，性定则命可修。命者性之基，命立而性始尽。性中之命，生发无穷。命里之性，回旋靡既。盈虚消长，互为其根。剥复升沉，迭相作用。到神气之相抱，见性命之归根。门曰希夷，不外抱元守一。功臻融化，是谓炼药还丹。此天地之秘机，亦即人身之妙谛也。

性命洞源详解

两大会宗，三元合一。

吕真人曰：此篇言性命之学，欲人依性命修持。然性命之幽深，实人所不易晓。古经每以简括为尚，一字一句，务求包括，不肯作为分晰语。故言皆肃括宏深，后学实苦于难明。其后代演说者，则尤甚。谈怪言谎，虽奥义未尝不隐寓，而语涉不经，遂贻误乎后学。吾欲使人明性命之旨以修持，故此先推究乎性命之根，以发通篇申论之意也。何谓两大会宗？两大者，盖指天地之覆载而言。天地之覆载，无一物不入其内，即无一物能出其外，大何如耶？故曰两大。然天何以能覆？地何以能载？此其中便有性命存焉。天以寂然至一之灵，驾驭乎清淑运转之气，其至一之灵是性也，气之清淑是命也。地以静安之灵，化变出腴润之精华，其灵之静安为性，腴润之华为命。此分而言之，以见性命之旨。至若天以灵阳普降于下，地脉即以和柔之精气，应接而上腾，于其灵阳之降，和柔之腾，是两大性命之交，即会宗之义。会者交会之谓。两大交而成一太极，乃性命之真谛。宗对祖而言，太极从无极生来，则太极为宗，故曰两大会宗。人禀两大之灵气而生，内亦自具一太极。空中一点，寂然不动，粹然至一之神是性，真精及本然之淑气是命。其生禀之初，太极完全，何尝不如两大会宗？不过自后起之邪缘感动，遂将太极分之，而性命不能归还本原耳。所以有待于修习，而复还厥初也。何谓三元合一？三元者，元神、元精、元气也。天地元神，寂然真一之灵是也。清淑运转之真气，是谓天地元气。天之甘露，地之膏腴，有所以能生之本。甘露膏腴，非天地之元精，其所以生之本乃为元精，实无物可以比之。合一者，三者合而还归于真一。人亦一天地之妙用，具乎三元。元神性之内含也，元精元气命之根蒂也。三者合而亦还归于真一，此性命之万源统会处。人不从此真机穷究明白，欲自得修途反真难矣。吾作此篇，故首为推究其源，俾学者得以先明其奥妙，方好为印证之本。凡有志于此道者，当静究之。

先五行而定位，配八卦以成能。

吕真人曰：何谓先五行而定位？五行者，即水火木金土之五行。盖五行迭运，相生相克，已属后天，在先天只浑然一气。所谓先五行，即水火木金土未判之初，一气浑然立极，是即性与命合而为一。举先天元始者而言也，故曰先五行而定位。在人禀天地之灵气以生，当其未有形质之先，五行未判，已有一点真灵，浑然居中立极，此性命合一之初也。一自形质既成，五行判然，而性与命遂分为两途。所以然者，五行判后，则分镇各宫，水润下而不复与火合，火炎上而不与水交，先天之水火合一，变而为后天判然两途之水火。后天之火，是人之识神，凡一切识是识非，防危虑患等神明是也。后天之水，则精津血液是也。识神尽是气质之性，精津血液，已属阴浊之命，皆非本然性命之真。丹书"汞铅"二字，盖即指本然之性命而言。然性命虽落于后天，无不可逆而修之，以还归元始。盖先天一点灵阳，为水所克，而沉伏于下，至人情窦既开，真阴顺行而去，此灵阳亦随而耗。所以先天之性命，日化作后天，以供其剥丧。到性命剥丧，亦安有能全之理？人苟知以真性真命为重，自当究明先天后天，乃得修途着手处也。何谓配八卦以成能？八卦即伏羲睹龙马所画之八卦。人自有生以后，五行既分，而八卦自配对分列。假如乾坤老阳老阴，为未生化之阴阳，浑然未有动变，是性命初分时之体段。自乾坤交而坎离出，遂截然水火分两途。震巽木也，主魂。兑金也，主魄。艮土也，主意。然既落于后天，又皆足以佐离火之炎上，助坎水之沉流，此后天卦气之能也，故谓之配八卦以成能。

善修持者，必将后天八卦之能，逆而反归先天，即如坎离剥尽其阴，则为纯乾老阳。至于金木土之卦，莫不皆然。盖离火剥去阴邪，则识神不炽，而性自反于厥初。坎水能拨去阴浊，复归阳明，则不化阴浊之精血，而命自归于本然。其余各卦所属，如主魂主意等种，一并剥去阴邪，自各反归先天统一之位。凡此皆性命二字之奥妙机关，不可不细为究明也。此一节上句言性命未离，为先天之真宰，下句言性命既别，为后天之作用，俾学者知性命有先后天之殊，好从后天气质而反先天，以完全本真也。

仪象未生，理自存于混沌。

吕真人曰：此承上节上一截，而申言性命之本然。何谓仪象未生？仪者两仪，即乾坤也。象者四象，即震巽艮兑也。盖乾坤未辟之初，浑然一点性命之真灵，无所作用。在人则未生身处，只具灵阳一点，妙到不可思议，是性命源头。丹书所谓"未生身处一轮明"，盖即此先天性命之根蒂也。乾坤既未辟，亦安得有四象之列？自乾坤分辟后，始有太少阴阳之四象，而人遂有魂魄意等类。分其作用，若当其初，则不过浑然之真一而已。所以修持性命者，必从太少之阴阳，分司存主处，加以锻炼，剥去阴邪，使魂魄意等类，反归于粹然静寂，谓之从四象反两仪，再由两仪反归于未辟时之体段，谓之性命反真。非若伪学一流，妄假孤阴寡阳等物，盲修瞎炼，不知性命何在。所以"性命"二字，为天地之根。能修而完之，便是合天之学。太上经所云"天地根"，即指此也。何谓理存混沌？理者即性命源头之妙。混沌者，无所作用，无知无识田地也。盖乾坤未辟之时，浑浑沦沦，独存不可比拟妙理，是天地之混沌。人于未生身处灵光默寓，无所知，无所识，是生初性命统一之混沌。是以性命之学，必反到混沌光景，乃为源头至真。孔圣系易，何尝不隐寓此奥理。但不轻以语人，致人不达而妄生躐等。因性命之理微，说之不尽，必到不可思议地始完。轻以语人，人亦未遽能达，故即后天之理，散见于日用者指示，使中材以下，得所据依耳。诸真古佛，亦不肯轻指此中关头，一则秘密之机，难于分剖，二则人未能达后天散见之实境，亦安得语以性命真宗耶？此一节推言性命尽头处，俾学者知祖窍焉。

质形既降，路实判乎阴阳。

吕真人曰：此承上节下一截，而申言性命之落于后天，俾学者知反本所着手也。何谓质形既降？即指人有生以后言。盖人自禀气成形，十月胎足，一斗落地，五官百体，是形也。五行判别分司，是质也。有是形，自有是质，谓之质形既降。其形之顽实者无论已。至于内五行之质，自降生以后，知诱物化，日渐一日，到二八之期，情窦勃然大开，遂将内之五行美质，混得个颠倒错乱。假如真火元神，本来如日月之光，不刚不柔，常安静定，是火之本体。然情窦开，而阴火之识神主事，好比烈炎飞腾，连定静之真火元神，亦化而从阴火识神去。至元神化作识神，而火非其正矣。又如先天之水，本来无形，不过天一之清气耳。一自识神主事，遂薰蒸此天一之水，沉坠而入于至阴之地，化为浊精，及津血等类。甚而识神阴火动，而直逼阴海中之阳关，即浊质之水，亦顺流而去，是水非本然之真水也。果系天一至清之真水，断无下坠阴海之理。至于土之本来，真实无妄，一变遂为妄意。金之本真，为清淑转运元气，一自水火错乱，亦化而为后天口鼻出入之浊气，而本来之真气，日行漏泄，是金魄亦非本然矣。所以达道谈真者，曾比人于气袋，消尽则死，亦是至理。此质形降后，五行皆离本真，至于错乱。丹书同说坎离交济，盖因倒错后，而用功以复其初，使后天阴浊之水化尽，变为天一之清，而反于上。首在使后天阴火之识神，降伏不作慝，化厥阴火识神，复为元神。则元神之真火，下与中五之真土合，同游于北坎之乡，而后天之水，可化而反于上，复为天一之清。丹书云"海水逆逝"，即指此也。但语隐僻，而人不能达其微奥耳。凡一切"取火填离"、"乌肝兔髓"等语，皆不能外此范围也。质形降后之五行，拆散颠倒如此。此何以故？盖由质形降后，二气已截分两路，而五行因各异途，乃至错乱。故修持之法，后天之质，只可化以补先天，非执据此后天之质，遂可为真性命也。惟其二气判别，故曰路判阴阳。学者苟能参透乎此，何有性命之不达，何有歧途之能迷耶？

本相合而相离，遂不纯而不固。

吕真人曰：何谓本相合而相离？相合者，即上文所论性命之合一也。人当有生之初，阴阳将判未判之际，性与命合而为一。试以其合言之，水与火合，而神在是，即精在是。金与木合，而魂在兹，魄亦在兹。统水火木金与土合，成得一个天地之一。七情无其根，六欲莫之起，如此是谓相合，即谓之本然。相离者，即性与命各为分投也。人自知识既开，万物日为牵引，不能防闲。至识神日凿其情窦，迨情生，遂搅得真元纷乱，火不与水合，金不与木合，水火木金并不与土合，将先天之对待，化作后天之生成，而性自性，命自命矣，是谓之相离。一离鲜有能合之者，所以流入于凡。试观凡夫辈，逞智弄巧，奸贪迭出，一切见利则趋，见害则逃者，水不能与火合，而元神之阳火，化为识神之阴火故也。又如见色生淫，不能忘情，甚而梦魔扰害等类，是火不与水合，而天一之清，变作地六之浊，至阴邪盛故也。水火离，而木金无不离矣。至若昼夜意念纷杂，如风之起，浪之腾，方伏又兴，无时止息者，是水火木金不与土合，致天五真一无妄之土，变作地十之阴土故也。水火木金不合于土，而意念乱，为累亦无穷。凡此皆后天性命相离之奥义。何谓不纯不固？纯者诚一之谓。性命不合，遂搅得意乱魂飞，无一静时，不静亦安有纯一耶？既不纯一，则五灵乱走，东窜西奔，真元从何而固？真元不固，消则易，长则难，大数到来，元阳散失，亦一团阴气，还归地下耳。观此便知性命不可不求所以反厥真也。此一节亦承上而申言性命不合一之弊，以见反本为要焉。

大顺推行，莫符地天之泰。僭差为用，难调雷风之恒。

吕真人曰：何谓大顺推行？此就后天性命之颠倒而言也。性命当未落到后天，水为无质之水，火为不烈之火，木金安定而团聚，合而收藏于真土，只常静而少动，即动亦不过天然机趣之活泼，非如落于后天，一被邪缘牵引，遂东奔西走也。至于东奔西走，则识神之火，本来好升腾者愈腾，阴浊之精，喜坠者愈坠，此之谓大顺。盖火炎上，水就下，各顺而飘荡，故久而无所归，是推而愈离乎先天之本体也，谓之大顺推行。水火既如此顺行，是性命两不相交，离在上，而离自为离，坎在下，而坎自为坎，必不能使阴中真阳，反而还于本位，阳中真阴，还厥太初，性命安得会合而凝耶？正所谓坎不逆行以化作老阴之坤，离不逆还以变作老阳之乾，与先天老阴老阳对待，实相背戾，故曰莫符地天之泰。取象于泰者，盖此卦有阴升阳降之象，正合性命还初奥妙，即丹书所云"坎离交而复变为坤乾"之义也。何谓僭差为用？僭者，过也。差者，谬戾也。人之真阳不能护守，至为识神所破，真阴不克保养，至为情欲所伐，谓之僭差。盖真阴真阳，原来相为循环交合，是本然之妙用也。一僭差而用亦颠倒，故曰僭差为用。惟其颠倒耗散，而魂亦为之不凝，且为之不定，是真木不与土交，不能安其位矣。故曰难调雷风之恒。盖取震太阳与巽太阴相对待。且人之魂属木，阳魂上升，阴魄下沉，有合于震太阳居上，巽太阴居下之象。曰难调者，即不能连魂反真而安其位也。不安则不能久，与恒相反矣。此一节剖明凡夫性命不知保护，终无还元之期，俾有志性命之学者，知所慎持也。

电火飞扬，玉露飘空则伏。

吕真人曰：何谓电火飞扬？此藉以喻人之神明不定静也。电为阳刚之物，其火虚而靡实，其性患交，一发则莫可遏，有飘空飞扬之烈势。人之神明，是阳火也，被识神引动，则飞扬亦有莫可遏之势，与电火之飞扬无以异，故特取以为比。试观人于情欲之所萌动，是阴火也。而元神即随之奔投于外，无远不及，即无隙不入。假如见利神驰，虽利中有害，亦趋之如电，所弗计矣，其神火之飞何如耶？又如见色情牵，发不自禁，而神火亦奔之若电光之发，虽明知有祸身丧命之灾，而已不顾矣。他如百种情欲，其神火之飞，莫不皆然。此后天气质之性，即丹书所云"秉性好飞"，盖指此而言也，所以必须炼。电之飞扬，岂无可以伏之者？盖电为阳光之物，得真阴以和合之，则性不烈，而飞扬自止。所以当玉露飘空时，电光断不发。玉露者，水之精，乃阴物也。阳刚之火，得此真阴动而合之，自然不烈，故曰玉露飘空则伏。此中奥妙，在人性命之学亦然。人之神火，纵好飘荡于外感之缘，然能保守真阴，随化而还天一之清，则真水活泼，如玉露之飘空，自然足以制伏神火，是无异于玉露制电也。所以性命之奥，其用实相为倚伏。性赖命以定，命得性而安。能达此微奥，便可下手修持，决不可走入歧途，致误性命之本也。此一节是以命合性之微义，学者最宜急求，否则先昧入手，亦何从进步耶？

月光沉坠，斗枢动转还升。

吕真人曰：何谓月光沉坠？此藉以喻人之真阳伏藏于阴海中也。人自阴阳分辟后，先天之真阳，包孕于至阴之中，而居乎下，好比月光沉坠于西池，此命中性也。成真证道者，必使此真阳孕于阴中者，养到圆光发越升腾，以合先天本体寂然光芒之真性。丹书所云"山头月白"，即指此而言。又云"金精发见，众妙并生"，一云"金来归性"，皆此妙奥。但凡夫虽同具此真阳伏在阴中，不能保护阴海，阴耗而真阳之伏藏其中者，亦与之俱耗，终无如月生光之期。至此真阳耗尽，而真阴亦不能独存，神明散失即死，是为阴鬼。惟善修性命者，知真阳之孕于阴中，必待阴足而阳始生。故首慎重保护厥阴，以俟真阳光发，而后可复其初。此阴阳互根之妙，即性命源头之微奥。古经所以有"水生火"之说，不明此中妙理，亦安能解古经文义？至世人不明，遂谤道语为异说，殊不知实人自昧之，非古之经无理也。甚而将古经强解，执以为是，自错又复以错传人，罪实弥天。今特透明此奥义，聊以期匡正乎末世之误解伪学焉。何谓斗枢动转还升？斗枢者，北斗七星之枢机。盖北斗七星，居天中而立极，四时五行，在他运转，始觉有推迁交代。日月运行于黄道赤道，皆斗枢之动转使然。从可知月之升沉，其根原实主自斗枢也。此斗枢藉以喻人中宫浑然诚一无妄之真意。人之真阳虽伏藏于阴海，如月沉西池，待到圆满时，一得真意之灵引动，而此真阳之光辉烂然者，遂发而升腾，有光透百骸之妙景，好比月之圆满升腾，普照万千，皆由斗枢之动而始然。丹书言"黄婆出舍巡游"，又云"黄婆为媒妁"，实即此义。但语涉隐僻，令人无从捉摸耳。月何时不迭运升腾？但晦而未生明，则不足瞻仰，到三五时节，一升遂光照无外，而要在斗枢转运之功，犹之乎人之真阳伏在阴中，何时不升发？但未圆满，虽静极而不能觉，到阴极阳生时，始觉升腾，有灿烂不可比拟之妙。其实亦须凭真意之动，此等微妙，又非可用强意探取，一有强意，则落于迹象矣。此一节是性命至微至奥之真谛，能达之者鲜矣。

神龙摇首到咸池，灵龟喷浪。

吕真人曰：何谓神龙摇首到咸池？龙乃天地间灵阳之物，变化莫可测，兴云由他，致雨亦由他，举此以喻人元神之真火。摇首者，摆动之谓。咸池即天池。古书所谓"日出扶桑，浴于咸池"，盖即此也。举此以比人之阴海。神龙下降，而咸池之泽，为之升腾于天际。水之上升，皆由神龙之降使之，人身中之水火亦然。阴海之水，是有形有质之物，已属后天。此水盈，一被情欲之牵，如风之鼓动，遂不能止蓄。此命基所以难立也。必得元神一点先天虚无之火，如神龙自天摇首而下，则水自有欲腾之势，而无渗漏之患。以水为至阴，感阳而服从，自不为无端情欲所干。凡夫之体，所以不能固其后天之水，以立命基者，皆由终日神驰于外，不守真舍，至愈驰而神愈昏，愈昏亦愈即于衰耗，杂念邪意，因之愈起，此所谓死厥神龙。风吹水溢，故守性命之学者，欲命基之克立，必先使元神守舍。默妙中自然此神降于至阴之地，而后天之水可以活变，止乎渗漏。丹书"降龙"之说，即此义。又云"火降水升"，亦不外此妙谛。此中微妙，非真有迹象可求也。若以迹求之，则胶柱矣。何谓灵龟喷浪？龟者阴物也，举以喻人之真阴。龟而曰灵，是阴中有阳之义。人之阴中，实伏有先天真阳在内，上文已详释之矣。阴中既有此真阳，故当元神虚无之火下降时，此真阳喜得同类，遂跃然带水上升。丹书所谓"只寻同类两相和"，盖即此奥义也。惟真阳带水上升，有似灵龟喜神龙下降，跃然喷细浪以悦之，故曰灵龟喷浪。此中妙谛，古来罕言。丹书又云"汞投铅"，亦不出此。今显说到此妙，精矣微矣。世之趋歧途者，亦应爽然若失矣。所以不欲隐者，为伪学之比比，或期有知转者耳。不然，秘密之妙机，自来皆隐，吾独好为直剖耶？予不得已也。

活虎轻蹄步南极，彩凤流音。

吕真人曰：何谓活虎轻蹄步南极？虎乃阴物也，举此以喻人之真阴。南极者，离明火德之位，举此以喻人心中之神。人之真阴落于后天，沉则易，升则难。然保守真阳既足，则真阴之水自然活动，化重浊为轻清，每当静极而神室开时，真意从中五之宫出而引导上行，与神室相会，犹之乎虎本藏于北方之深山，竟舍北山游于南离阳明之地，故曰活虎轻蹄步南极。丹书所云"铅投汞"，即此义也。此亦即吾当日白虎兴波之妙义。修持之士，纵或戒色保守真阴，苟不能杜却凡虑，则阴浊之水，究不能化为轻清，即有时间得些轻清来潮，而神明向外奔驰，则即潮即坠，亦一如其无，安期元阳之能复耶？盖真阴化轻清上潮，是后天之水，化为先天，并带阴中阳上腾以复本。神外驰则不能摄住，将平日所戒所守，于证道亦空自期望耳，且所守亦未必能固。世之欲修正不乏人，而成道者何以天壤寥寥，皆由不解内经奥典，性命之源头不达，是以求之不得，遂强猜误解，所以至终身苦于无成也。今将此奥义透明，便可恍然于水升之妙谛矣。他如伏虎之说，及虎龙相斗，不过把此义演出奇语耳，岂有别致耶？何谓彩凤流音？彩凤者，阳明之物，举以比人之真火元神。流音者，鸣响也，有发越充盛之概。人能使浊水化轻清，带先天隐伏元阳，上潮神室，是补益其元神。而元神自觉发越充盛，好比凤鸣应谷，故曰彩凤流音。丹书所云"养就骊珠"，不能外此真谛，不过奥语隐藏，未经解释，故难明耳。此一节亦性命交合之微义，学者当细玩之，自得性命宗旨也。

种大树于中州，终成奇果。

吕真人曰：此发明性命复还元始也。何谓种大树于中州？树者，土所出，是土之英华也。举此以喻性命交合，而凝聚于中五之宫，结成空中灵慧。人之性与命惟离而不合，故中土黄庭一宫，只生邪妄杂意，犹之乎美地不产良材，而产秽丛毒卉。苟得性命合宗，真火下降，真水上升，自然英光会聚于中宫，而凝为不生不灭之灵宝。譬如大树之茂繁而耸翠，故曰种大树于中州。中州者，即中土也。天地间边土僻壤，寒暑不时，风雨不和合，惟中州之土，则五行和合，二气无偏，风雨以时，而寒暑不为戾，最可植异材。人之中宫，无异于此，故以为喻。此即性命归根时节。太上经中所云“玄牝之门是谓天地根”，盖指此宫。所云“谷神”，亦即此性命合而结成之慧，或说“不老丹”，或说“紫金霜”，或说“结成刀圭”，或说“玄珠黍米”，不过诸书好创奇论耳，总不能外此义。何谓终成奇果？果者树之所结，而无不归本于土。此果字，即英华结聚不散，包含万有，敛藏万有发生之精英。盖树亦土之英华，然尚未结实，犹之乎人性命合聚于中，以成英光而未坚牢之意也。倘如果之成，自是诸书所云“黍米玄珠”等类之名号。此中不无浅深之别。上句是性命初交，反归黄庭而产英光。下句是英光之凝结牢固。丹书又云“男子怀胎”，即此英光敛藏，结凝至精至粹之体段，岂真有形迹如妇人之胎耶？即如性命会同交合一妙谛，诸书或说真夫真妇交媾，创为此说，致人误解，为患靡轻，明道反足以败道。在当日作者，未尝及料，非作者之过，实人妄称聪明之过耳。然亦慎出奇语为要，庶不致人误解也。此一节及下节，是透发后天返先天性命合后之光景，俾学者知功候既到之地焉。

采神芝于北岸，蕴蓄异香。

吕真人曰：此复承上节而透发性命凝固之前一层光景也。何谓采神芝于北岸？神芝乃天地灵气所产，非时不生，非地不生之物，服之可以脱化腾空，举此以喻人身中之命宝。人身命宝何在？乃阴中之真阳也。人自阴阳分后，此宝遂伏藏于北坎中，被七情六欲耗之，而不生发，只存其根。是以修持性命者，将一切情欲割断，终日反照道心，无所纷累，待时节到，此命宝之根，自然萌芽发生。到发生时，有暖信至，神采奕奕，此其时也。此际须得中宫真一之微意跃出，引导而反归于上，复还于中庭，犹之神芝产于北方洁清之岸，独能寻着采归服食也，故曰采神芝于北岸。丹书所云"采药归鼎"，即此义。不知者以为有形有质等凡药，妄将草木之类，拾取煎熬，朝夕服食，是取死之道，败性伤命之毒药，与性命不特无益，而反大害。但此中采取之妙，知者实鲜，而性命归根之道，自是如此。学者既明所采为何物，尤当细意究明所以能采者为谁，则性命之学过半矣。若一味记拾几句真词义，以供口头论说，不知反身对证，则妙理虽明，亦与冥然无知者无异。所以性命之学，以口头禅为戒也。何谓蕴蓄异香？此指采取既获之光景而言。盖命宝如神芝之发生，既能当其时而所凭以采还，则得之矣。然得又恐其失，所以然者，邪欲一起，遂被他攘夺分散，则又杳不知其何往。所以太上经有"塞兑闭门"之奥言，即防盗窃此命宝之意。丹书所云"除六贼，闭地户"，及"封土釜，除地煞"，皆此微义，此即蕴蓄之谓也。蕴而蓄之，不使被邪恶侵夺，久久自觉粹然内含芬芳，随其意之流，无不如意恰好，不啻异香之如意，故曰蕴蓄异香。《大洞经》中所谓"胎田邃路"，"世发玉兰"，即此节之妙义。玉兰非异香乎？此与上节有先后次第之别，不可不细为体认。性命之微，人所不易达者，一则人不肯向此关问学，一则粗心自是耳。岂真性命之理，遂无与于中材下耶？

落在冥忘，如胶投漆。反归潜寂，若帷内灯。理本至奥，谁共探源。道非可离，自当索解。

吕真人曰：何谓落在冥忘？此指性命复合时而言。盖性命之学，不外天地间水升火降之妙理，至虚至灵，不可以迹象求，不可以强意索，以虚无之神火下降，引起轻清之真水，两两相合，至合后便于无形无迹，不上不下之间，一点真一微意，落于中宫妙到不可知不可说田地，正在恍惚杳冥间，故谓之落在冥忘。太上所云"众妙之门"，盖指此也。广成老仙，所谓"恍恍惚惚，其中有物，杳杳冥冥，其中有精"，亦是落在冥忘景象。何谓如胶投漆？此契合无间之义。盖性命之相投，当其既合而聚于冥忘时，已化二为一，不分何为性何为命，直如胶漆合后，而不辨何为胶何为漆也。道由一生二，则为散殊，由二归一，则为反本。太上经云"天得一以清，地得一以宁，人得一以圣"，即性命一后，抱元守一之至道。何谓反归潜寂？即性命归本后，七情不生，六欲不起，粹美内含，有一种幽潜静寂体段，即《易》所谓"何思何虑"也。丹书所云"住息温养"，非有别义。何谓若帏内灯？盖灯有帏，自外观之，只有光之神采，而无光之迹象。人之性命归一后，温而养之，时安潜寂，其中宫之神光敛藏，是无中有，盖寓于隐约间，实无异帏内之灯。光敛于内，发而不发，不发而发之妙，即《洞经》所谓"神化玉室内"也。丹书所云"真人现在宝珠中"，又曰"真人潜藏在深渊"，亦是此义。然此理乃天地妙机，说之而不可尽，探之而莫可穷，玄外生玄，不可谓奥之至乎？惟其奥之至，故愚蠢者固冥然无从探求。即有聪明过人之士，亦多以此理为荒杳难稽，虚空无据，置之不议不论，而不欲探求。甚而根缘浅薄，习为浮浪等辈，反生议谤，以为异端曲学，不经之臆说，自以为不必探求。性命之忽略而不求达，由来久矣。太上云"下士闻道大笑，不笑不足以为道"，此语信然。然此性命之道，大而包管天地，小而一物之微，皆莫能外。为贤为圣由此，为仙为佛亦由此。离乎此便流为下愚，所以此道为不可离也。人苟不甘为下愚离道，自当求乎性命之微，于其不明者，无待他求，即于此篇力为索解，自无不得。此一节结上数节，亦以开下文分论条陈之意也。

原夫五常迭运，犹是性体之流。六气安平，悉系性光之发。

吕真人曰：此就性之著见于后天者，以明乎性，俾学者可认定此后天，遂可反归于先天也。何谓五常迭运？五常者，即仁义礼智信。迭运有互相济美之义，在心集论之详矣。究之五常迭运，是性所流出之天则，儒学不过即此以验乎性善，使人有可依据耳。而于默妙之性体，究不可分而指之，故循此五常，存主于一心，到得纯熟，反归于先天，便是性之本体。假如仁为木之美德，当发见则慈和恻怛，到慈和恻怛纯极而浑忘，只有一点粹然之神蕴含于中，则木反其本矣。义为火之正气，当其流露，则刚果昭然，到纯熟后反归火之本体，只有一点健劲之神，是火反其真矣。礼乃金所著，主乎恭肃退让，到化而浑穆时，只存敛束之神，是金还厥初矣。智为水所生，主乎烛照图度，到化变后，第具一点寂然雪光，是水还其始矣。至于信为土所发，主乎诚朴无伪，及圆融时只有一点真一之神，是土归真矣。所以自其发见言之，则各著其用，自其归于本真言之，则这点神光内含，有无所不似之妙。欲寻性道，当先于后天做起，然后可反归本体。到本体完固，便是性学尽头。若徒认此五常以言性道之原，则足以达性，未可云见性。因五常为后天，非先天之本体也。何谓六气安平？六气者，耳目口鼻手足之灵是也。安平即不滞其妙用之义。盖人之耳目口鼻手足，其灵机是气。然此灵皆先天之元神所分布著见，故谓之性光发。假如目之视是气，其视之明处，乃性体之皎洁发出，以此明反而内照，归于本位，则皎洁内含，并不自知其明，是目之气反归性真也。耳之听为气，而听之聪处，乃性体之慧生来，以此聪反入内，则内存大慧，并忘其为聪，是耳之气还其性体也。口之言为气，而言之达处，乃本性之敏捷所流露，以此真意之达，反而贯彻乎内景，则明敏含蓄，是口之气归本性也。鼻之呼吸为气，若呼吸能达外物之臭，乃性真之警觉所见端，能以此警觉反而应内气之通塞，则鼻之气自复归性祖也。手足之持行为气，而恭重处，乃性之镇静所昭彰，反此恭重向入内，则神谧静，是手足之气还性源也。合六气而各有反先天本性之道，即太上经中所云"反者道之动"也。于其发用处慎持之，使不入于邪，然后可还归厥初，所以性道非可以躐等求，特源委不发明，无以为求真路径耳。学者欲寻性之本然，不可不于此细究也。

枝叶茂繁，当寻生生所自出。涓滴涌决，宜悟汩汩之从来。

吕真人曰：何谓枝叶茂繁？枝叶者，盖指性体所流之华而言。人之性体，如树之根，果之核，当其寂然内含，万理毕具，而并无所作用，只存先天一点粹然之神而已。及有所感触而发，则散殊有莫可纪之妙用。正如树木之枝叶畅发，繁而莫可纪也，故曰枝叶茂繁。凡日用动静云为，契合乎天理之节文者，无非自性之本体所出，皆可作枝叶观。世之言语动作，悖乎理之自然者，皆矫揉所为。犹之乎叶外生枝，不从本真发生也。从可知万理推本于至性，性体浑然未发时，自如果核之未感土气，第包含发生之妙，一着土而芽自萌，故睹萌芽发达之生生，便可悟到本源上，断无本体之精英丧败，而可以发生也，故曰当求生生所自出。盖人之性体浑然，恒藉中宫之真意而发，中宫之真意，是土也，非果核之着土而萌芽乎？即此而性之体用便可恍然矣。所以性真不可不完其本体，乃能包含乎妙用也。何谓涓滴涌决？涓滴者，举泉流之至微小而言，亦以喻人真性之流。凡人日用动静间，虽极之至细微处，无非真性所流露，正不啻涓滴之泉，涌决而出也。然涓滴虽微，而此涌决之机，亦自有汩汩之势，犹之人日用之微，其触感而生，亦有不可遏之真机。观此便可知流露之有本源，不可不寻着本源上求其克完也。曰汩汩所从来，即指本源而言。此一节从发用上推究本体，俾下学未达性道者，可因流以溯源，庶不至终于迷昧也。

溯冲虚于岩谷，声应可达真灵。对冥漠于玄黄，机缄直符本相。

吕真人曰：此承上节而想像乎性之本体也。何谓冲虚岩谷？冲虚者，漠然静寂，即空字之义。岩谷者，山之谷也。四面皆密而中虚，谓之谷。惟有此至虚之谷，则冲漠中，而山之灵，自得以寓于其间，可以长存，古如是，今如是，推到无尽世亦如是。试观谷之虚，当万籁甚寂时，则亦寂然存其虚空之体，一有声响，即应之神速，惟虚故能应，惟应愈觉其灵。人身上下皆实而中空，亦具一至虚至灵之地，正如冲虚岩谷，真性即寓于中。当未有感触，则寂然寥然，无声无臭，此于穆之真宰，即性之本体也。一有所感，而本体之真灵即应之，与岩谷之应声同其捷，灵何如耶？惟其灵应如岩谷，故直喻以冲虚岩谷，声应可达于真灵。太上经中所云"谷神不死，是谓玄牝"，盖即此也。又如所著《黄庭》一经，亦皆发明此虚灵之地，此地至中至和，可包藏天地之真一，性归于此，即命亦归此，学者自当细为体认。世有一种蒙昧之徒，或指泥丸，或指鼻准，或指脐轮，或指谷道腰脊，目为黄庭，此皆不究明虚灵何在，梦里说梦，何时始醒？观此便可知性道归本之地，亦可晓然于性之本体也。何谓对冥漠于玄黄？玄者，天也。黄者，地也。天下济，地上腾，中自虚空无物，冥冥漠漠，而虚中自有不测之灵机，由静而生动，亦由动而反静，动静相为循环。其动也，乃天地真一之性体所发，其静也，即天地真一之性所存，合天地成一大窍，而灵自在中。人身亦如天地，上下包含，无少差谬，故曰对冥漠于玄黄。惟如天地包含，下济上腾，而真灵在中，亦一如天地秘密机缄，故曰机缄符本相。本相即指性体也。彼以迷昧修持者，亦安知性何所寄耶？今特反覆推演，昧者其庶或可悟矣。

去有象而归无形，大象依然如睹。从至变而参不动，百变不易厥中。

吕真人曰：此言性之还其本体，统承上而申言之也。何谓去有象而归无形？有象者，本性发用之实迹，如上文所论五常迭运，及六气安平之用等类是也。人于有象处一一持循，自足完乎后天之学。然犹有迹象所拘，未到神化境地，惟从实处反归于虚，万理毕具，杳冥内，只存得一点涵万有之真灵，是有象还归无形也。到此境地，连百骸亦觉不自知，而性见矣。即丹书所谓"三昧大定后，杳冥一点灵"，亦即无人无我功候。何谓大象如睹？盖性道浑化，既归无象，而本体之真神愈固，于虚无中见出活泼全身，象又孰大于是，人不能睹，而已若睹之，故曰大象如睹。太上经所云"大象如睹"，盖即此也。丹书谓之"真身"，又云"天中五岳"，亦非别义。人欲超凡，必须求到此境，未到求其到，已到亦不可矜其到，乃为入妙。

一有所着，则功仍未化也。何谓从至变而参不动？此就神将还虚时而言。人当功候既深，将归性之本体，此时一点阳神，活泼非常，有许多变动处。然变动者，其灵之初结，仍于本体上未满其分际，此神尚未能还到虚，故必再参到不自觉其神之活，而还虚之境始臻，是谓之不动。所以神化玉室后，犹有无迹之迹存，到得还虚不动，乃为无极之境也。何谓百变不易厥中？百变者，盖就后学修持进步之层级，自有为而归无上之境界而言，其中境地之变迁无穷，故曰百变。中者，即阴阳未判，寂然不动之妙境。盖修持功候虽百变，而以到此境为极，无可再移，谓之不易厥中。所以功候有一分未到，尚待修持，足见功修之不可自满焉。

物物皆同，惟人独备。层层反转，入圣还真。

吕真人曰：何谓物物皆同？此推原乎天之赋予也。天之生物，无非此真一之气流动，而后万物始觉发生，无一物不感天地灵阳之气，而受此精英，故曰物物皆同。但物虽同禀天地灵阳，而实得其偏，其中禀得至驳而涣散者，惟植物，故必待千年以后，生长日久，感受天地阳气多，则往往成精怪，如树精石精之类是也。又如感天地灵阳之气，而阳不胜阴者，惟珍禽奇兽，此种动物，修之亦往往可以变化，然亦必待千年之久，乃得凝成。此物类之所以难，因其禀受偏驳故也。若人则不然，五行二气，尽禀其精华，天地之精一，亦全而赋予。人所以灵于物类，以其禀得完备也。惟其备，故修持独易。但人自知识开，而汩于物欲，性之全者缺，灵者亦昏，而渐流于蠢。究其初赋予之本体，虽缺而未尝灭，犹可修而复还，人何惮而弗为耶？苟能于修持之道，按厥程途，把后天发用之理究到明，将心学之要习到熟，然后究到先天复性还元之妙谛，是谓层层反转，此中进步，不可凌躐，又不可息驰，总以勿忘勿助为贵，入一境，再求一境，久之功候渐积，其境地之进，亦无止期，直造到大化之圣，超脱凡尘之真，无不可以功力几。特患妄逞聪明，乱作胡为，或先悬一妙果地位于心目间，致此心着而不空，则终无证道之期耳。如肯虚心从篇内所指示者，准以修习，未必道之不可几也。

性道之微，数言可括。配天之学，亿载难移。

吕真人曰：此统结上数节，以终论性之意也。凡言性道，自先天本体，推到后天发用，固有无穷之妙谛。复自后天发用，归到先天寂然本体，更觉幽深而莫可测。不可谓微乎？然虽微而难测，其中实有体段可以想象，有程途可几，无不一一发明于言下，则微而不晦其显矣。较之诸书矜奇立异，创为难解之说，又或藏头匿尾，致人误解者，有昼夜之别。所以不作为隐僻之说者，因性虽深微，总不外反归灵阳之本体，而神还于虚，便足赅乎先天性道，不过于赅管言下，多为解释，使后学易明径路宗旨耳，故曰数言可括。何谓配天之学？即指性道之反归先天而言也。盖人性之本体，不外寂然粹然一点阳神。苟能还归于静寂，至虚至灵，则性道即天道，全乎性，即全乎天，与天同其太虚，是谓配天之学。自古证道成真成佛，无不以此为准的。能此则为仙为佛，背此则为凡夫，为阴鬼，生生世世，终被轮转拘缠。但古来仙佛，口口相传，实未曾显笔于书，是以达之者鲜。今既剖晰详明，而此配天之学，自期彰明于后世，推之亿载，实确乎无可移易也。人特不欲超凡，甘置此性真于沉沦耳。苟欲反真，舍此路径，究从何而入？且将从何而几耶？人自思之。

破却杂说纷纷，推到源头默默。不坠世途伪学，性自克完。欲依仙佛全修，命尤宜固。

吕真人曰：此复承上论性，以引起下文言命之意也。何谓破却杂说纷纷？杂说者，指一切旁门邪术，或似非，或似是而非等类。盖旁门外道，不知凡几，指难胜屈，总之不从性命上寻源头，皆谓之杂说。以伪杂真，足以惑乱乎正道。有志先天大道者，自当认着真途，不可趋于杂说，致误性命大事。何谓推到源头默默？源头即性之本体，默默即幽深静寂之谓。此源头人人可到，特恐人迷于杂说，不从真途以推寻耳。苟能破去杂说，认定性之宗祖，用功积久，未必不到此源头也。能寻源头上去，则见解与功力，方不坠入于伪学，且不至为世途之尘所累。盖伪学足以惑人，而见定则不惑，世途足以缠绵，性明则不昏，从此积累，此性自有克完之日，到得克完，自可超凡而脱化也。此尽性之学，是古来仙佛一脉之真传，然修性不修命，究未足云仙佛全修，必如上所论性命交合而凝，乃为全修无缺。从可知性依命立，命实不可以不求其完固也。吾曾云"修性不修命，是修行第一病"。但性与命缔交之妙理，当日未及显为剖晰耳。此以下乃详剖命基之奥旨也。学者自宜细玩之。

命基何在，耿耿元精。命蒂安归，绵绵真息。

吕真人曰：此推原乎命之所属，俾后学修命者得以识立命之真径也。命者即天之所命。人自禀天地之气以生，内具生生之本，皆天之所命。惟命于天而凝成于人身中，谓之命基。基者，如宫宇之基址，数仞之高宫，皆从此起。又如树之着土处，万干千枝，皆由此发生。此基字之义也。然浑而言乎命基，人究不明命之基为何物，又从何着手而修持，故有待推究其所在焉。试以命基所在言之，其基在乎元精。元精者，天一之清，水之本体，未落后天之真水也。人之生，皆各禀乎天一之清，以周流于上下及百体，而后本性之元神得所活养。此本然之水，为元阳之真火，不可一刻相离。无此天一之真水，而真阳亦不能独存，有相依为存活，所以元精为命基也。耿耿者，有刚健之义。但人自知识既开，牵于情欲，而元精遂化为后天之浊精，又复加以嗜味肥甘，一切阴浊等物，以佐其阴，致阴盛精漏，遂把天一之元精，消归于无有，亦安得不死？此命基之存亡，系人生死关头也。故修持之士，必须固蓄，使后天之精，感真火带而上腾，化归天一之清，自然元精有耿耿之概，而命基乃固。命基固而元性得以活养，丹书所云"筑基"，盖即此义。至于浊精化元精之诀，上已显言之矣。命又有蒂焉。蒂者，如果之蒂，凭此乃可结成果。究之命之蒂，亦须明其归本于何物，然后修持有所凭依。试以命蒂言之，人禀天地之真气以生，此气常运转于周身之内，谓之真息。精津血液，皆赖他驱策运化，乃不凝滞。犹之乎果必待此蒂以贯彻也。此真息即人之元气，与后天口鼻之气不同。口鼻之气，乃先天元气所化成，故修持辈，必使此真息周流运转，贯彻周身，无时止息，谓之绵绵。盖真息能绵绵不绝，则精津血液皆不凝，久之而尽化为轻清，此真息所以为命之蒂。丹书所云"默默绵绵"，即指此真息而言。人但为百邪所耗散，故不生真息，只存口鼻之浊息耳。至浊息尽而形质遂坏，又安问所性所命耶？古来证道成真者，皆由固其命之基与蒂，养成真身，此假形虽坏，而真身独长存。太上所云"深根固蒂"，盖即指此命之所在而言也。今特将此详剖，学者庶可得固命之途径矣。

或遍三关而鼓铸，或作六合之恩波。

吕真人曰：此承上节而申言其妙用。盖人之元精元气，未经固蓄，则破耗而涣散，不知其何在，一经修持锻炼后，精与气合而为一，杳冥内自成无穷造化，则如本节之所云是也。何谓遍三关而鼓铸？三关者，上中下三处丹田也。精则藏下宫。气则藏中宫，神则藏上宫，精气既合而为一，则周流转运，气之所到，精亦至焉，无有止息。好比天地大窍内之真精气，鼓荡而陶铸，此种鼓铸妙机，乃出于自然，非以意强取也。方动自动，方静自静。人之精与气，炼到此时，已将配合天地化工，百疹可以辟易，有满地皆春之乐。即丹书所谓"驾起三车，运到昆仑，转入方寸"之说。但不经透明，人易误解，惟精气合而鼓铸三关，然后足云命基命蒂贞固不拔。丹书又云"黄婆巡狩"，亦不能离此义。世之盲修者流，执几句丹书，遂强为探取，妄加抽添引导，殊不知初下手，本无甚碍，久之则误，以其徒抽得后天之谷气，随抽者而亦随散，断难成鼓铸妙机，甚而谷气凝聚作虫，为害不浅也。学者于此中微妙，最宜细辨。何谓作六合恩波？六合者举内景之上下四隅而言。盖精气既合而鼓铸，自无处不沾美泽，津不调者复归于调，血不和者反归于和，筋力不舒畅者归还于舒畅，而形遂有安全之乐，即古经所云"导筋骨则形全"之义。此精气非作六合恩波乎？人但患耗扰于百邪，致精气化浊而消散，不能使内外和畅耳。苟能遵此妙理，以善其修持，日久自臻此乐事，以期复还先天地一大元，即谓之"灵丹"。不然，丹是何形？在于何所耶？此一节是命中之微奥妙，能达此，便得还元至道，人可勿细参与？

清浊攸殊，分清自然别浊。

吕真人曰：何谓清浊攸殊？此就人之精与气而言也。盖人生禀之初，精气浑然一体，只有清而无浊，一自落于后天，遂不能无浊。试以精言，在先天之元精，则轻清而上行，因其未落形质，有阳无阴，合乎天一之生，谓之清。自感于百物之阴邪，而情思起，则清者化而为浊，遂有形质。世人指阴精为先天，误矣。此是后天之浊精，非先天之清也。又以气言，先天之气，无形并无质，在杳冥之中，自有一段清淑流行，莫可名状，无从遏止，且无微不入，是谓先天之气，即谓之清。一自嗜好饮食，日进肥甘阴浊等物，又重加以私欲牵引，终日奔投劳碌，而气之清者遂变为阴浊，口鼻间呼呼然吹息不休，其尤秽浊者，则从谷道而出。此后天之浊气，有窍始能出入，非若先天清气之无微不达。世人指口鼻呼吸之气为元气，谬矣。精与气，其清浊显然如此，故曰清浊攸殊。然勿谓清自清而浊自浊也。清既化而为浊，则浊亦可炼而还归于清，此即后天反先天之意。但人一味沉坠欲海，徒假后天之物以调养，致清者变浊，浊者愈浊，究何望还归天一耶？不能还归天一，命从何而立？今既泄论，学者自当参详也。何谓分清自然别浊？人既明辨何者为清，何者为浊，则淡嗜欲，断邪意，虚以自处，又不假阴浊之物以充腹，则元精与元气，自然萌芽发生。因先天之精气虽剥落，而实不曾绝，故涵养可以待其发生。生于长发，正不啻从浊中搜剔出来，谓之分清。既能分出此精气之清，则向之不运转者，一旦可以运转，向之重滞而不活者，一旦可以活动，日随自然之机流转，久之而精气之浊者，亦化尽而归于轻清，不啻将浊流除而去之，故曰别浊。此中奥诀，知者自悟，又不可强人以所不欲为。但命蒂之固与不固，其功力实从此处着手，舍是无能为功也。此一节详言立命之由，俾学者知所从入，不至阻于无路焉。

盈歉靡定，由歉亦可求盈。

吕真人曰：何谓盈歉靡定？此就命基之消长而言。人自先天真水之清化为后天，其消息正如月之满极而缺，缺极又复生明，一消一长，迭为循环，此乃天地剥复之机，故曰盈歉靡定。当其盈时，必有周天逆行手段，而后盈者，化归本源。既化还本源之清，则后天之盈者不啻其歉，但与凡夫之歉缺不同耳。及其化而歉后，又复潜滋暗长，苟能不害不悖，则此后天之水，便觉渐渐充积，必须内外慎守，不被邪侵，乃可遂其长发。此中消息，丹书罕言其详，只藉月圆月缺之理以喻之。殊不知人阴之盈歉循环，人虽共见共晓，而身中之人阴，其盈歉之妙机，不经道破，纵令智过千夫，亦不免于昧昧。今特将此盈歉之靡定，详为剖晰，人果有志玄机，不可不细为寻讨也。何谓由歉可求盈？盖人自先天元精摇于情欲，每按周天二七之期，化为后天，则后天太阴渐满。苟不能用功还归本位，则本然之元精为之灭消。故此句歉字，指先天之元精言。善修持者，知元精之清，化为后天之浊，致本体渐觉亏歉，乃从后天之浊，矜慎保重，运降真阳以陶熔，务使化重浊转以轻清，复还于天一。如此而天一之歉者，直从后天化归补弥其缺憾，则缺又复盈，故曰歉者，亦可求盈。此固命之基，其中自寓养性妙谛。丹书所云"摘花玩月"，虽隐寓此中妙理，而未免语涉支离，令人迷昧，莫索其解。总之固命之学，苟能参透此盈虚消息，明其循环不已之妙，自无患径途之杂出，非徒以保守后天浊精，遂能固命基也。保守亦不可失，但保而无化还功，断难长保，机关尽在言下，篇内正未可粗心看过也。此一节乃反还之妙义，即保命之奇功，亦即养命之初基，要紧关头，学者当熟玩之毋忽。

刚柔成配对之能，动静司化行之柄。

吕真人曰：何谓刚柔成配对之能？此承上命基命蒂而申言其合一之妙。刚者，金也，主气，即先天之元气。柔者，水也，即先天之元精。人惟被七情六欲纷扰后，先天之元精元气已拆散，不能合一，且化为后天之浊精气，而刚柔不能交济，既不交济，便不成配对。然究其太初之精气，原来合一，相济为美，如天地之真阴真阳，配合有助，自然成其生化之能焉。故修持命宝之士，必于后天之浊精气，用中宫一点真宰，陶铸而驱策之，使之化板为活，化浊为清，自觉精与气合一，贯上彻下，气在是，精亦在是，运转于周身，还归于中土，结成不老大丹，是谓刚柔配对。丹书所云"采金水以配对柔刚"，即此义也。世人不察，妄猜误解，遂以外之金水，合而炼药服食，失之远矣。不深究明元气为命蒂，元精为命基，已昧固命之真途，又何论配对奇功耶？何谓动静司化行之柄？此就精气合一后，随天机之流转而言也。人之内景，既得元精元气合而为一，百脉自然归根，其动而周行于上下四旁，悉由中宫之真一妙机，出而与之鼓荡，此时一毫私意不着，并不假强为，实随天然而动。若世之强意抽动者，不过抽得后天之谷气，与浊精浊液，以为运用，未尝不可使血气流通。究于本源地上，终无所补。以其不能复真阳，而完元性也。静者，乃阳极阴生之义。天地之机，动极返静。人之气精合而随机转动，至动极还归于真一虚无之窍，则又寂然寥然。一动一静，而真灵可以化成，故曰动静司化行之柄。究之由动返静，归于中宫，即丹书所云"五行攒簇入黄庭"也。人苟能达此动静之机，贯彻于内景，虽坐享崇高，不如一狂歌披发之野人矣。此复命之至理，还真之大道，至于着手功，则待下篇始详剖之。然入道之旨，实不可不先究明其义也。

琼花未放，西池蓄聚金波。

吕真人曰：此亦固命以养性之意。何谓琼花未放？琼花即莲萼之神异超群者。出于水中至阴，直冲而上，独向阳明，灿烂鲜新，举此以比人之元阳伏于阴海中，一发而上腾，光辉莫与比。此即元神之根本也。然当元阳伏藏时，虽有光辉灿烂，仍在至阴中，因涵养未足，不能升腾直上，好比琼花之在水底，虽含彩而未见发越也，故曰琼花未放。然元阳未足，而隐伏于阴中，亦必无不发之理。但恐日事消耗，则如花胎之啮坏，乃终无开放之期耳。苟不自斫丧，时节到，自觉倏然而开发，丹书所云"生物祖窍"，盖即指元阳伏在阴中也。是故修持之士，当元阳未发生之初，必须慎守固蓄其阴海之水，时防其渗漏，使真阴足以活乎元阳，乃可待此元阳之充足而发其光。盖此点元阳，是真火也。从水中活养而生，所以水有生火之妙奥，好比琼花在水，必待水养成，乃有发越之候。若水涸，则花胎枯朽矣，安有发越耶？所以欲真阳发其光辉，先蓄阴海以养之，无异于琼花待蓄池水以长养也。故曰西池蓄金波。古经云"先天阴孕乎阳"，观此便可恍然矣。到得元阳发而还归厥初本位，自是见性功候。世之蒙昧者，每每谓性自性，而命自命，不知性命之相需，偏废不能独存。后之学者，皆可从篇内寻径路，无事东猜西疑矣。识者自当从之。

玉兔逢生，南宫收藏紫电。

吕真人曰：此炼性以固命之义，与前电火飞扬节自别。何谓玉兔逢生？玉兔者，指先天之元精而言。人能将后天之浊精化为元精，其明洁如玉，究必从至阴生出，若兔之伏于至阴，故以为喻。当后天之水未化轻清时，命基依然未固。即方化时，犹恐夺于情思，致化机之或息，自其轻清始生欲上腾言，谓之玉兔逢生。丹书所言"兔髓"，即指此也。此乃修持功候将进之时节，最易坏于一旦。倘令邪缘一动，倾刻间，又复变为重浊而沉坠，则凡夫之体矣。阴阳之判，判在俄顷。此中关头，最难提防，实最宜提防。然则元精初还时，当如何始能防闲其复变耶？道在安定其神明，将这点神明返入内去，收而藏之，不使流溢于外，致外邪动摇，则神定而外之邪缘不能诱，内之邪思无从起。邪思不起，而此先天轻清之真火，自不为狂火所逼，得以安还其本体也。盖神明喜动，惟能收敛使之寂然，故曰南宫收藏紫电。南宫者，离明之宫，指人心言。以人之神藏于一心，能收而藏之，有似于电之收入于南宫，故以为喻。守神不使外散，则神定，非炼性乎？神定而初还先天之元精，不至复变阴浊，非炼性以固其命根乎？观到此，便知此节与前电火飞扬节，义自不同。世有一种修持之士，命根将植，而终不能固，卒败于一旦者，未能定其性耳。丹书所云"降得真龙丹可完"，又云"未伏虎，先降龙"，即此义也。人苟能从此究明，以为修持进步，又何命之不可归根耶？尽言无隐，人当详究之可也。

高高下下，相见咸休。忽忽飘飘，循环常续。

吕真人曰：此就命基命蒂合一后，并与元性相会，而极形容其周流之景象。何谓高高下下，相见咸休？盖人后天之浊精浊气，还归轻清上浮，其流动自无间隔。高高者，上而进于极高之地。人之精气神三宝还元后，随天机之动而上行，则有升腾而达于极高之景象。《洞经》所云"朗朗生帝境"，又云"制命九天玄"，及"九天为高宫"，皆此高字之微奥也。下下者，自至阴之地巡游而下，至于极卑处也。即《洞经》所云"地下户"，又云"涌泉灌而润"，佛偈所云"芦芽穿膝"，亦即此中微义。人之三宝合一后，统极高极下，无非此真元周行所及，故直括之曰高高下下。然其周行巡游，非为妄动也。凡所通达处，血脉安和，举耳目口鼻，及百体之灵，无不各归其根，安贞而平顺，皆此真元使之然，故曰相见咸休。谈玄家所谓"众妙并生"，此之谓也。举高下而中宫可知矣。又自其真元之巡行活泼言之，无形而不啻有形，无质而一若有质，杳冥内，真有瞻在前忽在后之意概，则谓之忽忽。其动也，无所进而恍若有进，无所退而俨若其退，倏然左之，倏然右之，随机动宕，活而不滞，谓之飘飘。此中妙境，在道则有无二字之奥，在释则空色二字之谛。世人每以此为迂谈者，以其冥冥中无可执据耳。不知功候既到，实确有可执持而玩赏，但不可强意求之耳。何谓循环常续？盖此真元流转，有终了又始，始了又终，迭运于上下之间，不知其止而自止，不觉其起而已起，故谓之循环常续，即丹书所云"三家相见"，及"绵绵不绝"二语之意也。功力到此，虽未登上乘境界，而有可达之机矣。人何惮而不求此乐耶？

任暑寒之倚伏，却邪恶之逼侵。

吕真人曰：何谓任暑寒之倚伏？此就气精和凝，还归先天真元后，而推言其效也。凡夫之体，气是后天之气，精为后天之精，两不相合，兼以日夕劳碌，百物耗之，情欲干之，先天之真元，尽落于后天阴浊，渐渐消磨，而命根不固。此形体好比一蛇退，所稍异者，不过尚有阴浊之精血耳。上疏下漏，左穿右缺，只存得个渣质幻体，随所处而不能贞固安泰。时而暑也，炎酷之气不能堪。时而寒也，栗烈之气莫能忍。气候推迁，无非渣质之所忌，幻体之所虞，以其内无真元鼓荡也。惟命基命蒂合而还元者，内之真元鼓荡不息，体虽同于太虚，而虚中寓乎真实，百脉归根，遇暑无不宜，遇寒莫不顺，随其迭相转移，故曰任暑寒之倚伏。何谓却邪恶之逼侵？邪恶者，即四时毒疠不正之气。盖时序之气候有过差，皆生邪恶。如当寒而暑，当暑而寒，及雨淫旸淫，皆生出一种不正之邪气，以渣质幻体触之，戾气入而百病生矣。惟真元内固者，一身既如天地包含内日月运行，真一流转，纵有邪恶，亦听其自起自伏耳，岂有邪恶能逼天地之理？人身中既合天符地，自不待防闲乎邪恶，而邪恶断难冒袭，故曰却邪恶之逼侵。所以古来往往有真人疏狂，寒则卧冰，暑则暴于赤日，如此之类者，皆真元之固结，已忘乎四时之寒暑，并不知何者为邪恶也。固命之效若此，无不从修持锻炼得来，生而能者有几耶？惟愿欲修之士，认得此真途进功，其时臻此乐事可耳。

药求长生，须认先天真种。道寻不灭，亦归太极全图。

吕真人曰：此统结上文言命之微奥。何谓药求长生？盖指固命以养性而言。人所赖以生者，在乎真气之鼓荡，而气之所以能不息者，在乎真精之畅发，始则养精生气，继则以气化精，精气合而鼓铸于丹田，是谓长生之药。到得精气运化，与神明相融合，谓之性命还元，凝成真灵不散，谓之"丹"可，谓之"真身"亦无不可。然不先得此药，则长生无根本，亦安有大效可期？丹书不知凡几，皆言"采药炼药",世人不察,往往有蒙昧之徒,以金石草木之药,服食求长生,殊不知反足以速其死也。其中纵有知此药在身中,非外物之药,亦多认错,以后天之浊精为真药,一味忍口鼻之气以炼之,亦只忍浊精不发泄,遂以此期长生,亦同归于徒劳耳。后天浊精,虽宜保守,然既化成,亦必无能固之理。妙谛总在能使元精不变,此浊精纵有时将化,而真诀既得,是可使之还归本位,是后天返先天之妙,篇内已寓其诀。至于后天口鼻之气,亦非不贵养,而后内景之真气乃不耗。但徒凭此,则末务耳。所以长生妙药,不可以后天之精气,遂认为真也。必从后天还到先天,使之生发不已,乃为真种妙药,上文已辨之详矣。静极而先天起,先天起而诸气朝元,此乃大药真种发生时也。若把后天之浊气浊精为妙药,则何人不足耶?何谓道寻不灭?不灭者,即命固性全后,结出不散之真灵,可以游行于太虚,谓之不灭。到得不灭,是成功矣。然当其进功时,非蒙昧以期之也,此中有妙道存焉。欲明此道,无容他求,此道悉寓于太极全图,对待生成,顺生逆克,天地之奥妙,尽在个中,人身之奥,亦尽在个中。但虚言其理,而身中之妙奥,不过隐寓之,看来未易领会。今所以作为是书,无不本太极妙义搜剔出来,俾智愚皆晓,庶不至终于迷昧者也。

苟辨别之不明,恐持循而失实。是以细为剖晰,杜绝歧趋。庶几进获安详,复完赋畀。

吕真人曰:自古丹书言道谈玄,无不以性命归宗为要旨。但言多涉于奇僻,或于此详而彼略,或泛言其理,而不说到实落处。虽聪明过人,亦难为辨别真谛。况旁门外道,并起纷杂,亦各著书立说,遂至杂说纷纷,令人不知何者为正途,何者为真宗旨。且真乘之书,不若旁门外道之说得浅显易从,世人胸无定识,无不为此等杂说所惑,致终身执迷不悟,老死不成效者,实指不胜屈,此皆辨别不明所由致也。惟其辨之不明,不知何者为真径路,故入于杂说,以伪为真。假此杂说,以为修持,有修持之名,而究无修持之实,故谓之持循失实。辨别不明之害,可胜言哉?是以篇内言命,必究乎命之根蒂，及命从何而还元，源源本本，无不剖之详悉。言性必推性之真谛，及性从何而克完，本本末末，亦分晰无遗。所以必如此始为剖晰者，因大道幽深，性命之学，差以毫厘，即谬以千里，兼以杂说混乱，歧途错出，不如是剖晰，不足以杜歧趋也。惟剖晰如此尽至，方期把歧趋杜而绝之，而大道之途，庶可明于斯人焉。大道之真途既明，则进而持躬，不至悖乎性命，将见养性之功不悖，而性可养，固命之功不忒，而命可立，蒸蒸日上，所进不可谓安详乎？由是进之不已，到得功候完足，命无所亏，性无所缺，性与命合成一团，还归先天寂然太虚本体，揆之赋畀之初，毫无稍异，是谓复完赋畀。性命还元，其理莫过于此。安得世之趋歧途者，恍然悔悟，舍歧趋而寻真径，以期同归此大道一门耶？此一节，又复统承上性命而总结之。

究之性者命之本，性定则命可修。

吕真人曰：此以下，言性命互根，迭为循环，总结上文，而终一篇之意也。性何以为命之本？盖以先天元阳一点，寂然无所作为是性，有此元阳，而后生出个真阴来。无阳而阴不生，所以性为命本，即天地阳极生阴之义。人之元神即元阳也。元神寂然不动，静极而宰乎精气之生生，此指先天言，一落于后天，则性命便属于气质。气质之性，则识神是也，多动少静，与先天元性大异。故欲修性者，必先制伏此气质之性，死去此识神，而后元性乃得安定。元性安定，则外诱不入，内邪不兴，情思杂念，遂平息而莫之发。情思杂念不发，则气不动而精不摇，精气不摇动，自不至于耗散，积之盈满，为真阳所鼓铸，自化浊为清，不至阴盛生邪，而命斯固。世之欲固命而还元者，不先定其性，则情欲纷起，百端扰害，好比气囊，今日消些，明日消些，则尽矣。又如泉水，所来不敌所去，求其不至竭涸而不可得，况充盈乎？不能充盈，又何望还本然耶？惟性定而扰害乎命宝者先除，所以命可修而固之。彼修命而置性于勿问，认后天气质之性，乱行作慝者，是犹欲止沸汤，而故扬其火，岂可得乎？上哲之士，观物皆可悟性命之微，因人身中妙理，与夫天地万物无以异也。学者其静参之。

命者性之基，命立而性始尽。

吕真人曰：何谓命为性之基？盖人先天一点元阳，包裹于阴中，已从本来之真阳，分出而伏于下，所以人自形质既成后，元阳不免有所拆散。惟其拆散而伏于下，故真灵不凝，而独赖以不灭者，得元精以养活之耳。所以精足而元神自固，不可见命为性之基乎？惟命为性基，则欲性宗固，不可不先植其命根。《洞经》云"养精上华气"，即立命之义。盖精可化气，气旺神畅，神畅下游阴中，这点元阳伏藏者，感于同类，跃然出而会合上腾，补还分拆之元阳，其灵阳真性，自可复归完全本体。到此时，而气质之性化尽，三尸不能为害，命与性归于一，即《洞经》所云"九扇包胎之候"也。不可恍然于命立性可完乎？世之欲修性而置命宝于不计，任其剥丧者，是犹期朽木之萌芽耳。观此节，合上节，便知性与命相依，而所以还元归根之妙义，篇内自无一不透发详尽，无人不可参玩而得。但修持实功，则视乎其人，不可强耳。

性中之命，生发无穷。

吕真人曰：此节合下节言性命相包含，以见互根之妙。何谓性中之命？性者阳也。人共禀天地之元阳而生，此点元阳，日周流于百体，刚健不屈，动而愈出，冥漠中一个真灵作宰，是谓本然之性，即元神也。然阳刚之中，实粹然内含柔顺，如火含水，阳包阴，是谓性中之命。在《易》则如离卦之象，刚内包柔。人惟禀此真性，所以发于情，乃有刚济以柔之妙用。盖情之发，实根性体而生，所以恰肖也。又如人一点元神，运行于内景，不为外邪摇撼，内之邪意不起，久久自于阳和中生出天一之清，如玉露之散长空，凡所沾被无不和畅，是性中又生出命蒂来。此命蒂从性中生出者，乃为先天元命。《洞经》所云"元命生自然"，即指性也。言性命者必究到此，乃为至精至妙。修持者亦必印证到此，乃合大道之微。倘言性而不知性中寓有元命之真，犹未能见真性于杳冥内也。何谓生发无穷？盖先天元阳一点，冥冥中既生出个天一之清，以润众体，举凡五官，各有分司之真灵，无不藉此以养育。《洞经》所云"玄精育九灵"，即指此也。玄精为天一之清，九为真阳，育即长生之意。合庶灵而皆藉此玄精之沾濡，不可谓生发无穷乎？丹书形容不出，遂强而指为心液，得其近似，而实不足形容其妙。心为元神出入之区，生出清淑之液，未尝不似，而究偏于一隅，犹落于迹象，不可云精妙之说也。所以先天大道言到微妙处，实形容所不能及。太上谓"道乃强名"之说，洵非过焉。

命里之性，回旋靡既。

吕真人曰：何谓命里之性？此即上文所言先天真阳分拆，伏入于阴海中者是也。此真阳不刚不柔，乃先天中和之元阳，为阴所包，恒视阴精之盈歉而为消长。精盛则有耀气发生，陶铸带水上升。精枯则光炎顿灭，而不能引水上行。故水之沉浊者，无以变化还元。所以修身之要，首在命宝无失，养到阴中真阳光辉发越，自然精化为气，气化为神，神化为虚，后天反先天，奥义尽于此。此阴中真阳，与世俗所说命门火，正自有别。盖此真阳，乃从水生出的神采，阳刚而中和，无烈炎之概。所以真阳无烟，若说作命门之火，则落迹象矣。此真阳为先天灵性所伏，一发其光，阴浊皆化，升腾于上，直冲百会，转入于绛室，还归于黄庭宫内，身内关窍，无不贯彻，周流不息，故谓之回旋靡既。即谈玄家所谓"二六时中，打成一团"也。到此而身中一天地大造化矣。吾曾言"阴阳二字为万法主"，观此篇内逐层分晰，便知吾夙言之不谬，且可恍然于性命二字之奥妙千层，功无止境，固不可操率尝之，尤不可得一辄止也。大道无边，岂可半途自画耶？愿有志者共勉之耳。

盈虚消长，互为其根。剥复升沉，迭相作用。

吕真人曰：此又复承上数节，总言性命之妙机，俾学者知人身之二气消息,与天地同其终始也。人之性命,不外一阴一阳,而阴阳之盈虚消长,实相为交迁,阴极生阳,到阳生而日渐向盈,阴即日就于虚,即如时序。当冬至一阳初转,阴从此日减,阳从此日增,至阳极又生阴。如时逢夏至,一阴初启,阴从此日益,阳从此日损,身中妙机,无殊天道。但当其一阳初生时,自宜慎其序,不害不悖,最患阴邪念起,致阳气之不发生,便成为疠,阳极生阴,亦复如是。当阴足而阳为之伏根,阳盛而阴为之伏根,故谓之盈虚消长,互为其根。世之不善修持者,每当伏根时,不自存养,使之顺适,至于折挠扰害,是犹木初萌芽而斩刈之也,安有发生之理?又安有长茂之机?性命之学,所以难者,为此故耳。何谓剥复升沉?剥者,消除而去之。复者,增益而来之。如《易》山地剥卦,群阴剥尽乎阳,仅存一阳于上九,以为阳之不尽根苗,乃得复生。又如地雷复卦,一阳复起于初九,是剥之极,而初复一阳之妙义也。升者,如阴极生阳,则光腾发于上。沉者,如阳极生阴,则降而入于下。究之剥者复之机,复者剥之始。阳生而升,是作下降之渐,阴生而降,乃作上腾之由,总不外顺其机缄,合乎二气交迁之道,则修持自无窒碍,方合迭相为用之妙。舍此妙机,其余尽属伪为,非性命之真谛,学者可勿加之意乎?

到神气之相抱,见性命之归根。

吕真人曰:此又承上而以功候之纯一言也。何谓神气相抱?盖人不外精气神三宝,到得功候成熟,后天之精,已化尽而为气,而先天一点灵阳之元神,独丽于空中,常与真气抱一而不离。神所至之处,气亦至,神在即气在,不分孰为神,孰为气。此是神气融合,而成真一蕴聚于中宫,谓之神气相抱。与初进步时,精始化气,而气究与神未合,必须以神驾驭乎气者,有功候浅深之别。修持之辈,到得此境,只贵安慎保重,时沐浴于中和,不悖不害,丹书所谓"温养",盖即在此时节也。此从真积历久得来,言其性,而性已将全,言其命,而命已早立。合性与命而还到至一之本体,不可谓性命归根乎?丹书云"万道霞光射紫微",即性命归根时景象也。至此而成真之体段立矣，只待功德完满，自然脱离苦海，登极乐天，修自在人，不能强人以所弗欲，亦不能阻人以不成。所谓知者易悟，昧者难行也。岂真有生来注定耶？人自不为耳。

门曰希夷，不外抱元守一。功臻融化，是谓炼药还丹。此则天地之秘机，亦即人身之妙谛也。

吕真人曰：性命之学，入于不睹不闻，谓之希夷门，合乎于穆玄玄。自古成真证道，无不从此门入，舍此门，便为邪径。凡一切劳形按影，有所为而为等学，与性命之理，相去如秦越。不得此希夷门入，终徒劳而无补。究之希夷门非他，总不外后天之质以还元，既得还元，便合天地之真一。惟抱而守之，常把慧剑退除邪魔，至千魔不改，万难不退，则此性命之学，有基勿坏矣。迨抱元守一之功既至，自融化而入于浑沦，以混沌之真元还归混沌，此时精气神，浑忘而化为太虚，有而无，无而有，成得一个无极真体，不生不灭，谓之炼药还丹。炼药，即初功炼性气使之合凝，炼神使与精气融结也。还丹者，即三宝融合，还归至一也。所以丹书独创为"筑丹炉"一说，及"采药进火"等语，世人不察，遂误认以为外物，不知丹字之义，乃藉外物以取喻。医家以火炼药成丹，释道家以神驭气而成真一之至道，即儒者亦无外此妙理，总之不外一性命之微。盖炼到与天地同其真元，可以长生于虚灵之世，此真元即谓之保命金丹，非有形质可凭也。苟按形质求之，则误之又误矣。性命齐赋予天地，此中微奥，自是天地秘密之妙机，但既落在人身中，则天地秘机，即为身中妙谛。能尽此妙谛，而人自合天符地，而臻极乐之品，圣神仙佛，岂有他哉！人亦可憬然悟矣。

修性复命总论

金丹大道，原系天地秘机。白雪奇功，允推神仙手段。旁门邪术，以伪杂真。正道妙行，修性复命。沉光既能反舍，枯树亦可回春。得法修持，功成则腾云白昼。肆言谤毁，罪满则囚锁乌沙。自古迄今，靡轻受授。承恩敕命，始显传宣。举世不乏缘人，修身当寻正学。是以长编累简，不辞曲折以导之。惟望反本穷源，共乐清虚之界也。阴阳未判，每混一乎地天。水火既成，遂分投于南北。二七腾光，不仿天际流星，夏至之阴奚起。一六流润，未睹江中洄浪，冬至之阳曷生。澄目观空，波里月明堪玩赏。凝神入室，槛边花放莫折挠。先施神手拨浮云，方期月白。继把灵鞭驱毒蜥，可俟花红。到得玩月观花，不愧补天炼石。三尸剿灭，阴交阳接缠绵。七气罗全，逆转顺行活泼。金精初还上界，木母带转中宫。老马卸鞍，何须绊足。狡兔营窟，原忌启毛。三秀神君，合制天孙云锦。六通居士，独怀帝子宝圭。化作明珠，时收时放。护以慧剑，常定常安。起凭百日之功，结期九年之效。非同劳形按影，种种伪为。不事服气餐霞，层层妄作。万法寻王，赅以两字。十真归本，统于一元。历代口口相传，不差累黍。依程时时习炼，可脱凡尘。欲求内果圆成，尤待外功培植。山巅散佚，悉属法界有偏。水湄谪居，尽是德功不立。或树精，或石怪，气尽难免大化循环。或煞帅，或游魂，炎消复归冥城轮转。是以中外交持，乃得还归无上。法财两用，方冀累劫不磨。无量布施，只完本量。双修美备，是为纯修。玄外真玄，已包管于言下。法中妙法，若显著于目前。惟望歧向之流，齐归觉岸。克守上乘之教，何至沉沦。会厥旨者，何幸如之！

修性复命详解

金丹大道，原系天地秘机。

吕真人曰：性命之学，其奥妙前篇剖晰详矣，故此篇复承前篇，将修性复命妙机，再为详剖，特名为修性复命。人自禀受以来，无不各具天地之全。所性所命，本来有纯而无疵，有全而罔缺，则性似无待于修，命似无待于复。但本来虽禀受得全，而一自形质既成后，阴阳显分为两途，水火遂相暌隔。兼以知识一开，七情六欲，纷起而扰之，致全者不免有缺，缺尽则死。所以欲长生于虚灵世者，必逆而修复之也。何以谓之金丹大道？丹者，即性命圆复后，凝成真一，可以续命，可以脱化，有无穷之妙。故古经云"得丹则灵，不得则倾"。丹又何以谓之金？金者，阳数也。性命合一而返归元阳，是谓金丹。此丹非如世俗所云，"有形有质之丹"，不过藉以喻人真阳凝固，百邪辟易，且可以变化无穷，故以为名耳。金丹而又云大道者，盖修性复命，非先天之大道而何？此道下文乃一一详为剖晰，此特首为引起通篇申论之旨。自古及今，代有丹书，流传广布于天下，无非以艰深为尚，只以隐义伏藏于语言中。纵或偶露一二真谛，看者亦易略过。至于语言隐僻，遂罔然莫知其所指。名谓丹书渡人，其实丹书误人不浅。大道之不明于世，非一朝一夕矣。世人言金丹者，并不知出于性命之微，所以特著此篇，将修性复命之微奥至诀，显而吐露于言下，使人晓然于金丹为性命合而凝成，非有诡异奇术也。金丹之道，何以为天地秘机？盖性命禀受于天地，人之真阳，即天地之真阳，人之真阴，即天地之真阴。天地以真阴真阳相交合而大化成，并不待有所作为，而自无不为。人之真阴真阳交合回旋，还归真一，而一身之化育，亦有莫可测之妙。可知人能修性复命以结金丹，其道非天地秘密之机乎？既系天地秘机，自不易举人人而告以金丹大道。历来诸真隐密者，实非无故。今所以不为隐秘，而尽笔之于书者，一则上承帝命，一则斯人同此性命，皆可修持以复本。纵令功力不到，不能脱胎神化，亦期性命之存，不至泯灭，未必不可登于仁寿之域，但恐人好自沉孽海耳。苟知回转，将此篇微义参究，诸天真宰，实乐为提携引拔，非阻人以不进也。愿有心人及早图之。

白雪奇功，允推神仙手段。

吕真人曰：何谓白雪奇功？白雪者，指人修持得力后，雪光内发而言。人禀先天一点真阳，本来晶莹明洁，与雪之明洁无以异。自后天既判，此点阳明，遂为之隐伏，且被万种邪魔障迷，百端尘垢混浊，此雪光遂若泯然无存。然其本根实未尽灭，犹可修持以待其复生，是以有奇功存焉。得此奇功，无不可待雪光内发。失此奇功，则终于昏沉障迷而已。奇功安在？入手时先将世间万种纷华尘欲，层层看破，一切可喜可悲之事，不能扰我神明。假如富贵利达，自是世情所驰骛，看得破来，便见此荣耀丰厚，不能随我入于幽冥，所不能磨灭者，惟我本来一点灵阳之真面目耳。与其趋此浮梦而败我真元，终不得此尘世娱心之境随我而去。孰若顾我本真，而卒享无涯之乐，永劫不磨？又如穷困卑辱，世情所憎，看得破时，便见得此拂逆能累我于有身之日，而不能累我于化身之余，与其见累于境而失此真元，且不能免此累，曷若守我真而不为所耗，终得乘空而逍遥？如此而尘欲不干，大梦自醒，日积月累，尽把尘心退净，斯性定矣。性定而邪缘不入扰，则神魂清，而先天之元精日长，不生后天之浊精，到得元精充足，则命立矣。先天元精充足，而向之真阳伏藏于阴中者，自发其光，复还以补先天之元性，此时性命合矣。合久而内之鼓铸陶熔，自结成一团真灵，光莫与比，洁亦无与并，是谓白雪奇功。其中尚有许多锻炼造化妙义，此特举其始末大段言之耳，至下文乃详剖之。人苟能依修持程途，立起出世宏愿，破却俗累纷纷，到得白雪光凝，虽未遽脱化而去，形犹是人，而神仙之手段在把握矣。神仙不过一明洁轻举，真灵不灭耳。到得白雪生辉，此形质不外暂藉以寄寓耳。物外逍遥，实操其券。回视沉迷尘欲，孰长孰短，孰欣孰戚，惟愿有志者，同归于性命大道，操此无价手段可也。安得人人共喻之！

旁门邪术，以伪杂真。

吕真人曰：何谓旁门邪术？自古至道真宗，无别路径。惟修性复命，为道之真乘，即为道之最上乘。历代仙佛一脉相承，无少差异。然天下有一真途，必有歧途混而杂之。而歧途之最多者，莫如此修真证道一门。他如服食搬弄，种种伪为，更仆不能悉数，前篇亦略言其概矣。然更有一种似是而实未是者，即如世间日念阿弥等辈，今日敲打，明日唱念，以为唱读佛经，遂可登真入圣。试思古往今来，一切诸真诸佛经典，所言何事，亦不过将性命之微奥，作为经文，且将修性复命之妙义寓在言中。如果参究明通，把经中奥偈真语，以为修持印证，夫何不可？但一味敲打唱念，朝忏夕礼，不计宝典中所藏何义，教人何为，徒以此望登真界，纵令诚极洁极，不从性命上寻其真宗，功德上培其真果，则唱念经典，实违背真经。苟无过恶，则免罚为幸，何望登真入圣超脱凡尘耶？此似是而未是者，亦与旁门相类。又一种似是而大非者，如禁咒一流，或服符以斩三尸，或念咒以安神魂，如此等类，世亦多多。自以为得仙佛真传，秘之不易与人，殊不知此种伪学，有自信太过，以此为登真捷径者。更有故作隐秘，不易与人，藉此以图私利者。有志之士，切勿坠其术中。更有一种妖术，亦以咒水书符为法，演出许多怪异以惊人，或作隐形出入，自谓可以腾空，或将物形倏然变态，自谓有点石成金之妙手，如此之类，亦不能尽述。不知此乃幻术，最易愚人，究于性命至道，去之万里，全然相违悖。此白莲一流，祸世不浅。种种变幻，皆是邪术，学者切勿为所迷也。世之旁门邪术，误人实深，惑人最易。因性命真宗，其道幽深难尽，人之所苦，旁门邪术，显而易循，人莫不畏难好易故也。所以此等伪学倡鸣，而真乘之学，都被他杂乱。人苟欲得真乘以证道归真，舍修性复命之秘旨，究安求耶？详言外术之弊，俾人知邪正分途也。

正道妙行，修性复命。

吕真人曰：此引起下文申论之意也。先天大道，本无可名状，究其极处，连道字亦不过强而名之，亦安见所谓正？但后世既有伪学一流，似道非道，固以道自居，即显悖乎道者，亦自以为道，故对此旁门邪术言，则谓之正。正者以其合天符地，始则由天地而赋予于人，卒亦可以人依此修持而还归本原，与天地同参。正道之所以异于旁门邪术，盖如此。妙行者，亦以其合天地之妙言。天之妙行也健，地之妙行也顺。健顺之德，上下潜通。天地既成一大妙窍，而其健顺之德，交合运转，自成一大妙行。人禀天地健顺之德，而隐寓于身中，真阳健德也，真阴顺德也。真阴真阳交合运转，变化发生，无时止息，亦一如天地之妙行。视彼旁门邪术，妄作糊为，东搬西弄者，果能有此妙否耶？又如似道一流，只知空口念仙佛宝典，不知所藏何义，所教安在者，亦能得此妙否耶？先天大道，不外一个妙字，遂包括而靡遗。行字，乃以妙中之机动转不息言，亦统归于妙。人能把修持功造到妙处，便是道之真宗。自古仙佛，亦不过尽得一个妙字。妙之浅深，即道之高下，增得一分妙，更进得一分道，然正非有别路可寻也。道不外所性所命之至理，妙不外性命中之真机。欲领其妙而进于道，首在把性之已落于后天者，按程修之，使还归先天，于其未完者，修之使完，未化者修之务求其化。至命之落于后天者，炼习使复还先天，未能与元性合者，炼习以待其复还，与元性混合而为一。性命合后则众妙自生，万道自通，虽造到无极，亦由此进。若妄想捷径歧途，则违了性命之学，终不能契其妙，又曷从尽乎先天大道耶？今把真途明别于此，人亦可恍然矣。

沉光既能反舍，枯树亦可回春。

吕真人曰：何谓沉光能反舍？沉光者，即指先天一点之真阳，伏藏于下者而言。此真阳伏藏于下，前篇论之详矣，而反舍之功候，未尽详剖。盖此真阳伏藏而沉其光，在凡夫之体，日加剥丧，此光亦日渐消灭，欲求其发，且不可得，何况反还本真？此其中有妙法焉。先扫除万种情欲，以养后天之阴海，使后天之水充足盛旺，无所干犯摇夺，积久而水中之阳光，自然跃出，光辉灿烂，此妙谛前篇亦已发明，究未足尽反舍之功。因此阳光本来沉伏，一旦发越，断不能久留。一发后，仍复韬其光耀。然则阳光之发，究何从使之反还于虚灵之舍耶？此中关头，自来秘密罕言，得此妙诀，则先天真阳可还。否则随发随收，随收随伏，亦有可益。修持秘机，在此争关夺隘，清浊由此判，仙凡从此分途，本来不易轻言，但既承帝命作书度人，不得不作画龙之点睛，能悟之者，便可了然，且可直进上理。反舍之妙诀安在？盖当阳光发越时，不过半晌，幽独中亦可自知，此际定须着黄妪下巡吸住，带转高宫，又须一念不起。倘令杂念生，则是黄妪被火烧退，不能为力也。随发随用此妙诀，自然此沉伏之阳光，还归本来，而元阳日充，性亦日完，命更日固，后天返先天之妙奥，首在此关为最要。倘能得此关头顺适和畅，自是沉光反舍奇功。此功一立，纵令此幻体渣质，平素凋残衰败，如枯木之将绝，亦可变枯为荣，萌芽吐秀，有莫可遏之机，不愧为枯木回春手段。由此而进，永不坠落阴邪，自有功行大成之日。今特泄论于此，能悟之者，何愁腾霄无路耶？珍之玩之。

得法修持，功成则腾云白昼。肆言谤毁，罪满则囚锁乌沙。

吕真人曰：性命之学，奥妙靡涯，固贵通达其理，理不达，则先不知何者为性，何者为命。即知性命所在，而究不知性与命相关，且不知命与性相系，缺一而不能独存。故性命之理，不可不先为究明。前篇所以特将性命之相依联属，原原委委，尽为发明，冀后学得以先明其理之奥妙，自不至迷惑于歧途。性命之理能明，而所向自端。然但明其理，而修持无其法，又如入于大海，渺渺茫茫，莫知东西畔岸。凡所入手处，进功处，程途实不可躐等。泛而涉之，所修究无实落，亦与不修何异？是以修性复命之法，不可或昧也。历代丹书，未尝不言修性命之法，但言多隐匿，真法虽寓在其中，而学者看来，究无殊于测海，不得真师口授，枉自讨寻耳。所以学道之士，得法而修持者实鲜，因以前之丹书，病在隐僻故也。今既详为别白，人庶可期得修性命之真法矣。既得修之之法，犹贵立起出世宏愿，百折不磨，到内功成熟，外功圆满，自然脱体升腾，别具金身，辞尘而入云洞，故曰功成则腾云白昼。此功字，合内外言，缺一不可也。故此性命之学，万古不磨，而此剖晰修性复命之书，自随在皆有神灵呵护，以其道赅天地，所关非小也。倘有无知之徒，妄将性命大道，指为迂谈，视为荒渺难稽，肆言无忌，妄生谤毁，则此等狂徒，性命已灭绝，作善则难，作恶则易，亦概可知矣。只是待其罪咎盈满，无常索归冥府，先行拔舌，然后囚锁于乌沙地狱，永不轮回。到此时，纵知毁谤大道之非，亦无及矣。然则性命之重为何如哉？愿斯人同入修途，以共证道果，何乐如之！

自古迄今，靡轻受授。承恩敕命，始显传宣。

吕真人曰：此节言此书传授之由，以开下文申论透发之意也。千古秘密真机，无如性命之道，元始燃灯，实开释道之初，接其传而成圣作祖者，太上如来，自此释道两祖出，而先天大道遂立。凡得此真机修持者，无不了凡成真。然此理甚微，非有形质可求，庸耳俗目，闻之尽以为虚而无据，渺而难稽，断不免于窃笑。惟上哲之士，闻此先天之性命大道，自跃然欲从，恍然知所修持。此大道之所以罕传也。自往古以迄当今，得其传而成真证道者，未尝不欲普授于人，但其理渊微，人非易晓，执人而遂语此先天大道，非惟人不能明，且生人疑惑。其中惟遇上哲之士，凤根慧业，种来深厚者，可以授受。一经指破，如梦之觉，如醉之醒，便觉欣然服从，恍然大道径途，可以撒手游行，可以直追源头也。大道所以必因乎其人，而始为指授，是以古今来诸真诸佛，不敢轻以授受者，天地秘机，固不可以轻泄，其实得人之难，不能概举斯人而语以此深微至道也。授受之靡轻，盖如此。然天道秘藏，久必一泄而大发其光，今正大道发泄时也。吾前未尝无指道之章句，但不敢显直笔于书，兹逢诸天大圣真宰，会同奏议，故玉旨特恩敕命，吾将先天性命大道之精微，修持之要旨，大开指示，以渡众生。吾故作为此书，显为传宣。自篇首身集，已伏先后天关玄，至心集而再显，逮此篇而先天大道，毕露于章句下。虽系吾之本愿，实天帝之宏恩，亦即时数之恰相符也。不然，岂好劳哉！

举世不乏缘人，修身当寻正学。是以长编累简，不辞曲折以导之。惟望反本穷源，共乐清虚之界也。

吕真人曰：天下大矣，人群众矣，同禀天地真元，虽云尘欲昏迷，而其中慧业凤种者，自是缘人。合举世观之，实不乏人也。所患慧根种自前因，而尘缘障隔，便易迷其本真，不深猛省，遂失却此慧根，再归轮转，则难复矣。吾所以不辞劳苦，作为是篇，尽把先天大道，慧业真宗，为修身之正学者，倾囊以出，无一理不极分剖，无一法不为详释，期慧根凤种之士，得所藉以修持，庶复其元性元命，还归先天。凡有志修身，自当寻着此性命正学，方期成真证道焉。故篇内发论，务期详明，不为幽深简略语。所以篇章不厌其长，且篇中微义，往往反复详申，不得不为此长篇累简也。于奥义之不易剖晰处，必曲曲折折，不说到详尽而不止。所以然者，因先天性命之道，已属精微幽深，倘为简略，断难使人共喻，则有书几等无书。吾之不辞曲折引导，盖为此也。将此性命大道，既显有可循，自望人归正学，依此程途修习，反厥性命本真，寻到大道源头，到得性命完全，真灵凝结，一朝飘然羽化，位证上清，永乐于清虚境界，不入轮回，无非此修性复命之真乘造到，非有异术。苟令人人回头向着此正学，则敦庞之世不难追，又何寿域之不开耶？此束上统论之意，至下文乃逐节详释之焉。

阴阳未判，每混一乎地天。

吕真人曰：此欲申论乎性命之理，而先推原先天混沌之初也。阴阳未判者，盖指人初禀天地之真灵而言。人当禀受灵气之初，只一团灵阳，至精至粹，浑然包含真灵在内，无所作用，此乃浑沦一无极，无所谓阴，亦无所谓阳，寓于母腹中，自成浑然之生育，即至形质方成，而犹是太极之浑沦，此乃先天性命之寂然源头。丹书所云"未生身处一轮明"，即指此性命合一混元之初也。如此光景，是谓阴阳未判。修持性命者，必通达此阴阳未判时奥妙，方能识性命源头。即后来修持反到先天，亦必符合此中微妙，浑沦包含光景，乃可云性命合一而还元。不然，"复初"二字，何所取义耶？世人徒讲修持，不先究性命源头，则浑含粹美之本真已不明，又安知反本穷源为何物？既不明此元宗妙谛，无惑乎走入迷途邪径，而日事劳形按影，把迹象以求返真也，不亦谬乎！今故首为透明，而性命之源，可以弗昧矣。何谓混一地天？混一者，即指混沌之光景而言。天地未开，每混混沌沌，而真元独浑然中存。人之未判阴阳时，如天地混一光景，故以为喻。观到此便知人无一不符合天地也。其不合者，惟在剥丧后耳。所以必待修而复之，自还归本然，使之复乎天地，则"复初"二字之真解，亦"性命"二字之归宿也。欲修真果者，当先于此究之。

水火既成，遂分投于南北。

吕真人曰：此欲申论修性复命之功，而先发明乎后天，俾修持者知下手练习之初基也。何谓水火既成？盖人自形质成后，从母腹中出，而先天气收，后天气接，日渐一日，而先天浑沦合一之阴阳，遂变而为后天之水火。由是水则润下，火则炎上，显然各成其能。再自知识开，而真水之轻清为火所逼，遂化为阴浊之精，至元阳真火，不得天一轻清之水而调和，亦尽变为邪思燥火。于是火不与水合，而水反为火克。水不与火交，而火又复为水制。至于互相克制，遂不能合一。既不合一，遂分为两途矣。此乃有生以后之变迁，性与命所以不归于真也。故修持之士，必究明水火分途，而后知所着手。世之昧然求道者，不于此分途索其微，究何以识归本合一所自始耶？何谓分投南北？即指水火之判然两途言。试观天地开辟后，水火亦判然两途，如水则位居乎北方，火则位列于南方。火离象也，水坎象也。丹书所以独藉"坎离"而言"水火"，人身中之水火分投亦如此。水则投于阴海，火则投于绛宫，亦截然如南北之相隔。丹书"南北"二字，亦即此义。此后天之水火也。知其截然分投，则必求其所以合。知后天之水火为先天所化成，则必求所以还归之妙诀。此性命之学所在必究，若不究厥分投，则罔然于性命之所以拆散，又乌知所以回光认祖？此节文义，上篇亦已言及，但不再为提醒，则下文修持之妙机，究何所指其头绪耶？上节与本节，乃修性复命之定盘针也。学者可勿细究与？

二七腾光，不仿天际流星，夏至之阴奚起。

吕真人曰：何谓二七腾光？二七者，离明之火，在人则元神是也。元神一被识神牵动，其光炎遂为之腾跃。盖元神真火，本来安静，识神烈火最喜动，一动而真火之本静者，亦与之俱动，故谓之二七腾光。试观人于日用间，未尝不有时灵阳内存。然顷刻间，又复被虑事图谋之识神起而扰之。既为所扰，则只有识神烈火，并不见灵阳真火矣。丹书言"秉性好飞"，即谓此也。此点神明之火，日事飞扬作动，则七情为之起，六欲为之生，三尸所以当权，遂扰得震宫之魂不安，兑宫之魄不定，本然之真元，尽为他所耗，而真阴日损，无从复生矣。故善修持者，必于灵阳之光为识神扰动时，以中宫之真一带他下降，则识神烈火，不待制而自伏。此点元神之火，安静光芒，不飞扬而降下，与真阴相缔交，惟神火下降，有似于星之流，谓之天际流星。神火不飞扬扰乱，则真阳停蓄，阳极生真阴，无异时序中夏至一阴生。盖即阳极而真阴初萌之义。所以人之真阴命宝，必须降伏神明之火，不生扰害，乃得发生，即性定命始立之义。苟不能仿乎天际流星，则神明之光耀，日行飞腾驰逐，将天一之清，已被他剥耗，真阴之命宝，只见减不见增，又安得如夏至之一阴生耶？真阴不生，日渐销磨，则命基不固，百疬皆能侵之，此乃立命之至诀，即修持之妙机。丹书未尝不隐寓，但隐而不露，罕有能明者。今特首为发明，俾有志修持者，得门而入，不至苦于无路也。

一六流润，未睹江中洄浪，冬至之阳曷生。

吕真人曰：何谓一六流润？一六者，水之数也。河图天一生水，在天一之生，则为先天轻清之水。一变而地六成之，既落在地六之成，遂为后天重浊之水。先天化后天，谓之一六流润。人身中亦然，天一水之清，原未有形质，到地六之成，已化为浊精，故流润二字，即指后天之水而言。此后天之水既落于形质，则有坏期，随生亦随灭，所以凡有形质者皆有坏。古经之言，洵不易之至理也。水在后天既有坏期，兼以人日耗于思虑，百端邪缘纷集，内则识神起而与之相投，情思从顺而流，此水亦从下流而去，凡夫所以异于仙真也。善修持者，必收藏百种情思，而水不至为邪火薰蒸，待此水盈，寻着神龙吸水之妙诀，不使此水顺流而去，且化作轻清而倒流上行，即丹书"海水逆逝"之义。此诀前篇亦已透露，惟能使后天之水化轻清逆转，故谓之江中洄浪。丹书所云"顺则生人，逆则成圣"，即此义也。水能逆而回流，则阴中元阳，从后天既判而伏藏者，到此时亦发其光耀，阴极生阳，天地自然之理，好比冬至一阳初生焉。苟不扫除百欲，后天之水且不长，固无以待一阳之生。然水既长，而不达神龙吸水之妙诀，则水之重浊者，不克化为轻清，亦安有洄浪之效？水不化轻清回旋，伏藏之元阳，纵发而不能腾空直上，反归厥初，有即发即收而已，亦不得谓冬至阳生。此阳之生，是命里性也。欲得此分拆之元性发而还归厥初，自当于命基致力提防，乃有成效，否则徒事劳劳耳。此一节乃以命培性之妙法，学者最宜细为辨别也。

澄目观空，波里月明堪玩赏。

吕真人曰：何谓澄目观空？空者，如天空朗彻，无云翳障蔽之谓。人当炼己纯熟后，内景朗彻，空空洞洞，无一物之累，无一私之蔽，如天空无云翳一般，故以为喻。观者，有觑视之意。澄目，有凝神之义。盖人之目，为神明出入之区。澄目，即下文凝神入室之谓。人当万翳皆净时，将这点神光，敛而反入内景以观照。此目之神，遂不向外，是谓澄目观空。丹书"回光反照"，即指此也。又如《般若经》所云"观自在"，观字亦即此义。此中功候，首在炼己纯熟，乃得反照之光。稍有邪思杂念，则这点神明，无不从目而出，向外纷驰，安得澄目反观内景耶？纵令强为反观，而内之邪思杂念既起，已不啻百重云翳之遮蔽，又安得云观空耶？所以空有可观，自是万邪消散时候。人之修持到此，已觉脱然无累，其元性之定静可知，其真阴命宝之充足亦可知。后天阴海充盈，而真阳之阴伏其中者，到此自然焕发，光辉灿烂，好比三五夜月，光烛波心，故谓之波里明月。然此妙功，犹在"玩赏"二字。不得玩赏之法，月虽圆月，过时则缺，不及时赏之，亦有何益？修持之妙，当阴中真阳发越时，若不得这点真神，入而兜住托起，则一发即收，便不可云玩赏。然非自平时炼已炼到纯熟，固无从到此光景，亦不能有是奇妙神功。所以然者，人之神明不定，日向外流，内之命宝且不能养育，何有阴中元阳发光辉？且无论其不发越，即使阴中元阳勃发，而这点神明从外出去，亦莫能知觉，不啻月之自来自去耳，安得契合玩赏真妙谛耶？自古丹书，其言"采药归鼎"，而究不明言其妙义，吾特矫其弊而显言之，但患世人根缘浅薄，闻至道而弗信，即信亦不笃，是以终为凡庸，终沉沦于苦海耳。然又恐有慧根而信道虽笃，被世缘扰得深，不克把外之情根，拔除净尽，一发便丧积久之功。人能无此弊者，无不可依此入圣超凡。此一节即性命相关之义，进道无不从此关头过也。

凝神入室，槛边花放莫折挠。

吕真人曰：此元阳复本后，二性完明，涵养而待其凝固之义也。何谓凝神入室？凝神即敛神。室者，指内景而言，亦即上文澄目观空之意。人之真元内藏，不至暴露为外盗所夺，好比密室之盖藏珍宝，故特以室字之义，喻人身中包含。然虽包含万有，而神苟散溢于外，不守真舍，亦一如密室储珍宝，无人守护，或至被外盗偷窃。所以修持之士，护守真元，必须时时把这点神光反而入内，以为守护，不至外邪无端潜入，破散内景之真机。当其致力用功时，此法犹不可或失。当功候既至性命复初时，此凝神护守之功，尤为要紧关头，稍有疏虞，则得之难，失之易。因性命初还时，未能安定牢固，必须如此反神守舍，乃可待其安定，不至摇于外魔。且神能入守真舍，而内魔亦不起，此真元自然日固也。何谓槛边花放莫折挠？花者，盖藉以喻人真阳既复后，结成灿烂之采，即性光圆明之谓也。人当性光圆融，无异于奇花之放，此时最宜慎守，一被外邪侵扰，则为之减色，甚而至于破败。一破何时始能复圆耶？此元性折破，无异于花之被折挠而减其真色。然护守防闲，以免元灵之破折，舍却这点神，又何能司此守舍之权，成其真元不折之功？自古修真畸士，当性命合后返还结元灵时，所以必杜却世缘之往来者，皆因往来杂沓，易引神明外出，不能时时返归虚室内，致护守不密，真元难固故也。此中妙法，当花未放时，得此可待其放，花既放时，持此可免折挠，以减其真色。人不欲修持性命以了凡俗则已耳。苟欲了却凡俗，入于清虚乐境，不依此中妙法，任他聪明绝世，亦属徒然。且聪明尤易糊思乱想，致败大道。语云"聪明反为聪明误"，盖非无所见而云然也。今特吐露此真机，彼学者可无患玄里关头不达矣。

先施神手拨浮云，方期月白。

吕真人曰：此合下节，皆推本乎修性复命用功之初也。何为施神手拨浮云？浮云者，藉以喻人尘翳之障迷。人自二八之期而后，日驰逐于万种世缘，合内外而并起纷乘，至愈扰而识神愈炽，识神愈炽，而驰逐愈不能禁，动静起居，无在非尘缘之障，把此内景之神光本来皎洁者，亦为之昏暗。好比浮云之遮蔽，愈遮而愈密，虽有明月在空，亦被他掩住，不能普照大千。善修持者，必先拨去尘翳之障蔽，方有日后之效。然欲拨去翳障，非有神手不能。手而曰神，即指神明而言。把此神明提起，敛而入于内，则外邪不侵，此神在内运用，则内之邪根亦可拨除。古经所云"反照道心"，即此义也。如此用功，久久而尘翳之障自开，是谓施神手拨浮云。果能拨得此障翳净，则内之真一不为所耗，而神气自畅，神气畅，而真阴自觉日充足，到得充足，阳光自然勃发，无殊月之白。然必待拨除障迷，日久方有此成效，故曰方期月白。到得月白时，性光初还，众妙并生。然又不可自以为性光还，遂不虞尘障也。神手之拨，仍不可息。即如月白东生，虽可光照无外，还防有不测之浮云，突然横于太空，则此月白之光，亦为之掩昧。所以月白仍患浮云之障，尚须拨除神手。《大洞经》中所云"回风散万魔"，即此义。又云"灭魔三翳野"，亦不外此妙理。人苟欲真性复初，归于圆明，不可无施神手拨浮云之功。但不力为发明，则如何拨除障迷，人究不达。

不然，谁不知邪缘之宜去耶？所争在扫除邪缘之法耳。今特显为发明，除魔之功在是矣。人自当细玩之。

继把灵鞭驱毒蜥，可俟花红。

吕真人曰：何谓把灵鞭驱毒蜥？灵鞭者，亦指人之神明而言。毒蜥藉以喻邪恶之扰害真元。盖邪缘之纷乘，其诱人甚易。举内之真元，无不为所耗散。人为所扰，则神为之昏乱，气为之摇夺而散，精亦因之渐减，三元皆被他作害，无异毒蜥之触物便伤。外之邪缘牵引，内之邪根亦发，而三尸之祸烈矣。丹书所云“三毒”，即指此也。善修持者，提起神明，遏除此邪恶之牵引，扫却邪根之萌动，使之三毒潜消，谓之把灵鞭驱毒蜥。务使内景明朗，不着一尘秽，斯元阳之真性，初还于本位者，无所扰害，自然日增灿烂，弥觉异采鲜新，好比奇花初开，不受恶虫啮食也。遂日开放艳色，有加无已。丹书云“火里莲花”，又云“一树梨花”，盖指此元阳之真性也。于其不扰不害处，可期异采之增，故曰可俟花红。丹书又云“退阴符”，亦即此驱毒蜥以俟花红之妙义。所以修性复命之功，一层密一层。当花未发之初，固贵剪除邪恶。当花将放以后，尤贵驱除邪毒，乃可望其充足圆明。修持之士，谁不知邪毒之害元阳本性，但未曾提起灵鞭，此邪毒断难驱除，只有听其纷集而已。世有愈遏邪缘而邪恶愈萌者，实皆无灵鞭故耳。盖神明素为邪牵，不能反而入内作灵鞭，先逐去内之邪根，又安得不愈遏而愈生耶？佛经云“六根清净”，原从此功得来。《洞经》云“西拔六祖根，南解累劫凶”，亦即此灵鞭驱蜥之妙义。但人不经指示，遂不知古所说是甚么耳。一经发明，自如白日青天。今所以不惜详申之劳者，为古经多幽深，人罕能达，不力加剖晰，大道无从昭雪。观此书者，自当谅予之苦心。

到得玩月观花，不愧补天炼石。

吕真人曰：此承上数节而总言其效。月者，取以喻阴海之真阳。花者，举以比阳明之本性。阴中元阳，惟发越乃可运真一以托住，犹之乎月际圆明，而极意玩赏，上已透发其义。人之元性既复，而慎重守护，无异花之盛开，而殷心观看，上亦尽发其理。然其中更有妙义焉。人之阴中真阳发越后，其本然之性光，弥觉神采奕奕，好比花开际月明，弥添景色。修持之士，功候到此，内景中有无穷之乐，意趣横生，与玩月观花同其欢娱，故直比于玩月观花。此时命无不固，性无不圆，其功修之巧妙，造物之神奇，直比之炼石补天之手，而可无愧焉。天乃阳明之体也，石乃阴物也。天缺炼石以补，犹之乎人之元阳真性不圆，炼真阴以填补之，故特取喻于补天炼石。丹书指人身之内景为"造化炉"，盖谓人一身之内，包大造化也。修持奇功，详细按来，真有鬼斧神工之妙。世人徒凭外物以娱情，而不知内景之乐，只识世缘之造就，而昧却身中性命之造化，舍其本而求其末，缓所重而急所轻，无怪终坠凡庸，难离苦海也。人身妙道，顺则凡，逆则圣，法不外顺逆，本根不过性命两端。人何苦甘落凡庸，不寻补天炼石之手耶？大道患隐，今尽显言，斯人应早梦觉矣。

三尸剿灭，阴交阳接缠绵。

吕真人曰：此又复承上文功效，而推原性命缔交之由，反覆详申，俾后学得以悉达源委也。何谓三尸剿灭？三尸，即人身上中下三关之识神，最喜好邪缘，亦最不能掩恶。所以太上云"三尸神在人身中，到庚申而言人罪过"。此中隐义，人所难晓，非如人之口一一直说也，乃识神出，而邪缘之孽，尽露而不掩，不啻直言之。盖人之阴神，出遇天上阳神，难逃洞鉴，好比良吏研究人之罪恶，无从掩护，为之直认故也。三尸之在身中，为累实不浅。上关识神，专务耳目口鼻之欲。举凡耳好音声，目好采色，口好饮食异味，鼻好闻异香，皆此上关之识神主之，令人终日纷驰，循环不休，纷驰久而真元耗矣。中关识神，最好势利图谋，忿恨争斗，令人贪名射利，见富贵则倾羡，见贫贱则嫌憎，有所拂则怀怨，有所触则斗争，久久而真元尽散。下关识神，最好淫欲，及私智小术，令人淫欲不休，欺瞒奸巧，作恶极大，足以致人于死，真元之被害为最甚。因人身中愈下愈阴，故中关识神之邪恶，较上关更重，下关识神邪恶，比中关为尤大，此三尸神之大略也。人只知三尸神，一好食，一好斗，一好色，而不知其邪慝作者广，此犹其大段耳。修持之士，若不去此三尸，断难归于定静，真元只有日耗，则剿灭三尸，不容缓矣。究之所以剿灭之法，上文已尽为详剖，静观自得也。修性命者，苟能于三尸剿而灭之，则由定返到静，将元精不耗，元气不伤，元神不摇，真阴自与元阳交合，真阳自与阴中之阳同类相和，上交下接，固结而不可解，可不谓性命缔交乎？今特反覆申明之，以待后学之参稽焉。

七气罗全，逆转顺行活泼。

吕真人曰：此亦承上文而推原乎真机流动之由，俾修持者知所专务也。何谓七气罗全？七气者，阳数也，即指人之阳气真息而言。人自落于后天而后，感于邪欲之纷乘，及供养百种阴浊等物，不免日生阴浊之气，而先天元阳之真息，为之顿减。善修持者，既把邪妄之缘杜绝，复加以慎起居，节饮食，则阴浊之气渐消，轻清之阳气渐复，不为百端阴邪所耗，则先天阳气，自能翕而聚于内景，是谓七气罗全。且阴邪不扰，则怡神息欲，后天之精，化轻清而为气，亦是七气罗全之义。既能翕聚于真阳之气，则内景之如天地包含内真气鼓荡，周流无滞机，或从至阴之地，逆而转入上宫，或从上宫顺而行到下关，流动充满，活活泼泼，即《大洞经》中所谓"七气永无滞"之义，又云"气通生清明"，亦此妙谛。此境界，亦即《洞经》末云"初定通息"时节也。丹书无不共炼真息，而不推言真息从何而生，如此云开后学，虽章句寓有妙义，人究何从体认？何自印证？只令后人杜撰几句口头禅而已。又如"真息"运转，转转则宁等说，何尝非玄妙真谛，但不经指出，无从识其来因耳。今特推言详明，以期后学之步津梁焉。此一节言气所自发，为初进步之征验也。

金精初还上界，木母带转中宫。

吕真人曰：此发明元阳后生发之妙诀也。何谓金精还上界？金精者，即上文所谓阴海之真阳是也。上界，指泥丸及绛宫而言。修持功候，当此元阳初发来复时，谓之金精初还。金者，阳也。自其光耀言，故曰精。初从阴海中发出，其光耀直升腾而上冲泥丸天庭宫，下递绛宫而止，是谓还上界。即《洞经》所谓"天晨金霄游，朗朗生帝境"之义。丹书云"金来归性"，亦指此而言。修持到此，性命圆融矣。然犹虑其不凝，故必以真一之神，迎合而还归于黄庭，连内之真魂，亦一并归于此至中之地，不使魂飘荡而摇其真阳，从此还归中宫，温而养育，真息包裹，自然真灵凝结不散。丹书所云"结成婴儿"，即指此也。《洞经》所谓"魂归太无中"，亦是此义。他如"送归土釜"，亦不过从此义，创为新词耳，其实即还丹之真妙诀也。惟真阳升腾后，连魂返归于黄庭，故曰木母带转中宫。木母，即指人之魂，因魂藏于肝，属木，故云木母。所以修持之士，必得此还丹一诀，乃有归本。否则不免于泛涉，真灵无从结成。功候涵养锻炼，到此已将过半矣。从前之书，大率隐隐寓此妙义，不显为指示后学，所以世人尽以先天大道为虚而无据。然大道虽从虚中着手，岂真无据耶？人自不达耳。今显说到此，有据乎？无据乎？当细核之。

老马卸鞍，何须绊足。

吕真人曰：何谓老马卸鞍？在《易》乾为马，乾老阳也，故曰老马。言此以比人之真阳既返归本位，成为纯乾老阳。人当修持进功，一阳初复时，未能坚固，其中偶有阴邪之乘，及真阳日复，群阴剥尽，无一毫阴邪之气，便成为纯乾老阳。即丹书所谓"复其乾体"也。老阳既固，阴浊不生，邪缘不扰，遂与太虚同其体段，内之真灵凝结，定静安固，不为外物引动飘流，无异老马之脱卸其鞍而休息，谓之老马卸鞍。修持到此，性命还归寂然本真。丹书云"无人无我亦无身"，即此时节。太上《清净经》云"无无亦无，湛然常寂，寂无所寂"，确是此中玄微光景。在佛则为"三藐三菩提"，及"涅槃究竟"等妙义。《洞经》所云"洞元洞明，万道通生"，皆此境界也。此功候已返到寂然先天源头，亦惟乐其清虚圆妙，混俗和光，正不必再行矜持，妄生恐怖，防此真灵之走漏，而故作拘束也。倘故为矜持，而不炼化此迹，仍于太虚之体未尽符合，何异于马既卸鞍，而故绊系其足耶？丹书所以有"炼虚还无"一说，即去其矜持之谓。此妙境后学亦未易遽至，但功修正不可不明。儒学化纯之境，何尝非此义谛？人自不细察。今特推论到此，务使性命之学，无异义焉。

狡兔营窟，原忌启毛。

吕真人曰：此又复推言精初化气时，宜善提防，俾修持者，知此机关，不至暴其气也。何谓狡兔营窟？兔乃阴物，取以喻人后天之阴精。狡者轻捷之义。盖修持功候，当后天阴精化成气时，其轻清便捷，直上冲入中宫之气穴，蛰藏以为生之本，无异于狡兔之营窟。然精初化气，究弱而未能周流运转，必待气之充盈盛旺，其运转之机，始觉生活有力。所以气之初生，最易扑灭。稍有刚戾情思起，而此真气之苗遂坏。一坏则无从积累，故必平其刚戾之情思，使内景时存太和，如卯酉月之天气清和朗畅，从此涵养，乃得不暴其真气之生生。丹书言"卯酉沐浴"，即此义也。不经说明，人误认为卯酉时刻，殊不知实取义于时序之气。惟内存中和，而精气之藏于中宫气穴者不暴，便恍然于刚戾之暴其气，无异于狡兔在窟，被人启毛而伤残也。修性命之功，惟当真气初生，为先天真种，蛰于气穴时，最宜静细善养，佛道所以最贵忍辱波罗密，皆为养真气不至暴虐故也。人人同此苗根，悉能长发。过刚者，自当反而善养之也。

三秀神君，合制天孙云锦。六通居士，独怀帝子宝圭。

吕真人曰：何谓三秀神君？此古之灵异神人也。藉此以喻人身中三宝。盖人之元精元气元神，宰制于一身，独操一身造化之权。苟能依修持之法，勤为习炼，三宝自然合一。以神运动乎真气，以气运转乎真精，又以真气真精之运转，培益生发乎元神，三者互相资藉，无异古之三秀神君，互相济美，以成道教。《洞经》所云"三秀登霄庭"，即指此也。三宝缺一，不能成身中化育，修持者，自当以此为重焉。何谓合制天孙云锦？天孙者，帝庭神异之宿名。天孙本善制云锦，而三秀神君，合力与之维持佐效，顷刻间而云锦灿烂，夺目增辉。人之三宝修到合一，凝聚中宫，挟辅中宫真一，化成紫霞气，灿烂于空中，正无异三秀神君之佐天孙制云锦于天中也。此中妙境，到得三宝和凝时，真一著见，自然独觉，有难以言语形容之妙。《洞经》所云"广霞参神天"，即云锦灿烂之谓也。何谓六通居士？此指人三宝合后所结之真灵是也。六通，即佛说天眼通、圣耳通等类。即空灵透达，神光无碍之谓。人能修到此众窍通明，则此真灵已凝结，如圭璧之无瑕，无异帝子怀宝圭。帝子者，尊帝之子，挟持化育者也。人之真灵既固，自可随真一以转运化机，与帝子握宝圭兴化育无殊焉。上六通居士，藉以喻真灵之固结。下帝子，藉以喻真灵之能运化。宝圭，藉以喻真灵之明洁。修持圆满，身中自有此虚无真品色，其贵尚孰加耶？人当勉而求之。

化作明珠，时收时放。护以慧剑，常定常安。

吕真人曰：此承上三宝合真灵结而申言护持不懈之功。何谓化作明珠？明珠者，即指真灵结后，光照无碍也。人惟真灵未固，其光不能闪烁。到得修持功深，此点真灵，遂如明珠之光耀，故谓之化作明珠。古书或云"舍利"，或云"玄珠"，皆此真灵之光耀也。修持之士，苟能炼成此宝，则功行大成矣。然此明珠之光耀，又非等于死板的物也。放之则三千大千世界，无不普照。收之则光敛内藏，俨若一粟。吾曾云"一粒粟中藏世界"，即此义。具此明珠，收放亦可随意，无形迹之可拘。时而收，则隐藏宥密。时而放，则无量渡人。此句当细玩时字，有时行物生之妙。自古成真证佛者，皆不外此明珠独具，可以随时卷舒。后之修持者，亦必到此明珠在抱，乃为道即我，我即道之圆融境界。然护持犹不可失。但所护持，与用功时之警惕护持不同耳。所以尚须护持者，因明珠光耀，未到坚牢极品，犹恐遇有遮掩，故尚贵护之。只凭空中之大慧作利剑，而纤悉微尘，自觉辟易，无稍相染。所以古来往往有身已证道，明珠在抱者，不时把此慧剑提起，遂于不及觉间微染纤尘，便被贬斥，不得脱化，因防闲之偶疏故耳。此为功成再进细密一层功夫也。能如此则百密无虞一疏，而自在之境界，可以常定常安矣。此一节是功修密之又密处。

起凭百日之功，结期九年之效。

吕真人曰：此总承上文功效，而约言成就之期也。何谓起凭百日之功？盖人修持性命，首在收定身心，先把尘事俗累放开，一切富贵贫贱，寿夭穷通，皆随天布置，不使一毫挂着在心头。然后将这点耗散未尽之神明，反入内去，求其定静，使此心归空洞之门，谓之"练己"。昼则神明有入无出，常守其舍，夜则神抱形而卧，时时如此无间，自然定静，而渐觉还归于空，即道偈所谓"无中下手"之妙法也。如此神明入内不耗，而真阴自生。炼己之功，愈贵细密，盖不细密，恐私意偶萌，邪生直逼阳关，而后天之水若决江河矣。故当神静而真阴日长时，最宜密为堤防，以杜邪火逼水下流，及梦魔盗破后天真阴之弊。如是炼习，即丹书所谓"筑基"。积之日久，后天真阴已破者，渐渐复圆，未破者，亦更觉充盈。到得阴长阳自生，而精自化气，以为真息，随炼亦随化，随化又复随为炼，如此勤习不辍，到得一阳初生时，妙不可言。此真阳之光，直从阴海发出，光透百骸，丹书谓之"一阳复本"，此时便可用神龙到咸池等妙功矣。即此便谓之性命初交。修持下手，不过此诀，按时日，大约百日便有自知自觉之征验。古经所以有"百日功灵"之词也。入手最难者，莫如炼己，及筑基。必须炼得自然神熟，乃不至败之一旦。此一着功，自始至终，皆不可违，但初入门更难耳，其余进步功修，上已详为发明，无容赘述。此特提起初入门修持下手，俾学者知所自始焉。何谓结期九年之效？结者，结真灵也。三宝合而性命归，性命归，而真灵自凝结于虚空神室。此真灵结成后，如婴儿之在腹，谓之"还归先天"，外体不过一幻质耳。丹书所云"结胎婴"，即指此也。既结灵胎，自当把前功置在不即不离间，统归定静，以养此灵胎，使之坚固完足。所以古来养育真灵，皆有面壁九年之功。丹书变其说者，则曰"十月胎完"，盖藉人受气成胎而言，非真十个月而修持性命之灵胎遂可结也，不过为之取义耳。其中微妙细密，篇内无不吐露。此则约举成数而示后学，俾修持者知功之宜密，效之不易几，不可虚度此岁月云耳。

非同劳形按影，种种伪为。不事服气餐霞，层层妄作。

吕真人曰：吾作此书，凡篇内所言性命真宗，此交彼接，及性何以修，命何从复，一切奥理妙功，无非静里寻春，妙中求药，空际托灵，无中下手，玄外期获，自无生有，自有返无，归到无极上境，非有形可执，有影可捕也。与世之摩擦搬弄，把此幻体渣质，妄想出种种伪术，日行矫揉造作，劳得此形容枯瘁，渐即于衰残，至死不知悔者，大相悬殊焉。盖世间劳形按影伪学，悉皆凭着形质，不知幻体尽属阴浊，有何灵耶？虽真藉假而存，无体不能成道。究其着手修持，则非凭此形质，可以见本来真面。若彼伪为辈，终不知弃伪学而反寻虚空法界，则亦终无证道之期。且篇内所言之异，于有为而为者如此。性命之理，既归本于空妙，修复之功，亦惟凭空妙活机，自不假外物以培益真元。世有一种谬妄之徒，不知大道归本清虚默妙，修持在乎活法，谬假外物，谓可以补益真元，每于天将晓，向东方吸气，以为得天一之清，又于无人迹之处，吸食山间烟霞，以为可培元精。殊不知天地元精，实在生初时，已赋予人。此正为天一之精，彼凭这等霞气，欲作神仙，往往有感涉外邪而死者，深足悯怜。纵或不感岚嶂之疠，亦空劳而无补也。岂知成真证道，永乐清虚，实不事乎此。惟于篇内一一究其玄妙，一一印证于内景，自然可几。苟或蹈此服气餐霞之弊，大道终离，仙佛亦终无望，决不可以伪作期之也。人果于此静参，真伪自不混乱矣。

万法寻王，赅以两字。十真归本，统于一元。

吕真人曰：何谓万法寻王？万法者，指凡修持之法而言。盖修持之法，除却旁门外道，不可为准绳者，固不必计。然其中习炼层级功夫，正自繁颐。苟不寻着源头统宗之理，着手不免于泛涉，修习亦觉茫茫然无所归宿。所以万法必贵得其宗旨，故谓之万法寻王。王者，统总理而一以贯之也，亦众理归本之义。古来了凡成圣，登真入佛，无不寻着此法王，以为修持准的，乃得成效。万法之王安在？性命是也。万理赅管于性命，从此性命修到合一，养到圆满，已达无上境。性与命，所以为修持万法之王也。惟性命为法王，故曰赅以两字。是以篇内剖晰长申，无非此两字之奥义真谛，洵堪为大道归本之秘焉。外此两字，尽为旁门邪径，人盍静而观之？何谓十真归本？十真者，即天地所赋于人之五行二气三宝，相为调护，各返其根也。然五行二气三宝各返其真，亦必有所归宿统会处，故曰十真归本。修持者不可不究明。待功深后，方知有此境界。究其归本何在，盖五行辅佐乎二气，以成周身化育，三宝乃二气之将相，五行顺而阴阳无乖，阴阳和而三宝亦不退败，且日加盛旺。修持之士，到得此十真会合，便是默证乎至道。而究其会合归本，实只合成得个真一，为先天一大元，故曰统于一元。修持性命之功，不可不归到此也。此一节承上修性复命之法而统结之，以明还元本旨也。

历代口口相传，不差累黍。依程时时习炼，可脱凡尘。

吕真人曰：先天性命大道，世人虽罕明，然考之历代以来，此大道之脉，实承接而不绝于天壤。所以然者，皆因古来仙师，无不心存渡人。凡有大愿修持者，莫不指示大道还元真路径。统而计之，实口口相传授，是以性命大道之脉，得而不绝焉。但所得真传口授者，无不昭彰如日。至于著述为经典，尽皆隐而不露，词旨幽深，人所以罕达者，为此之故。今吾作为此篇，将性命大道，剖之详晰，虽与古经文词有差别，而其中妙谛，实与历代相传，并无累黍之差焉。学者将此篇内蕴究明，则凡古经之微言，自无一不明矣。不然，古来言修持之宝典，已不知凡几，何必重为著述耶？此篇既剖晰详明，后之学者，苟不自弃，把此妙理妙法，一一领取，于篇内所言，修复功程，时加习炼，勿忘勿助，积久而命自立，性自完，真一自固。虽俗子庸夫，无不可俟功候之成，超脱凡尘，证真果而乐长生。古来仙佛圣神，多是凡夫修到，若谓要不系凡胎所生之身，始能成真证道，古今来人尽系凡胎，非凡胎所生者有几？然则先天大道，又何以得不绝于世？历代成真证道者，又何如是之众耶？观此可以破世人之疑，所以不能证道成真者，皆自弃其性，自戕其命耳。人事败之，非关天事也，世人何不细思之！

欲求内果圆成，尤待外功培植。

吕真人曰：性命之学，篇内反覆言之详矣。凡所以修复性命之要旨，皆内果之功也。然果之成，固在内景密厥修持，尤赖外之培植，斯果之成乃不败。盖性分中实包内外，故行持外功，亦即所以充满其本性之分量，犹之乎树上之果，虽系树之本性精英发越结成，然外无水土培养，此果亦不熟而将落。树之精英，即人身中性命之谓也。水土培养，即修外功以充足其本量之谓也。天下断无种树欲结圆满之果，而亢旱其树，枯露倾摇其树之理，则修性命者，亦断无求成内果，而不将外功充满其性分之理。性分充满，而内果始觉圆成，无异树根孔固，而树上之果始成熟。人物一理，非有异致也。其中内外先后，亦自不拘。有先积外功，而后修性命内果者，有先修性命内果，而后多积外功者，皆可求至于圆成。究以内外并进者为正轨，一成自无余憾。若亏却外功，而内果断无圆成之理也。学者自当内外并行也可。

山巅散佚，悉属法界有偏。水湄谪居，尽是德功不立。

吕真人曰：此以下乃详言强修内果，而不立外功，不能完其本性分量，无从成真，俾后学知所警戒也。何谓山巅散佚？即这等敛气养神之流，养得灵光颇足，但未曾立宏愿以救济生灵，究其所性分量，未能充满，一旦脱化，只任散佚于名山，优游自适，待其有功，然后位证上苍。盖修持法界，以内外兼持为纯全。此种持内不持外，是以有所偏，而未满分量也。惟分量未满，所以至于散佚。此散佚之辈，尚须再行救济，亦可圆满，而受职于天宫。善修持者，决不为此法界之偏也。又或有谪居水之湄者，亦与散佚无殊，均待其有功而登上界。倘若终不立德立功，亦终为散佚辈，享五百余年游闲自适耳。德功不立，岂修持之善法耶？此种散佚之真，乃上智之士，内果已将充足，特少外功一间，与下文所言，实微有差别，皆非学者所当务也。

或树精，或石怪，气尽难免大化循环。或煞帅，或游魂，炎消复归冥城轮转。

吕真人曰：此言内果未圆，而外功不立，不能成正果也。树精石怪者，即人在世修持，不讲济人利物，只固得精气含蓄，运用结成真灵耳。于性道尚歉而不完，未能体天地好生之德，此等修命不修性，一旦尸解，或依大树为树精，或依大石为石怪，此种性道未坚，最易生出阴邪作恶。倘不自爱，邪恶起而气亦易尽，一到气尽，欲长为树精石怪而不得矣。天地之大化，循环靡定，必不能免于转换变易也。何谓煞帅游魂？此修性而命不完固，又无甚功德，真灵之结未坚，一旦辞尘，或贬作黑煞之神以供役，或任其闲游，是为游魂。此种皆因修性不修命，真灵不固，且无功德可纪录。倘能再立功德，拔升亦有期。不重立功德，到炎光一消，而冥城主即把他投生，以听再行修持，所以轮转有所不免也。性命双修，外功有歉，且不免于贬谪散佚，何况性命未尽完全，无功德安能登上界耶？观此便知修功立德，即完性培命之方。所以太上云"欲求天仙，当立一千三百善，欲求地仙，当立三百善"，此即培植性命之谓也。后学有志修道，切勿偏废可耳。

是以中外交持，乃得还归无上。法财两用，方冀累劫不磨。

吕真人曰：此统结内外交修之理也。何谓中外交持？中者，指性命一微奥。外者，指功德栽培。修外功，必内果圆成，而真灵始觉凝结。修内果，亦必有外功栽培，而性分始觉圆满。善修持者，必如此内外交修，斯真灵固结，并获上苍引拔。内外稍有偏废，皆不能也。合内外而皆修到圆满，一旦脱却尘缘，自是无上境界。入大罗，登玉清，长生于虚灵，不虞尘累之再受。中外交持之法如何？惟法财两用而已。法者，即篇内所言性命修持，以后天返先天之妙法。财者，即修行善果，济人利物之功施。藉天地公共之财，以作我栽培出世之妙用。此中亦有轻重之别，因境有贫富。贫者以力济人利物，亦谓之财。总之有利于人与物，足补天地生成之憾，便是。随所处无不可修功立德，是之谓法财两用。将见内果满而真灵固，外功足而性分充，此点元阳，虽历万劫，莫之能害，即丹书所谓"结成金刚不坏之体"，岂有磨灭耶？愿后之学者，依此修之。

无量布施，只完本量。双修美备，是为纯修。

吕真人曰：此申言外功即所以完内果，以见功修贵纯备也。何谓无量布施？盖即指外功之利物济人，一切代天行化，体天地好生之德，以为救济，种种功德，难以枚举，尽其功能以为之，是谓无量布施。世人每谓外功无与于内果，殊不知性分中所包靡尽，凡体天地生物生人之心以普其功施，无非性分内事。故修持性命者，把外功行到圆满，亦不过充本性之分量而已。故一切邀天眷之念，决不宜存。倘稍存此念，便将功德与性分看成两橛，且沾沾然悬着功德于心，便不免有期报念头，已不合修持先天性命大道之体段。纵或无期报念头，亦不能浑忘其形迹，而局量亦未免于隘也。能如此，则内外充满，是谓双修美备。于其美备而毫无歉缺处，又复浑忘其迹，则直与天地合其纯一，可不谓纯修乎？古来圣神仙佛，皆如此修到，学者其当知所法矣。

玄外真玄，已包管于言下。法中妙法，若显著于目前。

吕真人曰：何谓玄外真玄？即指篇内所言性命真宗之奥旨也。凡性与命归本之理，及修复还元之义，逐节详申。或以此节之理通彼节，或以下篇之奥义联属上篇。盖性命之理已玄矣，而性与命相合还元之理则更玄，非玄外玄乎？性命之玄，篇中已无遗义，故曰包管于言下。至于修复之功，是法也，其中实奥妙层出，法外又有法，非法中妙法乎？然虽奥妙层出，而一经详为推究剖明，俨若在目前，可以一目了然。较之好为隐僻，创作奇语，令人难解，又或半吞半吐，使人莫可窥寻者，其取法孰难孰易耶？人苟有志大道，当于篇内求之，自得其要焉。

惟望歧向之流，齐归觉岸。克守上乘之教，何至沉沦。会厥旨者，何幸如之！

吕真人曰：世间好道谈玄之辈，正自不少，大率粗看几句丹书，强为索解，坚执自是，遂至愈趋愈错，歧外又生歧，别处皆然，非特一方为然也。然趋于歧途，而不自知其非者，皆因丹书隐奥，同在迷昧中，以昧与昧者相语，卒亦各执己见，各趋一途耳。不得确见者显为破其迷，究亦何从醒觉？今吾著为此篇，剖晰详尽，亦惟望举世之趋于歧者，把此篇内奥义参稽，自觉大道不外性命，修持不外以后天还先天，确有门径可寻。能参真果，如此而觉岸庶可齐归焉。性命之理，即上乘之教，还到本源，便觉合天符地。古来成道仙真，无不守此真途。盖守此上乘，而歧途不足以惑之，造到性命归宗，邪秽不能入，了却凡尘，自不等庸庸辈之终坠沉沦，难免苦海也。但患世之妄执己见者，不肯求达此中妙理，则此书虽有渡人离苦之妙法，亦属空悬。如果克达，依此妙法以为修习，道实无不可证，则吾作此以渡人之隐愿，亦庶几可以稍慰，岂非幸事乎？人共谅之。

真体圆成总论

万物有坏期，统归大幻。人身亦虚器，当求至真。既禀气而成形，实含灵而负异。冥冥沉坠，举世尽属如斯。赫赫英光，凡人何修得此。总在性命归本位，自从虚灵结真身。异却浊血凡躯，豪光万丈。可入清虚乐境，寿算亿年。真藉假成，拘精制液。假凭真立，积德累功。法既备于前篇，疑欲释乎后学。是以意待详申，俾知归结。语非赘复，可达根由。孤阴不生，和凝惟在地灵天宝。独阳弗长，感召端凭离宅坎门。孰为金刚，二五之精所结。成兹玉貌，卅六之洞可通。始如旭日流光，继等祥云焕彩。飞形入石，岂是凡体魄魂。出舍腾空，不避荒郊邪魅。日中无影，自见自知。风上有轮，谁窥谁测。世缘藉作道缘，和光混俗。人事完乎天事，受篆合符。不论白发青年，体真则一。直如苍松古柏，华聚乎三。身即道而道即身，气是形而形是气。成功靡易，首励不息之功。得法既真，可破按图之法。说到尽头，方知乘空非浊质。果是妙手，但向宿海溯清源。至于石金草木，毒丹且残血体，遑问真肤。喷吐咽吞，杂气多害元阳，安成道骨。却粒固非正学，禁咒亦属邪功。不求腹里乾坤，终缠生老病死。苟得胸中华岳，自脱危难苦劳。总在先天灵阳，是为未生身处。寻把后天补漏，以待既济功完。质列三才，何人不堪求妙道。赋同一本，他图孰若结真灵。所患有志众生，聪明误逞。倘令殷怀上乘，奥诀在兹。道若大路然，人自不求耳。

真体圆成详解

万物有坏期，统归大幻。

吕真人曰：性命之理，其玄奥前篇既极详分，修复之功，亦复纤悉无遗。此篇特把性命归本后，结出圆灵，详为辨别元灵之真体圆成，俾学者知所究竟也。万物何以有坏期？盖天地间万物之生生，皆各禀天地阴阳之气，以为生机。惟其生机在阴阳二气，则无不随天地阴阳二气为转移。当其气至而伸，则物之生也，为之畅遂。当其气返而屈，则物遂凋残而蔽坏。其中飞潜动植，无不是阳气散尽则坏之理。但质刚者可以久，柔脆之质，则不可久存耳。然可久者亦同归于气散而坏。天地一阴一阳之剥复，则万物一造一化，凡有形有质，莫不有坏也，故曰万物有坏期。惟其有坏，则凡天地包含内之物态升沉，一生一杀，皆是幻景，以其靡常也。说到尽头处，连天地之形质亦是幻，何况万物？试观古往今来，张气焰而炫耀于一时者，当其炫耀时，聚百产之精英，以娱己志，自以为乐胜大罗，殊不知气焰一消，杳不知其何往，非幻而何？举一自可类推，静观便恍然大悟。所以在幻景中，自贵能破其幻，乃可出脱乎幻。否则因幻生幻，断无了期也。奈世之人以幻为真，执迷不悟，石可点破，斯人入幻心，竟难点破而化却。不能化却幻心，则亦终老于幻，因幻又生幻耳，安得脱此幻而逍遥自在耶！能知幻而破其迷，独具胸怀者，便为畸人矣。

人身亦虚器，当求至真。

吕真人曰：人身何以为虚器？盖人得天地之气以成形，五官百骸，不过气聚则存，气散而形亦败。试观人当少年气盛时，耳为聪，目为明，手足持行，无不劲健。一到气将衰，耳目为之聋瞶，手足持行，为之艰辛，及至气一散，而此形质遂坏，卒至肉化清风，骨化污泥，消归何有耶？人之形体，随大化为存没，亦依然一幻耳。好比一个器物，当其未破时，便可应用，及其破坏，遂掷之于尘土沙砾，从此看来，亦不过一虚器耳。随气代谢，岂能长存耶？故曰人身亦虚器。然身虽属虚器，不能长存，而隐寓于身中者，实无形而可久，无质而不能坏，即性命合后结成之真灵是也。此真灵一结，百劫不可磨灭，此点灵光，乃可谓之真。凡夫所以异于仙佛者，以此灵不能修成，耗而散之，至耗尽只有阴无阳，再下者则散尽而毫无所存，凡此皆自生而灭。若仙佛则炼得此灵凝固，化作真身，自不随大化为转移，谓之证道成真。人何惮而不反求乎至真，而徒养育此虚器耶？苟欲求真，原无外于性命，有求自无不得。奈世之人罕有知所求者，皆未知此身之形质为虚幻，故不知从虚幻中寻出一至真耳。所以日沉迷于货利声色，以供养此幻体。殊不知此等外物之供养，而体仍不能长存。且外物之扰，益耗真元，而体更觉易即于凋敝。此中孰轻孰重，人自择之可耳。

既禀气而成形，实含灵而负异。

吕真人曰：此承上节而申言真之可求也。盖人之形，原受天地之气而成，每各有取象。《易》故曰乾为首，坤为腹，震为足，巽为股，坎为耳，离为目，艮为手，兑为口。内之五脏亦然，身集言之详矣。凡此皆受于天地阴阳五行之气，以成此形质之义也。人所以异于物，即此已可见。盖人受天地之气得其全，非同物类之各得一偏。惟其受天地之全气而成形，故所禀之灵，亦与物大相悬殊。究其灵之所禀，实自受气成形时，此灵已具，非形既成后，始有这点真灵也。原夫人在母腹之初，形质虽未成，而此一点先天灵阳，已禀受而具足。浑浑沦沦，不知饥，不知寒，此正是元阳之真性命，其灵实基于此。形未成而灵已寓，形既成而灵自含于中，是之谓含灵负异。异者以其别于顽蠢之物也。修真之士，务必寻着此用功，举有生以后，为物欲破耗此点真灵者修而复之，使与本初无少差异，真种在此，余皆是假是幻也。秘经云"以此来，以此还"，即此义也。能寻着这点真灵，用功培养，到功成时，便是真阳之体，非有他奇术。学者自宜细寻之。

冥冥沉坠，举世尽属如斯。

吕真人曰：此推言世人所以不能归真之故也。何谓冥冥沉坠？冥冥者，昏昧之谓。盖人自有生之后，知识一开，万种邪缘交集，声色货利牵之，喜怒哀乐扰之，把此性命真元，累得个七零八落，连此身亦不啻入于大海，滔滔然不知畔岸。靡所底止，习以为常，并不自知其坠于冥途。彼庸懦者无论已，其中间有一二生质不凡之士，亦多被尘途汩没，或少而俊秀，荒耽酒色，破败之余，虽悔莫及；或春秋方富，役于子女玉帛，耗尽亦成枯木朽株；又或有情安恬淡，似可入道还真，而天地无全功，往往生居寒素，为累于衣食，稍不自禁，亦易入于邪妄，间或有坚意修持，日把性命关玄，寻讨习炼，往往功到六七，而魔难顿作，稍不支持，一试即败。凡此皆谓之坠于冥冥，非关天地之赋予于人有偏，实人自沉于欲海，致失真元耳。古来圣神仙佛教人，岂有异致？无非寻着这性命，用功修习，以还厥初，久之而成真阳之体。然以此间之世能成者殊属寥寥，皆此欲海之沉害之。能放大慧，看破此冥冥之障迷者，有几人耶？惟其同入于障迷，故曰举世尽属如斯。苟有人把世尘之缘，一齐看破，反归性命地上用功，未有不霎然直上也。在人自为之耳。

赫赫英光，凡人何修得此。

吕真人曰：何谓赫赫英光？即指真灵圆明后，结成不散之英光也。此光如日月丽中天，无微不烛。所以诸圣大神，在天之灵，普天之下，无不可鉴临。举凡人间之是非曲直，不能隐瞒毫发。非若凡人必待窥测，而后可知见人之最短，亦不待到其地而后可以烛照，真有赫然在上，万物自不能逃其洞鉴，谓之赫赫英光。圣神之英光，不滞于普照如此，诸真诸佛，亦何莫不然？世人不明此中神妙无碍，往往谓圣神仙佛，何能处处鉴临照察？亦未即日月之英光，而忖度之耳。知日月，便知圣神仙佛之灵光无碍也。此英光非尽生而然也。自古圣神仙佛，皆自勤修起始，到功候圆满，自结成不昧之英光，其境界多系凡人造到，但当究其所以能造到此境耳。盖英光虽系修成，究从何而始能修成耶？舍却性命原无别策。性命为天地合而赋予的真元，天地之灵，即隐含于内。所以人之真灵，实从禀受于天地得来。把性命修而炼之，此真灵自觉日益，功修增一分，此灵遂凝一分，功修满足，真灵圆结，了凡入圣，其英光直与日月之光无异。人欲知何修而得此，观此自可了然。果能依修途炼习，到得英光赫赫时，可不谓真体圆成与？此一节推言真体所由立，学者当知所先务也。

总在性命归本位，自从虚灵结真身。

吕真人曰：此又承上而申言真体所由结。何谓性命归本位？盖性命落在后天，一则飞扬不定，一则沉坠而落于阴邪，两两不合，故必把元性炼到定静，元命炼去阴邪，两相缔交，归中宫虚灵之地，与真一会合不离散，即丹书所谓"日月归本位"之意也。性命既能合而返归中宫虚灵之室，则六识亦各返其根，而内之情魔不起，内魔伏而外魔自退，由初定而通息，次而通神，再则通灵，自然成真证道。此元神元精元气，三者合成一个不生不灭真灵，可以变化无穷，时而步虚，则千里之遥，瞬息可达，时而入定，则浑然而若无所存，只有寂兮寥兮之默妙。水不濡，火不焚，种种灵异，不能毕述，是之谓真身。此真身非他处可结，乃从虚灵之宫结成，故曰从虚灵结真身。未结时，当依修习之功，以求其结。将结时，当依养育之功，以俟其结。既结而未牢固，尤当依慎持之功以待其坚凝，百炼不懈，自可百劫不磨。功夫尽在前篇透解，此特重提以结性命全篇之要，亦即反覆叮咛之意也。

异却浊血凡躯，豪光万丈。可入清虚乐境，寿算亿年。

　　吕真人曰：此承上真身结成后，而申言其效也。何谓异却浊血凡躯？盖凡人之躯，遍体尽是阴浊，徒假后天之物以养。后天之物乃纯阴，假此以养，则阴盛生浊血，此体遂重浊之极，而先天之轻清元阳，亦被此阴浊障蔽。元阳未尽，犹可独存，一至元阳散失，任他血盈万斛，亦消归于何有。所以人之能久与不能久，只在先天元阳。若一味假后天阴浊之物，以养成遍体阴浊，则为凡躯，岂能久立耶？不能过百年而即坏，因先天元阳失，而这等阴浊之血不能久存也。惟真体结后，血之阴化为膏，举周身血脉，皆化而还归内之真灵，不过藉此形质以作寄寓耳。此真身凝结后，所以异乎浊血之凡躯也。何谓豪光万丈？豪光者，即真灵之耀气，蕴之则光敛于内，一发则有万丈之光烛，可以直透于天庭。此金光大见时，真体活脱矣。此时万邪皆远避而不敢近。因阴气为阳气一冲而散，是以为之辟易也。此真灵待到功德圆满，一出直升腾于九天，入清虚府，永享无边乐境，不复再入轮回，受尘世生老病死，诸般辛苦，如此而寿算岂有穷期耶？惟举数之最大者以目之，故曰亿年。由是观之，人亦何苦日沉溺于欲海，汩没本然之性命，不求大道以出此迷途，长享清虚乐地耶？舍本寻末，智慧安在？人是图之可耳。

真藉假成，拘精制液。假凭真立，积德累功。

　　吕真人曰：何谓真藉假成？真者，即指性命合一后所结之真灵。假者，即指人之幻体而言。盖人之性命，舍此幻体则无所寄，即性命合一后，结成真灵，亦尚赖此形体以为寄托，方得优游养育，以待其凝固。若无此形体，则绝无所寄托，究何从养育而俟其凝结牢固耶？故谓之"真藉假成"。好比人身无宅不能安处，何以遂其生？然真灵虽藉形体而后能成，非徒有此形，而真灵遂可凝成也。当真灵未结之先，惟在把后天阴浊之精与液拘制之，使常聚而不散，久之尽化去阴浊，归于轻清阳明，以补先天既失之元阳，从此积累，则先天之元阳，既散者可回，自然真灵可结。精与液皆天一之清所化，从既化而又复能使化还本然，此命与性合，为结真灵之本也。

《洞经》所云"拘制精血液",即以后天阴浊,欲使化还先天之义。何谓假凭真立?此句"假真"二字,即与上句同此义。盖人之形质,必得真灵内充,然后形体不至流于枯槁。若无真灵充周于内,不能拘制此精液,则一渴涸而形易枯朽,岂能久存耶?所以修真证道之士,功力不懈,一得真元内充,结成元灵,自觉粹面盎背,体常安适。《洞经》云"天根常茂丰",又曰"体矫万精波",即此义也。观此不可见假幻之体,又凭内之真灵而立乎?真灵结于内,形体藉以安适,余无别事,只惟多积善功,广行阴德,以待天书之诏而已。若徒恃此真灵之结,而功德未彰,究恐羁留于风尘中,未遽能了然脱手也。

法既备于前篇,疑欲释乎后学。是以意待详申,俾知归结。语非赘复,可达根由。

吕真人曰:真体之结,推本于性命。凡修性复命,以期真灵固结之法,前篇剖晰详尽,无纤毫之弗备矣。然犹恐斯人陷溺于尘欲,迷昧既深,未曾达仙佛从性命修到之理,一览此书,未免生疑而不进,故此篇再为将真体之所由结,详加发明,期后学释其疑惑,依法修习,不至终坠沉沦,此乃予之本意也。所以欲人修持,以后天还先天之意,不辞反覆推详申解,俾学者知性命之贵修,及修性命之归结,认得此途为成真证道不贰法门,用得一分功能,自有一分集益,见之明,守之固,庶不至为歧向所惑乱焉。故此篇内所详为申论,自粗心者看之,好似冗赘犯复,殊不知实以此完结前篇之意,其中更有补前篇所未完处,未可云赘复也。反覆推详,正欲使人明达成真证道根由,而释其疑惑。苟令可以不必言,吾自不消再说也。学者倘于是篇细为玩味,不特夙疑可破,且可得言外之旨焉。此一节总束上文,以起下详申之意也。

孤阴不生,和凝惟在地灵天宝。

吕真人曰:何谓孤阴不生?孤阴者,指人阴浊之众体而言。假如口与鼻,乃后天浊气出入之区,虽处于至高,亦是阴浊。欲假此炼习，期结真灵，断无真灵可从此处生出之理。又如泥丸脐轮腰脊，亦是孤阴，只可以真灵运行，引真气驱逐其血脉之淹滞，若凭他修持，则非生育真灵之地。其余一切众体，皆属阴浊，均不可藉为修持之本。世之按影而求真灵发生者，当急自转也可。此孤阴不生之一说也。至于后天阴精，修持者保而养之，是也。然一味知保守此阴精，而不能运天中赤日之真阳下降，以鼓荡制化其阴浊，真气从何而生？真气不生，元神从何而长？然无论元气元神不生长，即此阴精亦且不能保其不败，亦谓之孤阴不生。所以独修一物，决无能成之理。惟使天宝地灵和合归于中宫，自然凝结真灵。何谓地灵？即阴海之水，化作轻清者是也。何谓天宝？即元阳之真火是也。二者不为物欲所耗，自觉情投意合，不相离别，即真阴真阳交合，而还归中土真一。天地之大化，不外此妙机。人得此妙机而成道，亦即性与命合之义。违乎此，则非性非命，即悖天悖地，是谓非道。吾每见世之不知道而好谈道，且自谓能传道者，深足耻，亦深可悯怜。今特重为辨别，俾后学知所向往焉。

独阳弗长，感召端凭离宅坎门。

吕真人曰：何谓独阳弗长？假如目是阳也，世之盲修者，闭双目以死坐，以为凭此遂可以凝结真灵，殊不知独修此阳位，只可使神明不至多为散溢而已，欲以此求真灵之长育，决乎不能。又如心是阳也，瞎炼者，往往徒假此血心顾定，以为可使真灵结凝，不知徒守血心，亦同归于无益，真灵亦依然难长。凡此皆谓之独阳弗长，同是按影一流，不能符天地之造化。盖天地之造化，原不外真阳真阴二气相交感，人身亦不外一阴一阳相为感召而成造化，即坎离交媾之谓也。何谓离宅？即指绛宫而言。绛宫为元神之真阳所寓，无形无影，自别于死肉一窝之血心。何谓坎门？即真阴之地，生物之窍。其互相感召而交合之妙，前篇亦已一一详言。惟离与坎相交，而后真灵可以养育，结成不坏之体。修持到此，乃为真感召。丹书所以有"水火既济"之说也。惟水火交济以炼真一之灵，好似以水火烹炼药物而成丹，是以取名于炼丹。此一节与上节，申言孤阴寡阳，不足以成妙用，俾后之学者，知阴阳不可偏废，依全功以修习，乃可望终于有成也。

孰为金刚，二五之精所结。

吕真人曰：金刚者何？乃阳气也，感召于土之阴气而成。刚德有不屈之义。故人修持性命，功候到时，凝成不坏真身，名为金刚体。所以《般若经》独名"金刚"，盖取此义也。究之金刚真体，以何者结成？学者自当细究，不可不明此原由，今特详为言之。金刚之所由结，原自二五媾精。二五者，在《易》天数五，地数五，即天地之精英交合也。人身各具天地之精英，但人被后起之缘，百种情欲纷扰后，此二五之精英，离散不能交媾，故终为凡夫，而无由结金刚真体。若能依修持法炼习，二五之精，自回而自交，功候到而真体自结成，此二五之一义也。更有妙义焉，百物无土不生，五行皆始于中土，河图之数，土居中，其数五，而何有阴阳之别？坤土老阴也，艮土少阳也。老阴之坤，少阳之艮，二者其数皆五，合二者而成真一。修持者必把元性元命归到此真一地上，融合无间，而后金刚之真体始结，此又二五之微义。天地之大阴阳，性命之根蒂也。先贵合一，然后可期金刚之结，然必归到二五中土，乃得归结圆成。此乃天地统会一大秘机，人身一源头妙奥，丹书千言万语，可以此二语赅之。此篇言到归结处，故特为详明剖别，俾后学知源头地，亦即太极归本无极之义。言玄者玄到此，至矣尽矣，无复加矣。诸天仙佛圣神，皆从此中出。修持者必入到此境，方觉有成，惟愿有志者共图之。

成兹玉貌，卅六之洞可通。

吕真人曰：此承上金刚结成后，而申言其纵横自在之乐也。何谓成兹玉貌？自其真体之不坏言，谓之金刚。自其神采之温润明洁言，谓之玉貌。皆指真体而言。修持之士，当玉貌真身未成时，非不灵光普照，百事难逃洞鉴。然犹依着此形体，不能出舍纵横自在，不过通灵而已，及至玉貌圆成，入定则依此形体，出舍则此体虽活，而直等于虚器。此时周行活泼，无有阻碍，无论大地山河，可以遍游，即上界三十六洞诸天，亦无不可以真身通达。此神灵坚凝后，所以出入有无碍光景也。丹书谓之"阳神出舍"，到此则功力已圆满，无拘无束矣。纵有此形质，亦不过暂藉以依栖，终亦舍此而别。观此便恍然于人之幻体，只可凭依以行性命炼习之功，到得功成，则此幻体便抛而弃之，了然脱手。若世之终日经谋，徒养此血肉之幻质，不知反寻此中真元以养之，是犹聚珍馐而倩人代啖也。供养何曾得自养耶？所以然者，此幻体非真我也。以真我对此幻体，与人何异？不过分亲疏耳。终日供养此幻体，而舍却真我，与倩人食珍馐何以异？此幻体又人之宫室，以真我而入处其中，无异以身处室，徒把幻体百意供养，而不顾真我之零落，何异日事粉饰壮丽乎宫室，处其中者面垢衣敝，饥寒疾病耶？人苟能恍然大悟此中理，便知寻着真我以养育，不至舍本求末也。

始如旭日流光，继等祥云焕彩。

吕真人曰：此又复言金刚玉貌将成未成时光景，俾后学得所体认印证也。何谓始如旭日流光？盖性命初交合时，一点元阳神光，勃然发越，从下而上，光透乎百窍，有无微不烛景象，好比旭日初升时，倏然光腾。修持之士，功候到此，真有发愤忘食，乐以忘忧之概。倘不复为物所累，则一得永得矣。何谓祥云焕彩？祥云者，瑞云也，非烟非雾，有五彩之色。修持当神光发后，时觉太和之气充溢，蔼然灿烂，一如祥云之彩，焕然呈象，令人神气和畅，忘饥忘渴。《大洞经》中所谓"玉房生宝云"，盖即此也。然必神光发后，始有是太和，充积如祥云。亦惟太和之气，充积如祥云，而后神光得所养育，愈觉发越，久而凝聚，便可期金刚玉貌之成。学者明乎此，便知功候有层级，历一境方得一境之印证也。此节功候有回环之妙用，修性命者，当细为参求也。

飞形入石，岂是凡体魄魂。

吕真人曰：此详言真灵结后之妙行也。何谓飞形入石？形者神灵之真形。此真灵之形，当未凝成时，不过二五合一之真气鼓荡运行于内景耳。及至凝成真形，一出则飞行绝迹，万里瞬息，只堪自知，令人不知不觉，无从窥测，是之谓飞形。此灵又复随所往而皆无碍。天下之最坚致牢固者莫如石。此真灵直可入乎其中，其他可知矣。古经云"神能入石，神能飞形"，洵非虚语也。如此是谓妙行仙。天下有形者，皆不能如此妙行，惟此不形之形，乃有此神妙。观此亦可恍然，于幻质之不足慕，必修到此灵凝后，可以妙行，乃为可贵。人亦何惮而置此不求耶？凡夫未尝无魂魄，但魂魄皆一团阴气，不经锻炼，还归真一，何从结得元阳真灵？纵有此魂魄，亦惟常依着此幻体，蒙蒙昏昏，无可稍离，安得有妙行之乐？若妙行之真灵，则出入无所拘束窒碍，自不同于凡体之魂魄，仅依此幻体血躯乃可立也。《洞经》所云"十华妙行仙"，即真灵结后，未脱却此肉体，可以出舍妙行，无所窒碍之谓也。修士到此，脱尘有待矣，安得人与共证之！

出舍腾空，不避荒效邪魅。

吕真人曰：此重言真灵之纵横自在，以见妙行之乐也。出舍腾空者，即此阳神离却幻体而出，不著地上，飘飘然步虚而游。当其初出舍时犹稚，而往往胆怯，不能远离。及至阳神凝固，便撒手成空，可以游行无碍，上腾于天空，阳光辟易万丈，凡一切阴邪毒雾，皆为远退，恶煞妖精，亦畏忌而不敢即。所以然者，邪魅皆纯阴，一触着神光则散，故不敢相逼也。世人不明此理，共谓诸真诸佛，凭法术以辟除邪魅，殊不知实阴气不敌阳光，一见自然退避。盖修士炼到阳神凝后，可以腾空。虽藉形住世，而此形质，得阳神扶立，百恶自无从侵，总在凭此阳神，乃可辟除邪恶。人何为徒爱惜此幻体，而不寻性命之源，炼习以结阳神耶？不得阳神凝固，无惑乎荒郊邪魅，往往戏侮也。观此自恍然于阴阳奥妙之理，且憬然修习之功，不容懈矣。

日中无影，自见自知。风上有轮，谁窥谁测。

吕真人曰：此亦申言真灵妙行之不测也。凡有形质者，当其游行则影随之。若阳神出舍游行，虽立于日中而无影，令人无可窥测，惟天眼既通者，可以睹之。然天眼既通，则阳神亦可出舍。此中妙行，非凡夫所能知见，只惟自见自知而已。世人谬指为阳神出舍，可令人知见者，若非诳言，则是幻术隐形一流。当其隐之不密时，则或令人见，又或遇着法眼人，亦不能掩，此皆不可谓真阳之神出舍。倘系阳神出，决无凡人能知见之理。能知能见，则其人又将可以脱化矣。修持者，勿为诳言幻术所惑可也。何谓风上有轮？盖人修到性命归本后，结为阳神，初出而未牢固，犹忌阴风之冲散，及至牢固后，则阴风自不能冲此阳神，直可御风而行，故曰风上有轮。顺逆可以任意，风且不可窥测，何况风上乘虚妙行之神？凡此皆自其成功言，若用功时，亦有此妙义。凝着这点元神，入于内景阳光发越之中，并无影可捉摸，人不能知见，而已则独见独知，其中已有无穷之乐。即《洞经》所云"日中开五晖，大地恩无穷"之义也。又如精初化气时，好比疾风，从下而起，此际运着这点真神托之，随而驾驭运行，亦谓之风上轮，尤非人所能窥测，即《洞经》所云"欢熙神风还，飙灿北庭华"之奥义也。用功与成功，光景原无异理。欲修持者，可勿细为寻讨与？

世缘藉作道缘，和光混俗。人事完乎天事，受箓合符。

吕真人曰：何谓世缘藉作道缘？盖人于修持既成后，真灵内充，凭此形质，以修功立德，行无量之救济，凡一切济人利物，从尘世上施行者，皆谓之世缘。然虽是尘世之缘，亦统归性分内事。所立之功德，即以完厥本性。与凡夫之染邪缘者，自觉大别，是之谓世缘藉作道缘。何谓和光混俗？和者，无乖戾之谓。光者，智慧内含不昏昧之谓。蔼然和平乐易，与人无争，而慧光独具，又不至昏迷于邪途，有乐与人同度四时光景，万物皆吾度内气象，谓之和光。本此太和之气以与人，不为诡异，有乐以身入于世俗处，谓之混俗。此道成而未脱体时，已觉不拘不束也。何谓人事完乎天事？即指内果未成则修之，既成则藉此形立外功以完本量，是谓人事完乎天事。人事即内外修持之功，天事即性命之本量也。本量既完，是谓一性圆明，自有天书之召，脱体飞升于上界，受职于天帝之庭。盖当奉召时，有符券以与之，直登上界，拜天恩，而与之合验，与凡间之命圭示信无以异，故谓之受箓。合符即《洞经》所云"捧籍登大明，受箓金华楼"之谓也。此一节合修持性命之始终而言之，人苟能依程途，修到功候圆满，其乐孰加焉。

不论白发青年，体真则一。直如苍松古柏，华聚乎三。

吕真人曰：修持性命之士，惟在功力勤恒。有青年早觉尘途之难久，而寻源反真者；有至暮年而始觉悟，返归真途修习者。总贵无间其功，功增一分则效著一分，青年白发，皆在所不拘，无不可成真证道。不过青年之上，真元未衰，稍易为力耳。然难易虽分，而功力一到，则此幻体内，自然结成一段真灵，由散漫而炼到坚凝，自成为真身，谓之真真。到得体真时，白发老叟，亦无异于少年童子。《洞经》所云"发白返童容"，非虚语也。世之恃其年少，以为日长似水，可以自宽，不讲性命真元，放浪而入于邪妄者，实未知年少之不可恃，光阴之易逝也。又有年虽高而未尽颓残，妄生疑惑，退然自阻，不肯笃志修复其性命之真元者，亦所见之未明耳。性命真元，人人皆具，特视乎修持之功力何如耳。丹书云"功夫不到不方圆"，即此义也。人切勿以年华自误也可。苟能坚意修持，无有不成功之日，到得此体既至成真，其形貌坚致牢固，比之苍松古柏之不屈于风霜雨雪，正无殊焉。彼百疹不侵，常觉安贞自适，非其效乎？此境界在释道，均谓之"三华聚顶"。三华者，即三宝之英华。聚者，合而结出阳光之真灵。顶者，即天庭宫，亦即如丹书所言"光透泥丸照顶明"之谓也。功候有浅深，源头无异致，在人自为。惟愿斯人早归觉岸，不至沦落可也。

身即道而道即身，气是形而形是气。

吕真人曰：何谓身即道而道即身？盖人当性命合一后，真元凝固，百脉归根，中宫虚灵之地，结成一点元阳，以运行于内景，举上下四隅，无非此真灵所管照。此身之内，直如天地一大造化，无有而无不有，必还到静虚无极本体，则谓之道可，谓之真身，亦无不可，故曰身即道而道即身。太上经云"天法道，道法自然"。修持之士，造到此境，亦依然一法道之天地也。何谓气是形，而形是气？盖指人之真形而言。凡夫之体，不过一幻质耳。修持性命者，到得功力充满，内景纯是天地灵阳之真气鼓荡，当其鼓荡周行则为气，当其凝而聚之则为形。久之而出入可以无碍，自成得妙行光景。从可知真身之形，即气结而成，非有他也。如此故曰气是形而形是气，形气无所分，分者在聚散耳。所以丹书云"聚则为形，散则为气"，非妄言也。真形可久，幻质不能长存，人亦何惮而不求其至真耶？

成功靡易，首励不息之功。得法既真，可破按图之法。

吕真人曰：此总言修持之真功不可懈，而伪学不可蹈也。成功何以靡易？盖性命之学，奥妙千层，自炼己筑基，以至于阳神凝结，而出舍妙行，其中功候之层级，正自多多，历一境更有一境，即至真灵结后，倘济人利物之功德未立，犹待积累，以满其分量，乃得性功圆成。苟稍有些未尽，则于性分内仍有歉，尚有待于修持。此得一自足者，功力所以难几于圆满也。自始至终，统而计之，功之成，不诚觉其靡易乎？是以有志修持性命之士，务宜立起大愿，把一切世尘迷障破开，得失随天，置之勿论，然后振起全神，按程途以渐进，一息尚存，此志不容少懈。果能励此自强不息之功，亦安有道之不可证，真之不可成耶？所患者，修持之法，世多伪学乱之，恐人胸无把柄，入手时最易为所迷惑，则所得之法，或与性命之奥旨，相去天壤。又或似是而非，袭其粗迹，一为此等伪学所迷，则先入之言为主，纵有深于性命之微者苦口引导，亦无从破其狂惑而出迷津。得法之不真，其弊可胜言哉！是以特著为此书，详加剖晰，期人人览之而共晓，斯得法自无虞其不真矣。若彼伪学者流，妄将劳形按影，及一切旁门邪径，著为图说，自误又复误人者，实可把是书以破其流弊。吾所以殷殷难已者，诚为此耳。愿后学细为辨之。

说到尽头，方知乘空非浊质。果是妙手，但向宿海溯清源。

吕真人曰：此又复详别修持着手之真谛，俾学者得不迷于所向也。何谓说到尽头？盖即指性命之源头而言。修持之妙，以性命之微为尽头。何谓乘空非浊质？乘空者，指元神之驾驭乎真气而言。凡修持性命，到得真气发生时，运着这点元神，驾驭以行空，或升或降，周行不滞。以此乘空而行者，乃清明之气，非后天之谷气也。故曰乘空非浊质。若系后天谷气，则浊之又浊矣。所以世之盲修者，往往认谷气为真气，斯误矣。盖谷气因供养百物而生，凡夫赖此以壮其体，不知当供养时有此气化，异时则灭。若真气不发则已，一发自觉常流动而莫可遏，与谷气之旋起旋灭者，大不相同。学者不可以不细辨也。谷气之不足贵若此，则养谷气者，非妙手可知矣。然则如何始为妙手耶？盖真气之生，原自阴中真精盈满，感真阳而化作轻清，自然生出真气来。炼精可以化气，即此义也。《洞经》所以特云"养精上华气"，能依此法修习，乃为妙手。惟气从阴精化作轻清生出，故曰宿海溯清源。清源即此阴中所化之轻清也。宿海即阴海，溯者逆流而上之义，轻清一化必上腾。丹书所云"海水逆逝"，即此妙义。自古修持妙手，无外于是。此特详为言之，学者其勿忽焉可。

至于金石草木，毒丹且残血体，遑问真肤。

吕真人曰：此反复申明外术之无益且有害，期学者严以为戒也。世之伪学一流，往往采取凡间金石及草木等类之凡药，以此烹炼作丹，以为服之，可以脱体飞升。不知草木金石一流，纯是后天阴浊之物，无不各有毒性，以此炼为丹，实毒丹也。服之若非败精破血，则耗神损气。即或善为采取，所用之药，无此数弊，而一经凡火之锻炼，亦不免有火毒。世人妄想神仙，常常服此毒药，体渐枯槁，血肉渐为消乏。又或服此药，而火毒中于内脏，或发作癍疹，或伤目失明，或伤舌失音，或伤耳至于聋，种种贻害，不可胜言，不可谓残血体乎？血体既为毒药所残，则真肤无容问矣。盖人之真体，惟凭这点元阳结成，其实又须藉此体质，方能炼到圆成。若此血体既被毒药伤残，性命之理，且无所寄托，元阳无从可炼，又安得有结真灵之望耶？世之想神仙，而不知性命之微者，多蹈此外术之弊，贻误靡浅，自误又复误人。今特反复详申，后之学者，苟能不蹈其弊，乃可望修途之有成也。

喷吐咽吞，杂气多害元阳，安成道骨。

吕真人曰：此亦申言杂法之有碍。何谓喷吐咽吞？盖世之伪学一流，粗看几句丹书，不求真义，妄将丹书"分清别浊"数字，误认以为胸有浊气，每日晨早喷吐几口腹里之气，以去其浊，吸几口青天之气，咽而吞之，以取其清，遂自信得分清别浊真诀。殊不知喷吐乎浊，而浊气仍存，咽吞乎清，而清气仍不能聚。不能求得内之真气生，内之浊气曷从去？清淑之气何从留？吐之固觉无益，吞之抑且有碍，所以然者，吸外来之气皆是杂气，吞入腹中，纵令不冒感外邪，而此外来杂气，亦不过一冷风耳。以此冷风吞入腹，先天之元阳，遭之则散，不散亦伏，盖冷风纯阴也，修持之士，即使元阳已发，亦被他纯阴之风破散。何况懵然初入手，元阳并未曾生发，一遭此冷风入腹扰害，安望元阳有生机耶？故曰杂气害元阳。元阳不生，则阴邪日长，亦终身一凡夫耳。安得性命合而结成真灵？此性命合成之灵，乃是道之骨，真灵不结，何有道骨之成？观此又可知道骨之异于凡骨矣。世人不解道骨为何物，以为人贵生成道骨，乃可证道成真。何人非生成？何人独无？总之认理不真，读书不解，岂真道骨系有形有质之骨耶？有形有质之骨，终亦一枯骨，何有明？何有灵？以此终作枯朽之骨为道骨，失之远矣。今特并为别白于此，聊以破世俗之见云尔。

却粒固非正学，禁咒亦属邪功。

吕真人曰：何谓却粒？即世之辟谷一流也。世之学辟谷，其初每取滞塞中宫等物，捣而为丸，服此遂把谷食却去，以为可以脱尘得仙，殊不知服药饵与食粟何异？且反不如食粟之无弊。初则多服，愈服愈减，把脏腑饥到坏，肢体亦渐羸弱，神明可无论矣。以此求真，实在梦中。内之尘欲不却，而先却其口，岂求真之正学耶？惟气满乃不思食。若先却其口，而真气未曾发生，适以自败耳。一败而正学且无从施，学者可弗慎乎？何谓禁咒？即书符咒水一流也，前篇亦曾申明。但有一种以禁咒杜邪崇者，亦未尝不可作山中居处之一助。然欲凭此禁咒，遂可以成真证道，天下岂有法术可以得道者？徒倚着乎此，亦统归于妄耳。能悟得身中点点尽合天地造化，便是大道。炼习之功则在人，断无舍此天地妙机，徒假旁术可以望成功。惟禁咒亦有时堪为山中居处之助，故特为提及而申言之。若第凭此，则失之矣。

不求腹里乾坤，终缠生老病死。

吕真人曰：此总结上文杂法外术之徒劳无益也。何谓不求腹里乾坤？盖人禀天地而生，自具大阴大阳，以为性命之根蒂。阴阳缔交，自成得一个造化，是谓"腹里乾坤"。动静生化之妙机，尽包涵于腹里，得其奥妙者，可以成圣成仙成佛，超脱凡尘，永离苦海。无如世之迷昧一流，以杂法外术为有凭，以先天性命大道为虚而无据，遂专外术杂法，而求成真果。天上大罗，从未闻有奇衺之仙真。若彼徒务奇衺，而抛却性命，不从腹里寻着乾坤交泰妙用者，卒亦虚度岁月，枉劳碌耳。愈修而真元愈失，真灵失便成赢尪瘵瘵而死，始终不能脱轮回。夫轮回之苦，不外生老病死数大端。既不能免轮回，则此生老病死，不亦终为牵缠，无摆脱之期耶？惑于奇衺，有误大事，可不畏乎！可不慎乎！惟望斯人，勿误所投也可。

苟得胸中华岳，自脱危难苦劳。

吕真人曰：何谓胸中华岳？盖人修持性命，当邪缘退后，一点清明之气，养育真灵，则此真灵自然挺拔特立如华岳，即《大洞经》中所云"龙山秀玉峰之意"也。善修持者，未得必求其得，既得自不复失，待到功完行满，登云衢，步玉虚，皆凭此胸中华岳以为本根。可知修持之成效，全凭此元阳之得失。苟得此元阳之峻拔，当未解此幻体时，已有无边乐趣，非危难苦劳所能累。一至脱体升腾，自觉永享长春，并无危难苦劳之扰矣。世之望登真，求证佛者，皆因欲脱此累，但求之非法，乃至空劳愿想耳。倘依性命真宗修去，未必此累之不脱也，勉之望之。

总在先天灵阳，是为未生身处。

吕真人曰：此从上文申论正学伪学，而统言真体圆结之根本也。何谓先天灵阳？即前篇所言阴阳未分辟时，一点灵光已具，浑浑沦沦，无所作为，乃性命之源头也。修持之士，必寻著此点元阳，乃为性命真宗。万理从此分出，修到归本，亦以此为无极尽头地。盖道由一生二，二生三，三生万物。所谓一，即是先天一点元阳也。丹书"去九归一"，亦归于此。此元阳一点，实未有身而先有是，故谓之未生身处。人不于此未生身处推究明白，则根本不知从何而立。根本不立，枝叶曷生？内果从何而成？真体凭何而结？言到此，而先天源头，自可了然。其修习功夫，则尽在前篇指示，无容赘述也。

寻把后天补漏，以待既济功完。

吕真人曰：修持之士，先天性命真元既明，固知真体所由结矣。然人既落于后天，则精为后天之精，气为后天之气，即神亦为后天之神，故必把后天收聚，蓄养锻炼，使之化还，以补先天缺憾，是谓把后天补漏。佛偈所以有"漏尽通"一层奥义，即后天返还先天之妙诀也。何谓既济功完？在《易》水火则为既济，此卦有水返于上，火降于下之象。修持性命者，能使后天阴浊之水，化轻清上腾，后天识神狂火，收藏而沉伏，是谓水火既济。此水升火降之妙用功成，先天之真阳自复，真阳复而元灵日充，久之而结为真灵，可以出定入定，谓之既济功完。然必从补漏功夫，炼习到充足无歉，乃得此中乐趣也。观此便知后天又为还元之要紧，修持者所当慎重保护也。

质列三才，何人不堪求妙道。赋同一本，他图孰若结真灵。

吕真人曰：何谓质列三才？盖人禀天地之真元以生，此形质内自各藏三宝。以三宝乃人身中之三才，成真凭此，证道亦凭此。在天则日与月星，在地则水火风，在人则精气神。人所以合天符地者在此。举凡身中大化之生生，无不凭此为转运，是谓之妙道。惟人各具此三宝，所以妙道堪求。得此妙则上界可登，失此妙则终作凡夫，生生世世，轮回不息。然而人多染于尘缘，舍此妙而不求者，亦未知人有同然，无分智愚，皆堪由求而获耳。此三才皆同赋予于天地，天以真一予人，含于内而为元阳，地以真一予人，蕴于中而为真阴。合元阳真阴，而同出天地之真一，是谓赋同一本。人能把此修持炼习，则永乐天地长春，有可久可大之业，总不外修到真灵凝结。试问世之恋恋于尘途百种情欲，三寸气在，犹可自适，顷刻泯绝，虽有莫大之规为，尽弃而去，从此较来，孰有如性命修到功候圆满时光景，为可以长存不敝也？人当各自反而思之。

所患有志众生，聪明误逞。倘令殷怀上乘，奥诀在兹。道若大路然，人自不求耳。

吕真人曰：先天大道，固聪明智慧，乃能探其源而抉其奥，尤在笃志，而后可进为造就。然世有一种有志而并具乎聪明者，往往妄逞聪明，把先天性命大道，曲说误解，遂至走入歧途。一至歧途之深入，而不可复出矣。抱此聪明，适以自害，非聪明之害人，实妄逞其聪明者害之耳。如此聪明误用，孰非修途之大患乎？吾今作为此书，自身集已把人之先后天透解于篇，至心集而性理已若犀之分水，及此性命集，则天地奥妙之机，已剖晰到尽头，无复留一剩义。此集所言，悉系上乘真谛，成仙成佛之门径，莫过于此也。人苟知尘途之为苦，而期得上乘妙谛，以为修持，脱离苦海，可无待他求。奥妙之诀，毕露于是书。篇内凡所透解先天性命大道，不作险语怪论，务使智愚皆晓。此性命之大道，直不啻大路之显明也。但恐溺于世缘之徒，不知猛省回头，求着此真途笃守，则有书几等无书耳。不然道在目前，岂阻人以不进耶？

奇症新方

1. 治忽然头斜脚曲。若不早治，三日不救。

药用：

黑丑三钱　草薢钱半　苡仁二钱二分　秦艽二钱　川麝一分二厘

冲药服

2. 治头瘟症，霎时头红即肿，一日之间，头遂如斗大。此症毙人亦甚易，急治或可有救。

药用：

赤小豆四钱　银花五钱　生薄荷三分　牛七二钱　赤茯一钱五分
草节四分　绿豆一升

以一合同煎其余磨浆涂其首　若谷道蔽塞则加元明粉钱半

3. 治缩头症。若不急治，一起即死。此乃肝肾两绝之症。

药用：

胆星三钱　升麻二钱　全蝎钱半　青黛三钱　连翘钱半
薄荷三分　巴戟二钱　百草霜三钱

是镬池的正

4. 治头瘟症。此症无论大小老少，一有所染，合家遍户，甚可畏也。初起急宜救治，不至引遍邻里。

药用：

婆娑叶三钱　生莲藕四两　鬼画符二钱　草蕨尾钱半　黄牙叶二钱

柴胡一钱　　山豆根钱半　　生灯心五条　　石蟾蜍钱半　　东风菜二两
生密糖一两

冲服净水煎服

5．治头脑如刀劈，两眼如火烧，一时痛楚不休。
药用：

摩犀钱半　　竹叶二钱　　酒芩钱半　　赤茯一钱　　苡仁钱半
秦艽七分　　葛根一钱七分　　生石膏三钱　　蔓荆子一钱
炒栀仁钱半　　桑枝叶二钱

6．治两目攸然黑暗，不见太阳。此乃肾绝之症，若不急治则危。
药用：

熟地五钱　　萸肉钱半　　杞子一钱七分　　淮山三钱　　炙草七分
杜仲一钱三分盐炒

7．治两目眼珠悬出，命在呼吸。
药用：

黄牙叶三钱炒干　　无名异一钱二分　　天仙藤钱半　　桑寄二钱七分
白芷八分　　火麻仁一钱　　牛七一钱　　炙草六分

8．治两眼红如丹朱，泪出不收。
药用：

黑豆五合　　生地五钱　　野菊花三钱　　青皮钱半　　虫蜕一钱
川连五分　　薄荷二片

外以黑豆擂汁去渣洗之

9．治两目两耳流血不止。
药用：

元参三钱　　生地三钱　　麦冬钱半　　竹茹一钱七分
生栀一钱二分　　白芍一钱二分　　酒芩钱半　　用生莲藕半斤擂汁和药服

10. 治两目红肿，泪出如墨汁者。

药用：

（外以生大黑豆一升擂汁敷之，待黑血出尽，自然愈矣。）

首乌三钱　桔梗五分　草决明二钱　黄菊花三钱　里明一钱

青黛一钱　虫蜕三只　赤芍一钱　谷精钱半　净水煎服

11. 治眼眶肿胀痛楚。

药用：

牙硝五分　皂角三分　麦芽一钱　桑叶钱半　苍术一钱　炙草五分

12. 治肝木过盛，两目畏风作痛。

药用：

赤芍三钱　柴胡七分　青黛钱半　决明钱半　虫蜕二分　谷精钱半

钩藤一钱　木贼钱半　草节一钱　黑枣三枚

13. 治中风，一时口眼歪斜，无脉可察，看其面色多蓝，危在须臾。

药用：

白花蛇二钱炙　川麝二分　羌活钱半　白茯苓八分　钩藤钩二钱七分

炙草五分　生姜三片　白芷二钱三分

14. 治劳心过度，一时昏倒，两眼反张，四肢束制。若不急治，往往措手不及。

药用：

花旗三钱　熟地五钱　白术二钱三分　茯苓钱半　生姜三片

归面三钱　川芎一钱三分　羌活七分　白芷一线　炙草五分

15. 治牙癍肿胀，臭腐难堪。

药用：

草决明三钱　山鸡谷二钱　苡仁二钱　白芍钱半　白菊花二钱三分

五倍子—钱六分　　草节七分

16. 治五吼流血不止。若不急治，越日而毙。

药用：

生地八钱　　白芍—钱七分　　赤茯苓七分　　瓦楞子—个打

香附炭—钱三分　　花蕊石八分　　杏花—钱半　　即杏黄花

加生莲藕捣汁同服

17. 治重舌木舌，一时满口皆点。若不急治，必至危亡。

药用：

白头翁三钱　　水拥木皮二钱半　　苏木—钱三分　　灯草七条

淡竹叶—钱七分　　龙眼木皮二钱　　红铁树叶—片　　莲心七分

胆草—钱　　如一时取药不及，即以银针刺之，然后服药。

18. 治马面症。马面者，一时面如马面也，又名削面瘟。

药用：

青蒿三钱　　番桃蕊二钱　　枣木皮钱半　　龙眼核钱半　　淡豆豉十二粒

19. 治僵尸症。此症先十余日水米不沾，行动自如，惟两目赤红，若不早治，临时莫救。

药用：

海螵蛸五钱　　石榴皮三钱　　三豆根钱半　　鬼箭羽三钱　　熟石膏钱半

干地黄三钱　　海桐皮—钱七分　　生甘草钱半　　大黑豆十二粒

鸭脚木皮二钱半

20. 治面上忽如金色。此郁湿之症，若不早治，势必危险。

药用：

香薷二钱　　杜仲—钱七分　　箭旗钱半　　苡仁钱半　　先羌三片

天生术钱半　　枇杷叶—钱三分　　赤小豆—钱

21. 治面如蓝靛。

药用：

生地五钱　乌梅七个　芍药钱半　藁本一钱　木瓜一钱三分

丝饼一钱七分　川仲钱半　苡仁钱半

22. 治鹅颈症。忽然颈如鹅颈，痛楚异常，不拘男妇皆有。

药用：

寄生三钱　前胡七分　虫蜕三分　半夏五分　杜鹃叶三钱

生车前一钱　生绿豆一合

23. 治喉痛，一时呼吸莫及，死在顷刻。

药用：

石蟾蜍三钱　柴胡二钱　竹叶三钱　生薄荷七分　东风菜二钱

灯心五条　桑叶钱半　赤小豆五分　红地毡三钱

24. 治哑症。有因大病后者，有因误服药者。

药用：

潞党三钱　归面二钱　虫蜕二钱　阿子钱半　菖蒲三分　竹叶一钱

首乌二钱　白术钱半　柴胡三分　炙草五分

25. 治唇缩唇黑及牙关紧闭不省人事。

药用：

花旗三钱　箭旗钱半　焦术钱半　秦艽钱半　陈皮五分　半夏钱半

天冬一钱　大枣三钱　茯苓一钱　青皮一钱　泽泻七分　尖槟三分

26. 治呕吐黑水，百药不治。

药用：

白芍三钱　青蒿钱半　礞石七分　吴萸五分　桑寄钱半

白木耳钱半　苦樭叶钱半焙干　生槟榔米一粒

27. 治嗝吐臭腐不堪。此臭如生物变坏之臭，若酸郁等类，不在此论。若不速治，势必难救。

药用：

川连三分　川椒三分　熟附七分　陈皮五分　半夏一钱　竹叶一钱
藿香一钱　艾叶三分　青皮五分　香附一钱　木通五分　生姜三片

28. 治暴怒呕吐不已，危在旦夕。

药用：

生香附二钱　生白芍钱半　炒栀仁钱半　合欢皮二钱　藿香叶七分
古文钱三文　川朴五分　竹叶一钱　生姜三片

29. 治呕吐反胃水，药入口即吐，危在旦夕。

药用：

（此方若见面带赤色者不宜用。）

香附钱半酒炒　炒栀钱半　藿香一钱　波蔻三粒打　尖槟一钱
丁香五分　川椒三分　茯苓钱半　半夏钱半　星朴五分　艾叶一钱
福粬一钱

30. 治霍乱干呕，危在须臾。

药用：

罂粟壳三钱　炒栀仁一钱　五味子钱半　连轺钱半　木通一钱
赤芍钱半　炙草二分五厘

31. 治吐疣症。

药用：

熟地四钱　莲肉二钱　淮山钱半　川椒三分　茯苓一钱
乌梅一钱　丹皮七分　泽泻八分　炙草三分　尖槟三分

32. 治龟肩症。此症名为龟肩者，因其首如龟，时出时缩。若得治法，一药可愈。半月不治，则难救。

药用：

桑寄五钱　阿魏一分煅　榕木弔三钱　松木脂七分　薄荷三分
细辛一分二厘　簕古强尾钱半　以从根弔下不到泥者为是

33. 治反手症。若不急治，五日则危。

药用：

白背拈叶尾三钱炒　黑脚蕨二钱连头叶焙干　枯拈木皮三钱炒
赤石脂七分　黄牙蕊钱半炒　生葱三条　酒水各半煎服

34. 治两手忽然不能举动。此症与大痿者不同，大痿者必痛，不可不辨。

药用：

首乌三钱　羌活一钱　续断钱半　柏子仁五分　枇杷叶钱半
西砂仁三粒　赤小豆五分　苡仁钱半　独活一钱　桑寄一钱
生姜三片

35. 治心窝胀痛。

药用：

首乌三钱　潞党二钱　菖蒲三分　川椒三分　枳壳二分　香附五分
郁金七分　茯苓一钱

36. 治痰结胸窝，攸然不省人事，一时措手不及。

药用：

生南星钱半　川贝一钱　香附炭钱半　生半夏钱半　柏子仁一钱
芥穗五分　赤茯钱半　紫贝葵三分　大红枣五枚　炙草五分
生姜五片

37. 治心如悬钟，日夕痛楚，百药莫效。

药用：

武夷钱半　枳实一钱　蚕砂一钱七分　桃仁五分　桑寄钱半

38. 治心腹虫积伤心，危在顷刻。

药用：

山枣叶三钱　黑牵牛钱半　敷地毡五分　白芍钱半

乌柏木皮一钱炒　　　　　　　　　　　　加陈仓米一撮同煎服

39. 治男人两乳红肿突出，大可盈寸，手不能近。

药用：

赤小豆三钱　小茴香钱半　老麦芽二钱　元明粉二钱　竹叶二钱

萆薢钱半　白芷七分　茯苓一钱　川连一钱

40. 治肚实肿胀，一二日大如箩，即死。此症乃湿注中宫，并不发泄于手足，故有此患。

药用：

山豆根三钱　火麻仁二钱　赤小豆钱半　生大黄三钱

巴豆霜一分二厘　萆薢一钱七分　草节一钱　生葱三条同煎服

最忌肥甘

41. 治肚内觉有龟蛇走动，及一切血积能动者。

药用：

五灵脂二钱　毕拨七分　苦绵木皮钱半，子亦可　桃仁一钱

洋桃子木皮钱半　当归尾钱半　加陈仓米一撮同煎服

42. 治肚积硬如铁石，痛楚难堪。

药用：

酸桃叶三钱焙干　威灵仙一钱　黑脚蕨钱半　蓖麻叶七分

丹竹心二十四条　北杏仁七分　坡鸡草钱半，即收鸡草　生沙姜五片

43. 治肚脐肿胀悬出，大如盂。

药用：

水仙花头三钱　莱服子头钱半　籁勾花藘钱半　赤芍钱半

芥穗三分　葛麻薯一钱三分　五味子一钱　无名异七分

马兜铃八分

另从背后对正患处用艾炙三壮，务须看准，不可错误。

44. 治肚内肠痛，愈痛愈急，百药不治。

药用：

良姜二钱　草果一钱　武夷八分　神粬钱半　川朴五分　丁香七分

香附一钱　炒栀五分　尖槟五分

45. 治脏内蛇。此症初起日夕自觉脏内震动，但谷道时行出水可考。

药用：

生菊花三钱　红花叶七分　红黄精一钱　生白芷钱半　生黄芪钱半

终南叶一钱　生绿豆十二粒　红乌柏木皮钱半

46. 治阴缩症，一时措手不及。

药用：

花旗三钱　熟附钱半　故纸一钱　黄肉钱半　焦术一钱　焦姜一钱

川栋子五分　赤芍钱半　川椒三分　川仲钱半　玉桂四分

47. 治背腰忽然如弓。

药用：

枇杷叶五钱　桑寄三钱　武夷茶一钱三分　五加皮一钱七分

生绿豆一合　苡仁一钱

48. 治大小便俱闭，言语莫出。

药用：

生大黄_{五钱}　白鸽屎_{钱半炒黄}　无爹藤_{二钱三分炒}　朴硝_{七分}
猪牙皂_{五分}　滑石_{钱半}　青蒿_{一钱三分}　加黑豆_{三十二粒同煎服}

49. 治肠鸣如语，若不早治，三日即危。

药用：

甘遂_{七分}　红花_{五分}　丝饼_{一钱}　武夷_{钱半}　丁香_{三分}　草果_{一钱}
半夏_{钱半}　生蒟_{三片}　生槟榔米_{三粒打}　莱服子_{三分}　酒水_{各半煎服}

此方若非肠鸣如语，则不宜用，当细察之。

50. 治水谷二道乱流不绝，一时医者无可措手。

药用：

红蚕蛾_{三钱}　火麻仁_{二钱}　决明粉_{钱半}　炉甘石_{七分}　草豆蔻_{五分}
白芍_{二钱}　羌活_{钱半}

男女皆可服，小儿半服。此方只可调其源，不能久服。

51. 治如厕粪未出而肠先出。若不早治，必至危亡。

药用：

花旗_{三钱}　升麻_{一钱七分}　云母石_{二钱}　海桐皮_{钱半}
益智仁_{一钱七分}　陈枳壳_{三分}

52. 治谷水二道纯下清血。

药用：

高丽参_{二钱}　黑芝炭_{七分}　生地_{三钱}　莲肉_{钱半}　地榆_{一钱}
银花_{钱半}　升麻_{五分}　芍药_{钱半}　牡蛎_{一钱}　青皮_{三分}　杏仁_{一钱}
龟甲_{一钱二分}　滑石_{一钱}　葵花_{钱半}

53．治足眼红肿痛楚不能行动。

药用：

生党钱半　蓁芄钱半　独活钱半　苡仁钱半　巴戟三钱

大枫子七分　黑牵牛钱半　虫蜕三只

54．治周身红点如豆粒。

药用：

葵花叶三钱　红樟朋锸钱半　赤芍钱半　里明钱半　虫蜕五分

白茯钱半　羌活七分　生地钱半　苡仁钱半　草节七分

丹竹心七茎

55．治周身黑点如钱样。若不急治，莫救。

药用：

马蹄香二钱　泽泻二钱　生地二钱半　火麻仁七分　龟甲钱半

赤茯钱半　秦芄一钱　甘草七分　水拥木叶一钱　童便制

56．治遍身黑如绿乌油，见面即治，失法即危。

药用：

生地七钱　元参二钱　丹皮钱半　泽泻钱半　虫蜕二分

拥菜头三钱　生薄荷五片　黑牵牛三钱　龙眼蕊钱半

巴戟钱半　白芍钱半　青蒿一钱　草薢一钱

57．治遍身水泡，大如红枣，身热，饮水不休。

药用：

干葛三钱　赤小豆钱半　白芍一钱　甜瓜蒂三分　未冲服

红芋叶二钱　茅术钱半　木通三分　茯苓一钱　车前子三分

五加皮钱半　红牛粘叶钱半　焙干

58. 治遍身白点，如菊样，俗名梅花疗。

药用：

箭旗_{四钱} 归面_{二钱} 于术_{钱半} 茯苓_{钱半} 川贝_{一钱} 草薢_{钱半}
柴胡_{七分} 银胡_{五分} 秦艽_{一钱} 野菊_{钱半} 巴戟_{一钱七分}
芒硝_{三分} 芥穗_{三分} 草节_{五分} 苡仁_{钱半}

59. 治遍身黑疹，寒热往来。

药用：

生党_{一钱} 柴胡_{一钱} 竹叶_{钱半} 银花_{钱半} 白芷_{一钱} 牛子_{一钱}
连翘_{钱半} 姜活_{七分} 秦艽_{一钱} 荆芥_{五分} 薄荷_{三分} 虫蜕_{三分}
茯苓_{钱半} 草节_{七分} 苡仁_{钱半} 丹皮_{钱半} 泽泻_{七分} 野菊_{钱半}
生丹竹心_{七茎}

60. 治遍体鳞甲，痒痛不堪。

药用：

白芷_{二钱} 姜蚕_{钱半} 蛇蜕_{三分煅} 茯苓_{钱半} 钩藤_{一钱} 白菊_{钱半}
青黛_{一钱} 红黄_{三分} 虫蜕_{五分} 甘草_{一钱} 地肤子_{钱半}
百草霜_{一钱七分} 枯朴皮_{五分} 生绿豆_{一合} 连轺_{钱半} 木通_{五分}
荆芥_{五分} 乌柏木皮_{钱半}

61. 治厚皮症。攸然周身皮厚如木，不知痒痛。若不急治，数
日即毙。此症与血捐肾将败者不同，虚者由渐而至此，则突然如是。

药用：

芥穗_{钱半} 海藻_{七分} 苦参_{一钱} 枳实_{一钱} 朴硝_{三分} 炒栀_{钱半}
茯苓_{钱半} 白芷_{二钱} 苍术_{钱半} 川椒_{三分} 酒芩_{钱半}
海螵蛸_{三钱} 海桐皮_{钱半}

62. 治赤皮丹毒。此症初发，不论男妇，遍身如涂朱，但皮厚可认，不治即死。

药用：

百草霜钱半　车前子一钱　苍耳子一钱　炒栀仁钱半　锦鳞草一钱

竹叶钱半　香附五分　草节一钱　虫蜕三分

63. 治无名肿症，忽然周身头面皆肿。此乃平时夹湿，一旦因风而肿者。

药用：

羌活三钱　白芷二钱　秦艽钱半　茯苓二钱　草薢二钱

肉桂一钱二分　芥穗二分　苡仁一钱　生姜三片

64. 治水肿四肢破流，腥臭异常。

药用：

茅术三钱　秦艽一钱　必达三分　川连三分　川椒五分　苡仁钱半

兔丝子钱半　茯苓钱半　枳实四分　苦藻钱半

是川药或根或叶俱可用

65. 治气关疏泄而喘者。

药用：

海桐皮三钱　花椒叶一钱　鬼箭羽二钱　赤芍钱半　奇艾钱半

炙草钱半

66. 治狂风之症，忽然人事颠倒，诊及其脉，并无可测何以人事颠倒。此乃木盛生风，关窍闭塞，故专以疏肝为本，开窍为标。

药用：

良姜三钱　芥穗钱半　芍药钱半　钩藤一钱　白芷七分五厘

虫蜕三只　生姜三片　青皮五分三厘　星朴三分六厘

67. 治狂风乱形，遍体红黑，人事不省。

药用：

天仙藤二钱　钩藤钩钱半　白芷二钱　白芍一钱　姜蚕一钱

羌活一钱　虫蜕三分　蔓荆子钱半　竹叶钱半　灵仙一钱

全蝎三分　薄荷三分　炒草七分　生姜三片

68. 治恶梦惊心，颠倒言语，心如乱麻，不急治必成狂症。

药用：

熟地五钱　归面三钱　茯神钱半　菖蒲七分　苍术一钱　丝饼钱半

鳖甲一钱　杜仲七分　枣仁一钱　远志五分　杏仁一钱　芥穗三钱

69. 治邪祟侵犯伤心，旦夕见妖邪，不省人事。此症察其脉，时假时真，无有一定。

药用：

苍术二钱　菖蒲七分　银花钱半　荷叶二钱　天冬钱半

鬼画符蔃二钱　硃砂二分七厘　　　　　　　　　　　　　　　冲服

70. 治鬼惑之症。夜后静时，忽然惊恐，如见鬼魅一般。此症言鬼而非鬼，乃系虚而神恍惚，又与火蔽神明者不同。须按脉之虚实寒热，庶不至误用。惟上下关并虚者方合。

药用：

熟地五钱　归面三钱　灵仙七分　远志二钱　玉竹钱半　淮山三钱

丹参七分　沙参钱半　元参七分　炙草五分　柏子仁钱半

益智仁钱半　枇杷叶二钱

71. 治黑斑瘾疹泄泻，或头痛肚痛，或寒热往来者。

药用：

竹叶钱半　牛子钱半　连翘钱半　防风一钱　北胡一钱　虫蜕三分

芥穗钱半　薄荷三分　银花钱半　独活七分　青皮五分

生草节钱半　秦艽钱半

72. 治妇人逆生倒产，命在须臾。若不急治，必危。此症专以安胎为本，顺其气息，自可无虞。

药用：

生黄芪_{七钱}　全归_{五钱}　川芎_{二钱}　续断_{一钱七分}　兔丝子_{二钱}
砂壳_{三分}　炙草_{八分}

73. 治妇人产后百病丛生，一时难窥，其脉而危在顷刻。

药用：（此方只可去病，不能补益。）

白芷_{二钱}　全归_{二钱}　川芎_{一钱三分}　黑姜_{钱半}　奇艾_{八分}
防党_{一钱}　羌活_{五分}　桂心_{四分}　苍术_{三分}　白芍_{一钱}　升麻_{五分}

74. 治产后胞衣来迟。

药用：

鸡内金_{三个}　　　　　　　　　煅灰（开酒服之，或开姜汤服之，立下。）

又方：

全归_{五钱}　川芎_{二钱半}　桂心_{一钱}　防党_{钱半}　熟香附_{三分}
黑豆_{一百二十粒}

75. 治小儿暴然惊恐，一时父母难辨其病因何而作。

药用：

生党_{钱半}　升麻_{四分}　钩藤钩_{五分}　星朴_{七分}　尖槟_{五分}
枳壳_{三分}　半夏_{一钱}　红枣_{三枚}

76. 治疮疽将发通用。

药用：

赤茯_{二钱}　淡豆豉_{十二粒}　苡仁_{钱半}　草节_{一钱}　银花_{钱半}
生百合_{二钱}　生枝叶_{钱半}　黄姜叶_{一钱七分}　百草霜_{一钱}
生半夏_{钱半}　生薄荷_{十二片}　虫蜕_{三分}

酒一杯同煎服

77. 治五疗疮，或有红丝，或无红丝，一起见面即宜急治。

药用：

野菊花二钱　蒲公英钱半　天仙藤钱半　生绿豆一合
红竹篙草八两　赤芍三钱　银花三钱　芥穗一钱　白芷七分

78. 治神门疮，即气门也。初起不甚红肿，渐渐赤痛，久则误人。

药用：

黄芪三钱　白术钱半　桂心七分　赤茯一钱　柴胡七分　荆芥三分
虫蜕三只　炒草五分

79. 治马刀疮，多在两腿，其形如刀，痛楚异常，久则腐烂。

药用：

独活钱半　首乌钱半　赤茯钱半　葵花一钱　川朴七分　牛子钱半
银花一钱

80. 治掌疽，厚如牛皮，刀割不穿，夜后痛楚，旦明则愈。

药用：

熟地五钱　细辛二分　赤芍钱半　鳖甲钱半　青皮七分　连翘一钱
胡黄连五分　川栋子一钱　海螵蛸钱半　生枝叶钱半　腹皮三分

81. 治粉疽症，不拘部位，其色样如钟如鼓，初起寒热往来，久则伤命。

药用：

芙蓉花三钱　菊花叶钱半　山姜叶一钱　黄姜叶钱半　赤芍钱半
荆芥一钱　杏仁钱半　胆星三分　竹黄三分　苏叶三分　草节五分
草决明一钱七分

82. 治荒疽，多在腿臂之间，初起片红，核实大如杏桃，此症杀人反掌。

药用：

绿豆叶五钱　葵花叶二钱　蓖蔴叶钱半　葛麻叶一钱　互楞叶钱半

秦艽一钱　薄荷三分　生灯心三茎　番波罗子三钱　心亦可

83. 治杏疽，初起多在粪门左右，形如杏枣，不大，痒痛难堪。
药用：

赤小豆二钱　火麻仁钱半　山豆根钱半　竹蔗头钱半　里明薑一钱
茨菰一钱　生灯心三茎　白薯叶钱半　生姜皮一大片　苡仁钱半

84. 治遇逼疽，多在信门上一二分之间，初起不甚红肿，直至七日后始红肿。
药用：

熟附三钱　焦姜钱半　肉桂一钱二分　黄芪二钱　熟地三钱
苡仁钱半　炙草五分

85. 治羽箭疽，起于左掌心居多，形如羽箭，多有呕逆。
药用：

赤芍钱半　白芷钱半　青蒿一钱　枳壳三分　银花钱半
生薄荷五分　芙蓉花一钱　草果仁三分　山豆根一钱　山茨菰钱半
虫蜕三分

86. 治铁板疽，多在两腿分界之所，硬如铁石，痛楚异常。
药用：

蒲黄二钱　姜黄钱半　大黄钱半　荷叶钱半　前胡一钱　独活钱半
山甲一钱　苡仁二钱　川朴三分　秦艽一钱　草节钱半

87. 治骨疽，多在腿骨，痒痛，久则成痈。
药用：

生地五钱　丹皮钱半　泽泻钱半　青黛一钱　牙硝三分　草节钱半

外用红黄白芷开茶油或开茶涂之

88. 治颔疽，多在颔两旁，初起寒热往来，久则耗尽阴源而死。此症缓治多不救。

药用：

生绿豆三合　草果仁一钱　生芍药钱半　生地三钱　青箱子一钱
石南叶钱半　大枫子三分　巴戟钱半　北胡五分　茯苓一钱

89. 治甫疽，多在颈喉锁关之处。此疽最易毙人，若不急治，对时危亡。

药用：

山薯菰二钱　水拥叶一钱　莱服子七分　赤小豆一钱　桑寄二钱
银花钱半　虫蜕三分

90. 治舌疔，一时红肿，不急治七刻即死。

药用：

生灯草七条　生石膏三钱　山茨姑二钱　葵花谷钱半　生绿豆一撮
连翘五钱　黄柏一钱　竹叶钱半　苡仁钱半

　　　　此症若用此方后，倘有使秘结之患，则宜用药大通其便，以免复发。

91. 治簕古疔，形如勒古，痛楚异常。

药用：

酒芩二钱　银花二钱　薄荷三分　芥穗一钱　白芷钱半　秦艽一钱
九里名钱半　白茯一钱　虫蜕三分　甘草钱半

92. 治皮疔，黄如黄豆，初起寒热往来，不急治三日则死。

药用：

牛子一钱　连翘一钱　川贝一钱　草薜一钱　虫蜕三分　薄荷三分
丹参钱半　玉竹钱半　青蒿一钱　百合钱半　牙硝三分
草决明三钱　生银花二钱

93. 治粟米疔，红如红枣，黑如漆，一起禁口不食多致误人。

药用：

菊花叶_{三钱}　地拈藤_{一钱}　车前叶_{钱半}　铺地氈_{七分}　寄生_{钱半}

锦鳞草_{钱半}　蘍古心_{五条}　取白用　生薄荷_{三片}　青黛_{钱半}

94. 治马眼疔，多在手足眼发，误人最易。

药用：

生地_{五钱}　秦艽_{钱半}　薄荷_{三分}　萱草_{三分}　浙贝_{一钱}

商陆_{二分三厘}　葵花_{钱半}　牵牛_{钱半}　地丁_{五分}　土茯_{一钱}

青篙_{一钱三分}

95. 治独脚疔，初起在脚，曲之所形如扁豆，或红或黑，寒热往来，口渴不休，三日内不治即死。

药用：

蒲瓜叶_{五钱}　钟乳石_{钱半}　丝绸叶_{一钱}　生薄荷_{三片}

红杜鹃叶_{钱半}　鳖甲_{二钱}　白芍药花_{钱半}　用人家种的

96. 治敷延疔，在头面四肢，起时呕吐，反逆作渴，其形如赤小豆。

药用：

兔丝子_{二钱}　秦艽_{钱半}　独活_{一钱}　木通_{七分}　车前_{三分}

芥穗_{七分}　虫蜕_{三分}　薄荷_{三分}

97. 治耳企疔，初起黑色，形如豆大，若不即治，七日危亡。

药用：

兔丝子_{三钱}　百草霜_{钱半}　赤小豆_{一钱}　生地丁_{钱半}

苦穗子_{七分打}　赤茯_{一钱}　制首乌_{钱半}　柏子仁_{三分}

小麦_{十二粒}　薄荷_{三分}　竹叶_{钱半}

98. 治稿儿疔，多在鼻准之处，见面速治，三日则不救。

药用：

川栋子一钱　菊花叶一钱　生大黄二钱　生灯心三茎　绛香钱半

青黛钱半　苡仁钱半　高蒿一钱　虫蜕三分　枳实七分　川朴三分

草节五分　连翘一钱　（此症者有寒热往来则加。）　防风一钱

荆芥四分　酒芩一钱

99. 治锁口疔，多在口角左右。

药用：

黄连三钱　骨皮钱半　地榆一钱　秦艽钱半　牛子一钱　连翘钱半

虫蜕三分　木通一钱　车前三分　生薄荷五片

100. 治汉口疔，在人胸窝，发时寒热交作。

药用：

寸冬三钱　竹叶二钱　丹皮钱半　赤茯一钱　枳实三分　钩藤七分

熟附三分　川椒二分　蒺藜一钱　大黄一钱　田构子钱半

野菊花钱半

101. 治剪手疔，多起于手背上，红肿作痛。

药用：

苦参三钱　丹参一钱　元参钱半　沙参钱半　茯神钱半　银花一钱

百解薯一钱

102. 治背痈初发。

药用：

火麻仁三钱　红花叶一钱　赤茯钱半　川贝钱半　生鳖甲一钱

炒栀仁七分

103. 治鱼眼痈，遍体如鱼眼一般，三日后出水痒痛。
药用：

波罗木叶_{钱半} 桑叶_{钱半} 丹竹叶_{钱半} 荔枝叶_{一钱}

苦木檖叶_{二钱} 白芷_{一钱} 生陈皮_{钱半} 茯苓_{一钱} 川朴_{三分}

炒草_{三分} 加陈仓米_{一撮}

104. 治复善痈，在胸口下，不甚红肿，久久至于臭烂即死。
药用：

生大黄_{三钱} 生南星_{钱半} 生香附_{钱半} 生半夏_{钱半} 熟地炭_{钱半}

葵花谷_{一钱} 吴萸_{三分} 苡仁_{钱半} 苏叶_{三片} 生姜皮_{一片}

105. 治角痈，多在眉棱左右，硬如牛角，痛楚非常，四十日内不治则死。
药用：

白花蛇_{二钱} 炙 山豆根_{一钱} 生灯心_{三茎} 藁本_{钱半} 山药_{钱半}

白芷_{钱半} 白归_{一钱} 青蒿_{一钱} 苍术_{七分} 香附_{一钱} 薄荷_{三分}

角刺_{一钱} 炒草_{六分}

106. 治腹痈，在内不在外，时惯作痛，其腹日渐大，外不见其形，口吐酸腥之水，是此症也，初起或可治，久则不救。
药用：

生枣仁_{三钱} 生黄豆_{一撮} 兔丝子_{钱半} 柏子仁_{一钱} 柠檬叶_{钱半}

银花_{钱半} 赤小豆_{一钱} 苡仁_{钱半} 白茯_{一钱}

107. 治心内痈，在心胞络生时觉心痛，不思饮食，口吐白沫。
药用：

苦檖叶_{三钱} 皂角刺_{二钱} 冬瓜仁_{钱半} 生薄荷_{三片} 毕拨_{三分}

白矾_{二分} 枳壳_{三分} 莲心_{五分}

108. 治铁尺痈，在肚肉肌内之界外，不见红肿，独见其实如铁尺，在两肋居多。

药用：

赤芍三钱　柴胡钱半　香附钱半　钩藤一钱　白芷钱半　牵牛一钱

瓜蒌霜钱半　蒲黄钱半　银花钱半　川贝一钱　无名异三分

109. 治眠内痈，在肺腋间，初起饱吐黄水，如腐臭腐难闻。

药用：

神曲二钱五分　麦芽钱半　草果一钱　百合二钱　茅术

一钱三分　首乌一钱　甜瓜蒂钱半　生蕉叶二钱

110. 治普佗痈，多在背腰脊梁间，肿而无头，日夕痛楚。

药用：

熟地五钱　淮山三钱　白芍钱半　归面一钱　香附钱半　芥穗五分

苡仁钱半　草节一钱　钩藤钩一钱

111. 治刺骨痈，初起多在腿臂之间，骨内痹痛，久久不治，其骨自缩。

药用：

生地四钱　元参二钱　续断钱半　草薢一钱　龙骨花钱半

鹊舌强二钱炒　生白芷八分　生葱头三个　　　　　　连须煎服

112. 治膳痈，无定所，初起其头数个肿胀，后数吼出黄水，痒痛。

药用：

黄膳藤二钱炒　鸡剔藤钱半炒　生白芷一钱　半夏钱半

茯苓一钱　甘草五分　生姜三片

113. 治血箭，或一二眼，或十余眼，此乃内之血不安其位，若不治则愈起愈多，亦可毙命。

药用：

粉干葛七钱　血余钱半灰　郁李仁三钱　生地黄三钱

钩藤钩一钱　羌活七分　赤芍钱半　黄姜叶一钱七分焙

114. 治缩骨症，突然手足骨节抽挚而渐渐缩者。

药用：

胡桃肉五钱　骨碎补二钱二分　柏子仁二钱二分　鹿角霜钱半
火麻仁二钱　威灵仙钱半　大黑枣三枚

115. 治噙沙症，即起即死，急治或可十救四五。

药用：

青箱子二钱　葛麻藤二钱　丹竹心钱半　赤小豆一钱　山豆根钱半
白芍一钱　火麻仁钱半　生灯草五条　生绿豆一撮　苦穗木皮钱半

116. 治板疬，初起即治，十中可救五六。

药用：

生地五钱　赤芍钱半　桑枝钱半　川贝钱半　青黛钱半　炒草五分
苦参一钱　亭苈一钱　茯苓一钱　滑石一钱　枯朴木寄生三钱

117. 治瘰疬板疬。此方内外俱可用之三仙神方也。

药用：

灵仙钱半　铁脚仙一钱　仙茅钱半　寸冬三钱　赤芍钱半
银花钱半　桑白钱半　虫蜕三分　银胡钱半　炙草钱半

118. 治断骨外伤，或内骨粉碎，不见血者，内外俱用。

药用：

骨碎补钱半　榕木弔钱半　敷地金钱半　红花叶七分
青霄草钱半　俗名过骨霄　全归三钱　赤芍钱半　续断钱半
灵仙钱半　杜仲钱半

119. 治瘟症，一时周身红如涂硃，若不急治，必至危亡。（此症又名赤皮瘟，若赤而痛者，更宜急治。）

药用：

土茯苓一钱　生栀叶钱半　瓜子菜钱半　生葵花一钱　元参二钱

丹皮钱半　泽泻一钱七分　生绿豆二十三粒　白背木耳三钱

120. 治黄瘟，此症一起，周身通黄，发黄而臭者不可治，惟黄而不臭者，急治或可救。

药用：

苡仁三钱　连翘钱半　莲心一钱　海藻一钱　牛子一钱二分

蒲黄三分　甘草五分　赤小豆一钱　陈仓米一撮

121. 治黄牙瘟，此症一起有冷热可考，不急治鲜不误人。

药用：

淡豆豉一合　甘蔗头一两　黑牵牛一钱　野菊花一钱　黑枣五钱

芦荟二分　红铁树皮一片

122. 治咬牙瘟，如战栗一般。此症有眼目可考。果系此症，两眼必红，不早治三日即死。

药用：

鸡屎藤一两　芦甘石钱半　白地拈二钱　羊不挨一钱

榕木弔一钱三分　鬼箭羽一钱　波萝蔴心三钱

木鳖子一钱　如无果即仁亦可，仁则要煨过。净水煎，缓缓服。

123. 治缩脚瘟，有缩一脚者，有两脚俱缩者，若失治，即起即死。

药用：

独活二钱　巴戟二钱　莲叶钱半　良姜三分　前胡一钱

棕兰叶七分　生葱头三只　番桃子一钱七分

如不逢时，即干者亦可。干者亦无，则木薓皮亦可暂用。

124． 治流瘟。流瘟者，瘟毒已退，尚未尽清除也。或乡里间大毒盛行后渐欲止息，而仍有感此毒者，其毒已轻。

药用：

青莲叶三钱　青黛二钱　菁蒿钱半　牛子钱半　连翘一钱

银花二钱　薄荷二分

125． 治疫疠，已退其气，仍未清除，一时外感而有头晕肚胀不安之病。

药用：

生洋参二钱　生地丁一钱　麦冬钱半　赤芍二钱　苡仁钱半

桑叶三钱

126． 治内有病而外感时毒，四肢抽束，痰壅气逆，言语不通。

药用：

生贯仲钱半　香附米钱半　炒黄芩一钱　赤芍钱半　川朴五分

竹叶钱半　甘草五分　如痰壅不通加青木香三分

127． 治时感疫疠，忽然头眩头痛，或不省人事，皆可通用。

药用：

赤芍三钱　竹茹二钱　竹叶二钱　苦楝皮三钱　莱服子四分

甜亭苈三钱　甘草节钱半

128． 治时症，头痛作热，一时眩倒者。

药用：

赤芍三钱　寸冬二钱　菁黛九分　升麻三分　炒栀三钱

竹叶二钱　茯苓钱半　甘草四分　另取五尺地下真黄土搅水冲服

129． 治时感疫疠，老少俱可服。

药用：

鬼箭羽二钱　生连翘钱半　黑牵牛钱半　路边菁钱半

柴胡一钱三分　茅术一钱　青黛钱半　地丁钱半　炒栀钱半

银花钱半　草节钱半　酒芩钱半　生灯心三条

130. 治感鼠疫，老少俱可服。

药用：

竹叶钱半　赤芍钱半　贯仲二钱　连翘钱半　银花三钱

青黛三钱　虫蜕五分　青皮一钱　茯苓钱半　牵牛钱半

炒栀仁三钱　夏枯草三钱　甘草钱半

131. 治中疫糊言乱语，急治或有可救。

药用：

生莲心钱半　赤芍一钱　柴胡一钱　川连五分　威灵仙五分

菖蒲七分　竹叶钱半　炒栀仁钱半　贯仲二钱　藿香五分

草节七分　芍药一钱　连翘一钱　牛子一钱　生灯心三条

132. 治感疫疠，忽然头晕眼花，四肢不能举动，呕吐不休。

药用：

北胡钱半　茅术二钱　青蒿钱半　青黛二钱　枳壳五分　牛子钱半

连召钱半　银花二钱　羌活一钱　独活钱半　川朴五分　茯苓一钱

贯仲二钱　草节一钱　生莲叶三钱　尖槟榔七分

133. 治鹅掌疯起于手掌脚掌。

药用：

首乌三钱　青黛钱半　赤芍一钱　连翘钱半　杏仁一钱

川麝一分二厘冲服　丹参一钱　泽泻钱半　青皮三分　银花五分

134. 治赤脚疯，在两脚红如红枣，痒痛无比。

药用：

首乌二钱　独活钱半　苡仁钱半　枫叶二片　鳖甲一钱

白芷钱半　草薢三分　虫蜕三分　钩藤钱半　荷叶一钱七分

地骨皮三钱　大黑枣三枚

图书在版编目（CIP）数据

医道还元 /（唐）纯阳吕祖师著；沈道昌整理. —北京：中医古籍出版社，2012.11

ISBN 978-7-5152-0336-2

Ⅰ. ①医… Ⅱ. ①纯… ②沈… Ⅲ. ①中医学－医学哲学 Ⅳ. ①R2－02

中国版本图书馆 CIP 数据核字（2013）第 009788 号

医道还元

（唐）纯阳吕祖师 著　沈道昌 整理

责任编辑	邓永标
出版发行	中医古籍出版社
社　　址	北京东直门内南小街 16 号（100700）
经　　销	全国各地新华书店
印　　刷	北京毅峰迅捷印刷有限公司
开　　本	710mm×1000mm　1/16
印　　张	21
字　　数	320 千字
版　　次	2013 年 1 月第 1 版　2013 年 1 月第 1 次印刷
书　　号	ISBN 978-7-5152-0336-2
定　　价	42.00 元